体表臓器超音波診断ガイドブック

皮膚・皮下・血管・神経・筋

編集 尾本 きよか

南江堂

編集者・執筆者

▎編集者

尾本きよか	おもと きよか	自治医科大学附属さいたま医療センター臨床検査部　教授

▎執筆者（執筆順）

尾本きよか	おもと きよか	自治医科大学附属さいたま医療センター臨床検査部　教授
鯉渕　晴美	こいぶち はるみ	自治医科大学医学部臨床検査医学　講師
平井都始子	ひらい としこ	奈良県立医科大学附属病院中央内視鏡・超音波部　准教授
正畠　千夏	しょうばたけ ちなつ	奈良県立医科大学皮膚科学教室
西岡真樹子	にしおか まきこ	東京慈恵会医科大学放射線医学講座
中島美智子	なかじま みちこ	埼玉医科大学総合診療内科　非常勤講師
紺野　　啓	こんの けい	自治医科大学医学部臨床検査医学　准教授
市橋　　光	いちはし こう	自治医科大学附属さいたま医療センター小児科　教授
古川まどか	ふるかわ まどか	神奈川県立がんセンター頭頸部外科　医長
古川　政樹	ふるかわ まさき	横浜市立大学　名誉教授
白川　崇子	しらかわ たかこ	首都大学東京大学院人間健康科学研究科　教授
入江　健夫	いりえ たけお	武蔵野徳洲会病院放射線科　部長
濱口　浩敏	はまぐち ひろとし	北播磨総合医療センター神経内科　部長
宮本　恭子	みやもと きょうこ	自治医科大学医学部臨床検査医学
谷口　信行	たにぐち のぶゆき	自治医科大学医学部臨床検査医学　教授
金田　　智	かねだ さとし	東京都済生会中央病院放射線科　部長
大熊　　潔	おおくま きよし	慶應義塾大学医学部放射線科学（診断）
橋本　正弘	はしもと まさひろ	慶應義塾大学医学部放射線科学（診断）
遠山　信幸	とおやま のぶゆき	自治医科大学附属さいたま医療センター医療安全管理室　教授
重田浩一朗	しげた こういちろう	霧島市立医師会医療センター消化器病センター　センター長
藤原　憲太	ふじわら けんた	大阪医科大学整形外科学教室　講師
大島　正義	おおしま まさよし	大島整形外科　院長
渡辺　千聡	わたなべ ちさと	河端病院副院長
中島　浩志	なかじま ひろし	中島労働衛生コンサルタント事務所　所長
別府　諸兄	べっぷ もろえ	聖マリアンナ医科大学　名誉教授
川尻　真也	かわしり しんや	長崎大学大学院医歯薬学総合研究科地域医療学分野　講師
川上　　純	かわかみ あつし	長崎大学大学院医歯薬学総合研究科リウマチ膠原病内科学分野　教授
千葉　　裕	ちば ゆたか	岩手県立中央病院腎センター　センター長

序　文

　本書のコンセプトは，"気軽に体表にリニア型探触子をあててみよう！"である．「この領域（体表臓器）の超音波検査は，みたこともやったこともないので，難しいのではないか」という先入観は捨てて，まずは検査してみることである．

　腹部，心臓をはじめ乳腺，甲状腺を対象とした超音波検査は多くの検査室で施行されているが，本書で扱う乳腺，甲状腺を除く体表臓器の超音波検査は，近年その有用性がクローズアップされ，依頼件数も着実に増加してきているものの，一部の臨床家にはいまだその有用性を認識されていない状況にある．

　超音波検査の特徴には次のようなものがある．

1. 超音波装置は日本全国ほとんどの医療機関で設置されており，画像検査の1つとして利用されている
2. X線検査やCT検査と異なり被曝することなく，小児でも，また何度でも安全に検査できる
3. 検査部位を細かく指定できるため，実際の症状に対応してピンポイントかつリアルタイムに観察，診断できる
4. CT画像やMRI画像と比較して一般に画像解像度が高く，病変の細かな形状を観察し，内部性状まで詳細に把握，推測できる

　これら多くの優れた点があり，それゆえ今や臨床の場では欠かすことのできない臨床検査の1つであり，総合病院の検査室だけでなく外来，病棟，救急室，手術室などにも設置されている．もちろん検診，ドックでも利用されているが，その他小規模の医院，診療所ときには在宅医療，被災地での医療活動などにも活用されている．

　腹部，心臓，乳腺，甲状腺などを対象とした超音波検査の手順，診断法については十分普及しているが，本書で扱うような体表臓器に関しては標準的な検査法や評価，診断法が認識されているとは言い難い．多くの超音波診断に関する書籍や参考図書が出版されており，体表臓器の乳腺は『乳房超音波診断ガイドライン』，甲状腺は『甲状腺超音波診断ガイドブック』が豊富な超音波写真と詳細な解説が記載されており，もっとも推薦できる参考図書である．しかしながら，その他の体表臓器には"皮膚・皮下，血管，神経，筋，関節，唾液腺，リンパ節"など多様で多数の部位や臓器が含まれ，領域横断的かつ広範な分野であるためか，これらのエッセンスをコンパクトにまとめた超音波診断のガイドブックは見当たらない．

　本書の特徴として，他の書籍にあるような機器の基本的な知識の記述は最小限にとどめ，より臨床的な観点から日常よく遭遇する疾患をピックアップし，その臨床像を概説し，超音波写真をより多く掲載しつつそれと対比できるような病理像やシェーマを添付するようにした．またコラムでは超音波に関する豆知識や重要な情報についても記載している．

　多くの医師や技師の方々に本書を利用し，体表臓器における超音波診断の有用性を理解して頂ければ幸いである．そしていろいろな臨床の場面でもっと気軽に"画像検査のファーストチョイス"として体表臓器の超音波検査を活用して頂き，本書が超音波診断の一助となることを願ってやまない．

2016年2月

尾本　きよか

目 次

I. 総 論

A 超音波検査時の基本的注意事項 ……尾本きよか 2
1. 機器の条件，設定 …… 2
2. 走査の手順 …… 3
3. 表示方法と報告書 …… 3

B 体表臓器の超音波解剖 …… 7
1. 皮膚・皮下組織 ……平井都始子, 正畠 千夏 7
2. 末梢神経 ……尾本きよか 9
3. 筋・腱 ……尾本きよか 13
4. 血 管 ……尾本きよか 15

II. 疾患各論

A 皮膚・皮下組織 …… 20
1. 腫瘍性病変 …… 20
   - a 良 性 …… 20
     1) 脂肪腫（lipoma）……西岡真樹子 20
     2) 血管腫（hemangioma）……正畠 千夏, 平井都始子 22
     3) 皮膚線維腫（dermatofibroma）……平井都始子, 正畠 千夏 24
     4) 石灰化上皮腫（calcifying epithelioma）……正畠 千夏, 平井都始子 25
   - b 悪 性 ……正畠 千夏, 平井都始子 26
     1) 基底細胞癌（basal cell carcinoma：BCC）…… 26
     2) 悪性黒色腫（malignant melanoma：MM）…… 27
2. その他 …… 30
   - a 粉瘤（atheroma, epidermoid cyst, epidermal cyst）……西岡真樹子 30
   - b 蜂窩織炎（cellulitis, phlegmone）……中島美智子 31
   - c 皮下膿瘍（subcutaneous abscess）……中島美智子 34
   - d 皮下血腫（subcutaneous hematoma）……中島美智子 35
   - e 脂肪壊死（fat necrosis）……中島美智子 37
   - f うっ滞性皮膚炎（stasis dermatitis）……平井都始子, 正畠 千夏 38
   - g 浮腫（edema）……鯉渕 晴美, 尾本きよか 40

B 頭頸部 …… 42
1. 頸 部 …… 42
   - a 正中頸嚢胞（median cervical cyst, thyroglossal duct cyst）……尾本きよか 42
   - b 側頸嚢胞（lateral cervical cyst, branchial cleft cyst）……平井都始子, 正畠 千夏 44
   - c リンパ管腫（lymphangioma）……正畠 千夏, 平井都始子 46
   - d 頸動脈小体（carotid paraganglioma, carotid body tumor）……平井都始子, 正畠 千夏 48
   - e 筋性斜頸（muscular torticollis）……鯉渕 晴美, 紺野 啓 50

2. 頭部 ... 51
- a 頭部打撲：乳児期以降 ... 市橋　光　51
- b 産瘤・頭血腫・帽状腱膜下血腫：新生児期 ... 市橋　光　52

C 唾液腺（耳下腺・顎下腺） ... 55

1. 腫瘍性病変 ... 55
- a 良性腫瘍 ... 55
  1) 多形腺腫 (pleomorphic adenoma) ... 古川まどか　55
  2) 基底細胞腺腫 (basal cell adenoma) ... 古川まどか　56
  3) Warthin 腫瘍 ... 古川まどか　58
- b 悪性腫瘍 ... 古川　政樹　59

2. 非腫瘍性病変 ... 61
- a 唾石症 (sialolithiasis) ... 古川まどか　61
- b 耳下腺嚢胞 (parotid cyst) ... 古川まどか　63
- c 急性化膿性唾液腺炎，膿瘍 (acute suppurative sialadenitis, abscess) ... 古川まどか　64
- d ガマ腫 (ranula) ... 古川まどか　66
- e Sjögren 症候群 (Sjögren's syndrome) ... 古川　政樹　66
- f IgG4 関連疾患 ... 古川　政樹　68
- g 反復性耳下腺炎 (recurrent parotitis) ... 古川　政樹　70

D リンパ節 ... 白川　崇子　71

1. 正常リンパ節 (normal lymph node) ... 71
2. 反応性リンパ節腫大 (reactive lymphadenopathy) ... 72
3. 転移性リンパ節腫大 (metastatic lymphadenopathy) ... 74
4. 悪性リンパ腫 (malignant lymphoma) ... 77
   - a リンパ節に発生する悪性リンパ腫 (nodal lymphoma) ... 77
   - b 節外悪性リンパ腫 (extranodal lymphoma) ... 79
5. 結核性リンパ節炎（リンパ節結核）(tuberculous lymphadenitis) ... 80
6. 急性化膿性リンパ節炎 (pyogenic lymphadenitis) ... 81
7. ネコひっかき病 (cat scratch disease) ... 83
8. 菊池病（壊死性リンパ節炎，亜急性壊死性リンパ節炎）(Kikuchi disease) ... 83

E 末梢神経系 ... 85

1. 神経鞘腫 (schwannoma) ... 入江　健夫　85
2. 慢性炎症性脱髄性多発根ニューロパチー (CIDP) ... 濵口　浩敏　88
3. 神経線維腫症 1 型 (von Recklinghausen 病) ... 濵口　浩敏　92

F 血管系（表在・末梢動静脈） ... 95

1. 動脈炎 ... 宮本　恭子，谷口　信行　95
   - a 高安動脈炎 (Takayasu's arteritis) ... 95
   - b 巨細胞性動脈炎 (giant cell arteritis : GCA) ... 97
2. 下肢静脈瘤 (varicose veins in the legs) ... 金田　智　101
3. 血栓性静脈炎 ... 金田　智　105
4. Mondor 病 ... 金田　智　106
5. 真性・仮性動脈瘤 ... 大熊　潔，橋本　正弘　107
6. 穿刺後合併症（頸静脈血栓，大腿動静脈瘻）... 大熊　潔，橋本　正弘　109

G 胸壁・腹壁 ……… 113
1. 皮下気腫 (subcutaneous emphysema) ……… 重田浩一朗 113
2. 腹直筋血腫 (rectus sheath hematoma) ……… 重田浩一朗 114

H 運動器 ……… 116
1. 骨・筋・腱・靱帯病変 ……… 116
   - [a] 骨折 ……… 藤原　憲太, 大島　正義 116
   - [b] 筋・腱損傷 ……… 渡辺　千聡 119
   - [c] 靱帯損傷 ……… 渡辺　千聡 122
   - [d] 腱鞘炎 ……… 中島　浩志, 別府　諸兄 124
   - [e] 手根管症候群・肘部管症候群 ……… 濱口　浩敏 125
     1) 手根管症候群 (carpal tunnel syndrome：CTS) ……… 125
     2) 肘部管症候群 (cubital tunnel syndrome：CTS) ……… 126
2. 関節病変 ……… 129
   - [a] 膝関節水腫 ……… 藤原　憲太 129
   - [b] ガングリオン (ganglion) ……… 中島　浩志, 別府　諸兄 132
   - [c] Baker 囊胞 ……… 中島　浩志, 別府　諸兄 133
   - [d] 関節リウマチ ……… 川尻　真也, 川上　純 135

I 泌尿器 ……… 138
1. 陰囊水腫 ……… 千葉　裕 138
2. 精巣破裂 ……… 千葉　裕 140
3. 精巣捻転症 ……… 千葉　裕 141
4. 精巣上体炎 ……… 千葉　裕 143

索引 ……… 145

◆コラム◆
超音波探触子などの衛生管理 ……… 鯉渕　晴美, 尾本きよか 6
超音波ガイド下中心静脈穿刺 ……… 遠山　信幸 111

I 総論

A 超音波検査時の基本的注意事項

B 体表臓器の超音波解剖

Ⅰ 総論

A 超音波検査時の基本的注意事項

▪1▪ 機器の条件，設定

　本書で対象となる体表臓器（皮膚・皮下組織，リンパ節，唾液腺，神経，筋，血管など）を観察する際に使用する探触子は通常，電子走査式のリニア型探触子（**図1左**）を使用する．特に，体表面から数 cm までの浅い領域を中心に観察することも多く，中心周波数が 7.0 MHz 以上の高周波数の探触子を用いるようにする．ただし，実際の観察部位の深さは体表より 1 cm 以内のものから 3 cm 以上のものまでさまざまであり，また病変サイズも 1～2 cm 以下と小さいことも多く，観察に適した周波数に変更したり，フォーカスポイントを調整（フォーカシング）するなどして，たえず最適な画像が得られるように注意を払う．

　皮膚表面に凹凸があり探触子との間に空気の層によるアーチファクトが生じてしまう場合や，体表面のきわめて浅い部位を詳細に観察する方法として，音響カ

探触子
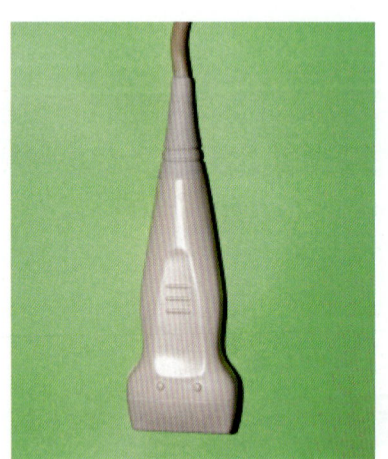 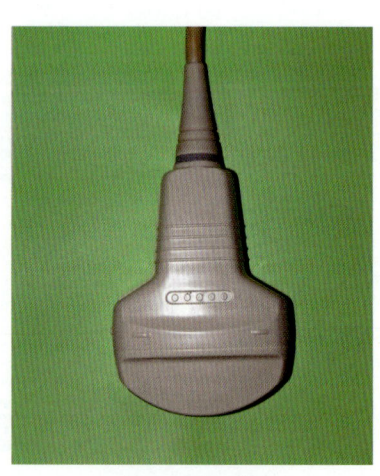

走査法
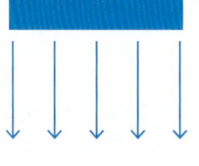

リニア型（直線型）　　　　　　コンベックス型（凸型）
7.0 MHz～　　　　　　　　　　3.0～5.0 MHz

図1　超音波検査で使用する探触子の種類

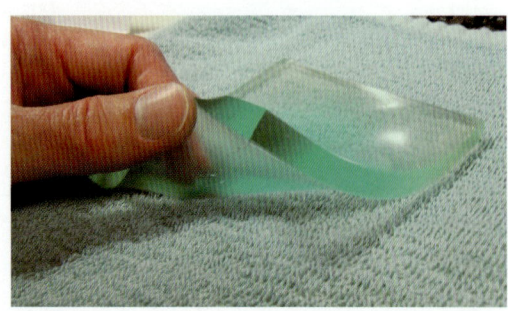

図2　超音波スタンドオフ
ソナゲル®の実物写真．実際は皮膚の表面にゲルを塗布した上にソナゲル®を載せて，その上から探触子をあてて観察する．

プラを装着したり，ゲルを皮膚表面に多めに塗布したり，音響結合用高分子ゲルパッド（ソナゲル®，ハイドロエイド®ほか）の超音波スタンドオフ（図2）を挟んだりするなど工夫すれば，さらに鮮明な画像が得られるようになる．また，頭皮では毛髪が観察の障壁となるため，剃毛する必要がある．

2 走査の手順

基本はBモードによる観察である．Bモードは2次元（平面）画像であり，必ず2方向以上から観察する．そして，これら得られた複数方向の断層像を頭のなかで再構築し，3次元（立体）画像としてイメージするように日頃から心がけることが大事である．

次に，ドプラ法による観察を行う．体表領域では，カラードプラ法による血流シグナルの有無を把握することは，超音波診断上きわめて重要である．すなわち，腫瘤が腫瘍性（栄養血管を有する病変）なのか，血管性の病変なのか，囊胞性なのかを判断する有力な手がかりとなる．

ドプラモードにおける腫瘤内の細く，遅い血流を検出するための注意事項を挙げる．まず，他の領域とは異なり，対象となる血管はわずかな外的な圧迫で虚脱し，血流シグナルを検出できなくなってしまう可能性があることを認識しておく必要がある．そのため探触子は皮膚の上に軽く載せるような感じで扱うようにする．

また，血流速度が10 cm/秒以下であることも多く，速度レンジはできるだけ低く設定しておき，カラーゲインをはじめはノイズが多少出るくらいに上げて，それから徐々に下げていき，クラッタノイズが消えるところが適した観察条件である．さらに，可能であればその血流シグナル内にサンプルボリュームを設定し，波形分析および血流速度を測定する．

3 表示方法と報告書

超音波画像の表示方法は，日本超音波医学会で開示[1]されている甲状腺，体表血管，腹部，運動器などに準拠した方法で行う．本書では全身の四肢末端に至るさまざまな表在部位が観察対象であり，その基本を理解しておく必要がある．

超音波報告書を作成する際には，はじめに観察部位と表示方法を正確に記載し，そのうえで個々の超音波所見を書かなければならない．また，既存のボディマークだけでは不十分なときには，身体のシェーマを新たに書き添えるなどして，観察した部位がどこかをわかりやすく図示し，再現性が保たれるように心がけるようにする．

報告書作成時の基本項目（表1）と所見（腫瘤性病変）（表2）記載時の留意点について列挙した．病変の所見を記載する際は，日本超音波医学会ホームページの"用語・診断基準"や関連する論文[2-4]を参考に，正確な超音波用語を使用する．

横断像（水平断像）は，被検者が仰臥位の状態で検査者がその尾側に立ち，頭側に向かって眺めたときの像とする．すなわち，画像の上方が被検者の腹側，下方が背側，向かって左方が被検者の右側，向かって右側が被検者の左側になる．

縦断像（矢状断像）は被検者の右側に立ち，左側に向かって眺めた像とする．

すなわち画像の上方が被検者の腹側，下方が背側，向かって左側が頭側，向かって右方が尾側となる．

なお，横断像・縦断像と短軸像・長軸像の使用に関して，仰臥位で基本肢位（図3）をとり，頸部，胸部，体幹，腹部などの正常臓器を観察するときは横断像（水平断像），縦断像（矢状断像）で表示することが多い．

一方，四肢の正常な運動器や楕円形，細長い形状の病変を観察する場合には，短軸像，長軸像として表記する傾向にある．

図4は体表血管，図5は腹部領域，図6（短軸像）・図7（長軸像）は運動器の基本的表示法についてのシェーマである．これらの表示法を参考に，対象とする臓器，病変がこれらの基準のなかでより近いものの採用を考慮する．

I 総論

表1 体表臓器超音波検査報告書作成時の留意点（1）【基本的記載事項】

1. 観察臓器・部位
2. 表示方法 　横断像（水平断像），縦断像（矢状断像） 　短軸像，長軸像 　＊ボディーマークやシェーマを利用
3. Bモード 　輝度：高，等，低，無 　内　部：均一，不均一
4. ドプラモード 　血流シグナルの有無，カラーフローマッピング， 　波形分析，拍動性・非拍動性，血流速度
5. 所属リンパ節 　腫大の有無，病的腫大・反応性腫大

表2 体表臓器超音波検査報告書作成時の留意点（2）【腫瘤（病変）を認めた場合】

（充実性・嚢胞性・混合性）腫瘤
1. 位置：頭側・尾側，遠位（末梢）側・近位（中枢）側 　　　　右側・左側，外側・内側，橈側・尺側，腹側・背側
2. サイズ：（横径）×（縦径）mm 　　または（　）×（　）×（　）mm
3. 形状：円形，楕円形，分葉形，不整形など
4. 境界：明瞭・不明瞭 　表面性状：平滑（整）・粗雑（不整）
5. 輝度：高エコー・等エコー・低エコー・無エコー
6. 内部エコー：均一・不均一
7. その他の所見 　（1）ドプラ検査：血流シグナル（拍動性・非拍動性） 　　　内部：無・少・多，辺縁：無・少・多 　　　（PI=　，RI=　，Vmax　cm/s，Vmin　cm/s） 　（2）無エコー域：嚢胞変性，壊死，出血，debris，液体貯留 　（3）周囲組織への浸潤：なし・あり 　（4）高エコー（石灰化）：微細高エコー・粗大高エコー

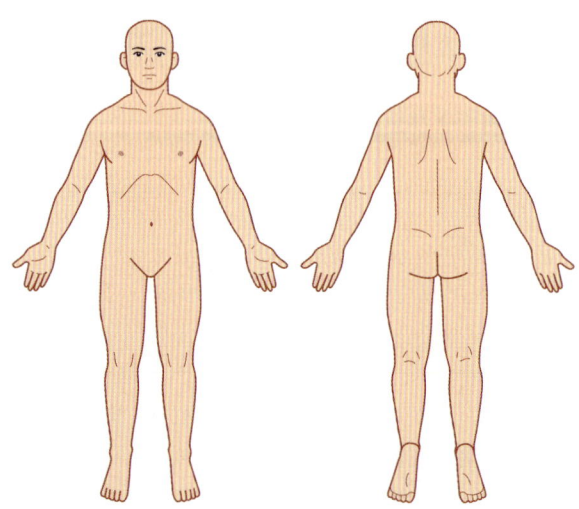

図3　基本肢位

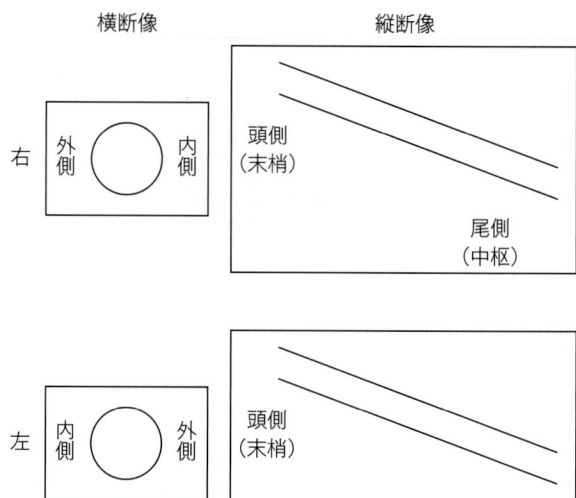

図4　体表血管の基本的表示法

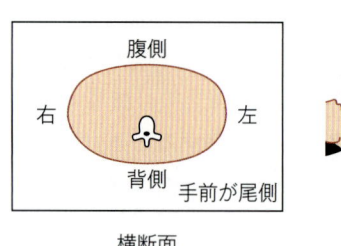 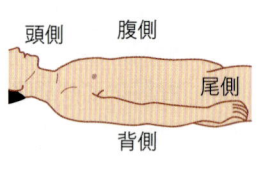

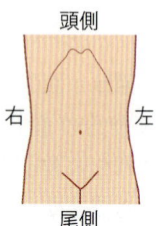

図5　腹部領域の基本的表示法

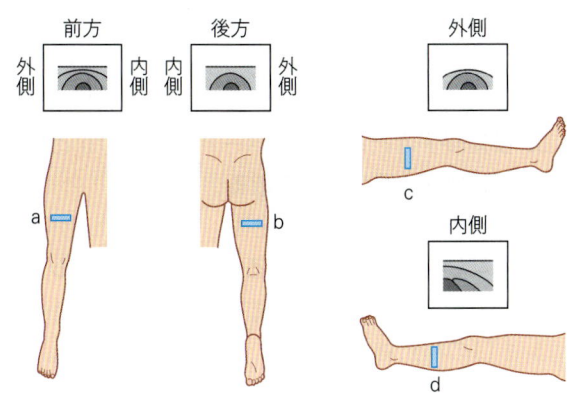

図6 運動器領域の基本的表示法：短軸走査（横断像）

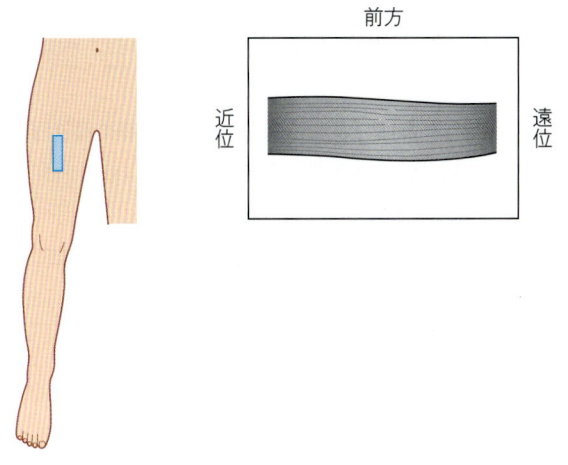

図7 運動器領域の基本的表示法：長軸走査（縦断像）

文　献

1) 日本超音波医学会（編）：新超音波医学　第1巻，医用超音波の基礎，医学書院，東京，p 195-218，2000
2) 尾本きよか：超音波検査の現状と新たな展開：腹部・体表領域ほか．臨床理 **60**：895-899，2012
3) 尾本きよか：超音波検査の報告書作成：臨床検査専門医の役割と実践"報告書作成に必要な超音波検査所見の基本と読み方―超音波専門用語を用いた標準的報告書作成のための基礎知識―"．Lab Clin Pract **31**：52-55，2013
4) 尾本きよかほか：他科における最新の診断方法―表在臓器における超音波診断の最新知見―．日耳鼻会報 **117**：607-613，2014

COLUMN

超音波探触子などの衛生管理

　読者の施設では，超音波探触子の使用後の衛生管理をどのようにしているだろうか？

　探触子は「感染源」になり得るということを，しっかり認識していなければならない．

　医療行為に用いられる機器の汚染対策として，その生体に及ぼす危険性から"クリティカル"・"セミクリティカル"・"ノンクリティカル"の3種類に分類されている[1,2]．通常の経皮的に使用する探触子は「皮膚に接触する介護器具」に相当すると考えられ，ノンクリティカルに分類される．したがって，血圧計のカフや聴診器などと同様に，低水準消毒あるいはアルコール清拭が必要になる[1,2]．

　また，探触子に付着した超音波ゲルによる院内感染報告例は何例か報告があり[3,4]，ゲルおよびその容器についても清潔に保つ必要がある．

　検査後の探触子の細菌による汚染状況を調査したところ，何も処置をしないと探触子は多くの細菌で汚染されており[5,6]，一方アルコール含有紙による消毒を行うと，検査後の超音波探触子に残存する細菌数がほぼ0になる[5,6]．

　しかし，頻回の超音波探触子のアルコール含有紙による消毒は，探触子の劣化を早める[6,7]ため，あまり勧められない．

　そこで筆者らは，検査後の超音波探触子をペーパータオルで拭き取った群と，検査後まったく処置をしない群を比較したところ，ペーパータオルで拭き取っただけでも，有意に細菌数が減少することを証明した[5,6]．さらに，ペーパータオルで拭き取った群とアルコール含有紙による消毒を行った群を比較したところ，探触子に残った細菌数に有意差はなかった[5,6]．

　これらのことから，自治医科大学附属病院臨床検査部超音波検査室では

① 検査終了ごとに，必ずペーパータオルなどで丁寧に探触子表面を拭き取る
② 多剤耐性菌保菌者の場合は，アルコール含有紙，あるいはそれに匹敵する消毒薬（ベンザルコニウム塩化物など）含有紙で清拭する
③ 1日の検査終了時には，すべての探触子をアルコール含有紙，あるいはそれに匹敵する消毒薬含有紙で清拭する

と定めて探触子の消毒を行っている．

　また，超音波ガイド下穿刺吸引細胞診の検体採取の際も，探触子の消毒が問題になる．当院では，探触子に血液など体液の付着防止目的に，探触子表面にゲルを塗布し，その上からラップを覆っている．検体採取が終わったらラップを外し，探触子表面に付着しているゲルをペーパータオルで拭き取るようにしている．

文　献

1) 石塚紀元ほか：消毒薬．感染制御学，小林寛伊（編），へるす出版，東京，p 125-156，1996
2) 小林寛伊ほか：消毒・滅菌の基本．［新版］消毒と滅菌のガイドライン，小林寛伊（編），へるす出版，東京，p 8-43，2011
3) Weist K et al : An outbreak of pyodermas among neonates caused by ultrasound gel contaminated with Methicillin-susceptible *Staphylococcus aureus*. Infect control Hosp Epidemiol 21 : 761-764, 2000
4) Gaillot O et al : Nosocomial outbreak of *Klebsiella pneumoniae* producing SHV-5 extended-spectrum β-lactamase, originating from a contaminated ultrasonography coupling gel. J Clini Microbiol 36 : 1357-1360, 1998
5) Hayashi S et al : Evaluation of procedures for decontaminating ultrasound probes. J Med Ultrasonics 39 : 11-14, 2012
6) Koibuchi H et al : Ultrasound probes as a possible vector of bacterial transmission. Med Ultrason 15 : 41-44, 2013
7) Koibuchi H et al : Degradation of ultrasound probes caused by disinfection with alcohol. J Med Ultrasonics 38 : 97-100, 2011

B 体表臓器の超音波解剖

1 皮膚・皮下組織

a 解 剖（図1, 2）

皮膚は，細胞層からなる表皮（epidermis）と，コラーゲン線維や弾性線維が密に交織する層である真皮（dermis）からなる．表皮の最表層は角質層で，足底や手掌部では厚い．真皮深部から表皮には毛包や皮脂腺が存在し，汗腺は皮下組織に存在する．真皮の深部は皮下組織［（浅筋膜），subcutaneous tissue（superficial fascia），その深部に深筋膜（deep fascia）］が存在する．深筋膜は骨格筋や血管などを包み込んでいる．皮下組織は疎な結合織と脂肪からなり，内部に真皮と深筋膜をつなぐ皮膚支帯（skin ligament）が認められる．

汗腺や皮膚に分布する血管は，皮下組織の動脈から真皮に向かう上行小動脈が表皮直下の真皮乳頭層で浅小動脈叢を形成し，小静脈叢から下行小静脈となって皮下組織の静脈へと還流する．

リンパ管は表皮近くで毛細リンパ管として始まり，皮下組織にネットワークを形成する．

b 超音波像

皮膚・皮下組織の超音波像は対象部位により異なる．10 MHz 以上の高周波探触子を使用するが，特に浅い部分の表皮を評価する場合，15 MHz 以上の高周波を用いたり，音響カプラを用いて観察するなどの工夫が必要である．

探触子と皮膚との間に薄いゼリーの層を介して15 MHz 程度の高周波探触子で観察すると，皮膚表面の境界部に1層の高エコー層に続いて薄い低エコー層がみられ，この部分が表皮に相当する．

表皮の最表面の角質層が厚い部位（足底，手掌）では超音波の反射が強く減衰が大きくなる．表皮は重層する細胞層からなるため低エコー層として観察されるが，非常に薄いため探触子を皮膚に密着し，圧迫して観察すると認識できない場合もある．

交織するコラーゲン線維と弾性線維の層である真皮は，低エコー層の深部にやや高エコーの層として描出される．超音波では毛包や皮脂腺組織を直接認識することはできないが，毛の部分は表皮の高エコー層の途切れた部分として捉えられる（図3）．

皮下組織は真皮よりやや低エコーに描出され，内部に疎な結合織や真皮と深筋膜をつなぐ皮膚支帯が線状の高エコーとして認められる（図3）．真皮や皮下組織，深筋膜は体の部位や個体によって厚みが異なる（図4）．探触子の周波数や圧迫の程度，フォーカスなどの設定だけでなく，観察部位によって，真皮や皮下組織のエコーレベルが逆転して観察される場合もあるので注意が必要である．

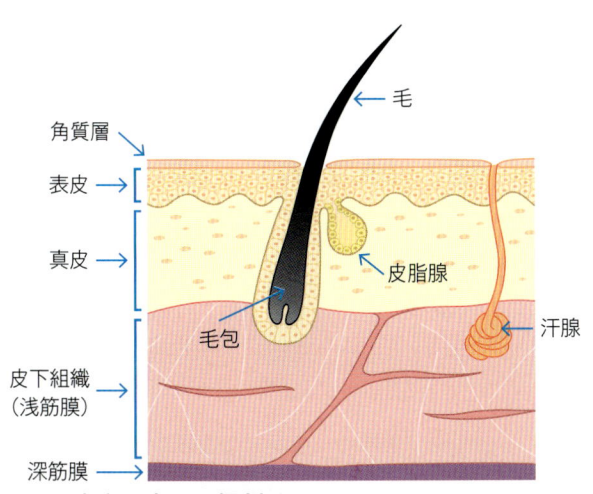

図1 皮膚・皮下の解剖

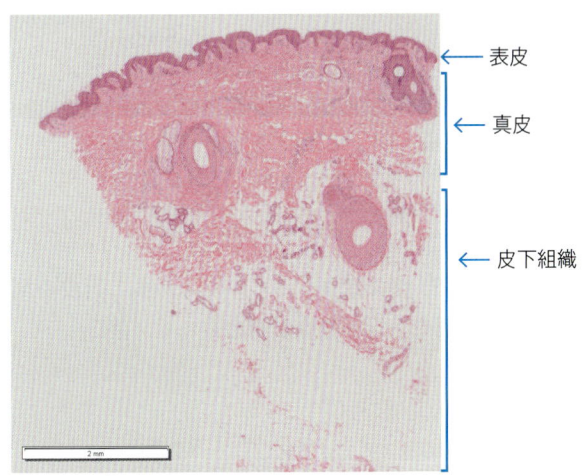

図2 病理組織像（顔皮膚・皮下組織）（HE染色）

I 総論

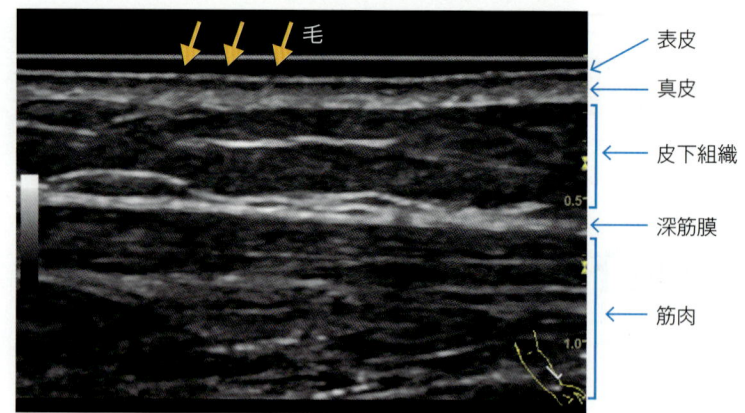

図3　前腕背側皮膚，皮下のBモード像（15 MHz）

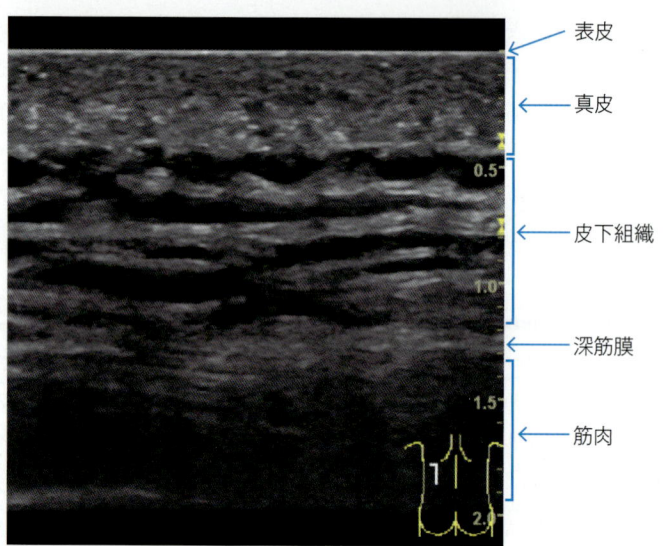

図4　背部皮膚，皮下のBモード像（15 MHz）

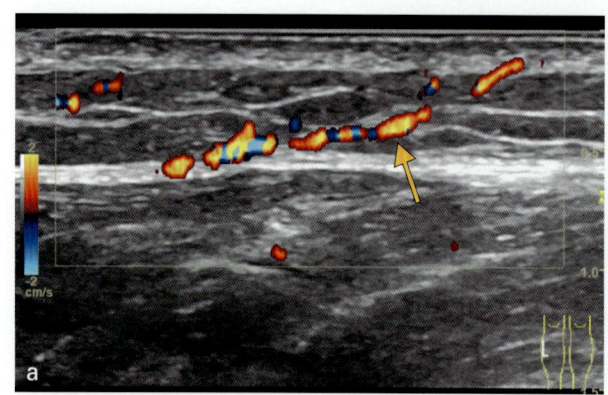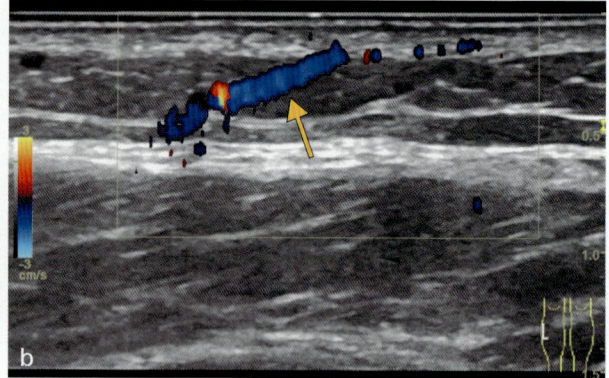

図5　下腿皮膚・皮下血管のカラードプラ像
　a：上行小動脈（→）．
　b：下行小静脈（→）．

　カラードプラ法で観察すると，皮下組織と真皮の間に上行小動脈や下行小静脈が認められる（図5）．

文　献
1) 臨床解剖学のはじめに　外皮系，ムーア臨床解剖学 第2版，キース・J・ムーア，アン・M・R・アガー著，酒井建雄訳，メディカル・サイエンス・インターナショナル，東京，p 5-9，2006

8

2 末梢神経

a 解剖

　神経は，構造的に中枢神経系（central nervous system，脳・脊髄など）と末梢神経系（peripheral nervous system，脳脊髄神経，自律神経系など）とに分かれ，一方，機能的には体性神経系（somatic nervous system）と自律神経系（autonomic nervous system）に分けられる．本書で対象とするのは，末梢神経系の皮下組織や筋肉層レベルにある末梢神経である．

　末梢神経の神経線維は筋肉や関節周辺に分布，走行しているが，肉眼的に確認できるレベルの末梢神経は，次の3要素から構成される．

① 神経線維束：
　末梢神経線維が集まった束．比較的太い神経の場合は，神経線維束の束．

② 結合組織性の被膜：
　神経線維を包む繊細な最内層の鞘が神経内膜（endoneurium），神経線維束を包む密な結合組織性被膜が神経周膜（perineurium），神経線維束の束を包み保護する最外層の厚い結合織性被膜が神経上膜［または神経外膜（epineurium）］で，脂肪組織，血管，リンパ管を含む．

③ 神経の栄養血管：
　神経線維と被膜を栄養する血管．

　末梢神経線維は1本の軸索（axon）とそれを取り囲む神経鞘（neurolemma, neurilemma）と結合組織性の神経内膜で構成されている．神経鞘は神経鞘細胞（Schwann細胞）からなっており，軸索を直接取り囲んでいるが，この神経鞘の形態により有髄と無髄に分類される．

　有髄は，1本の軸索を複数の神経鞘細胞が何重にも取り巻いて髄鞘（ミエリン鞘）を形成している．これら末梢神経→神経線維束→神経線維の解剖学的構造を示す（図1）．

　表在用探触子を使用して超音波検査で観察できる臨床的に重要な末梢神経は，頸部の迷走神経，腕神経叢，手関節の正中・尺側・橈骨神経，下肢の坐骨神経，大腿神経などである．これらを中心に解説する．

b 超音波像

　前述したそれぞれの末梢神経は，皮膚からの深さ，神経の太さなども異なっているが，一般に末梢神経の神経線維束は低エコーに，それらを取り囲んでいる神経上膜は高エコーに描出される．

　迷走神経が観察しやすいのは，甲状腺のやや外側の前〜側頸部で，総頸動脈と内頸静脈の間を観察すると，短軸像（図2a）では1mm程度の小さな円形，均一な低エコー像として描出される．長軸像（図2b）は幅1mm程度の1本の細長い低エコー像として観察される．

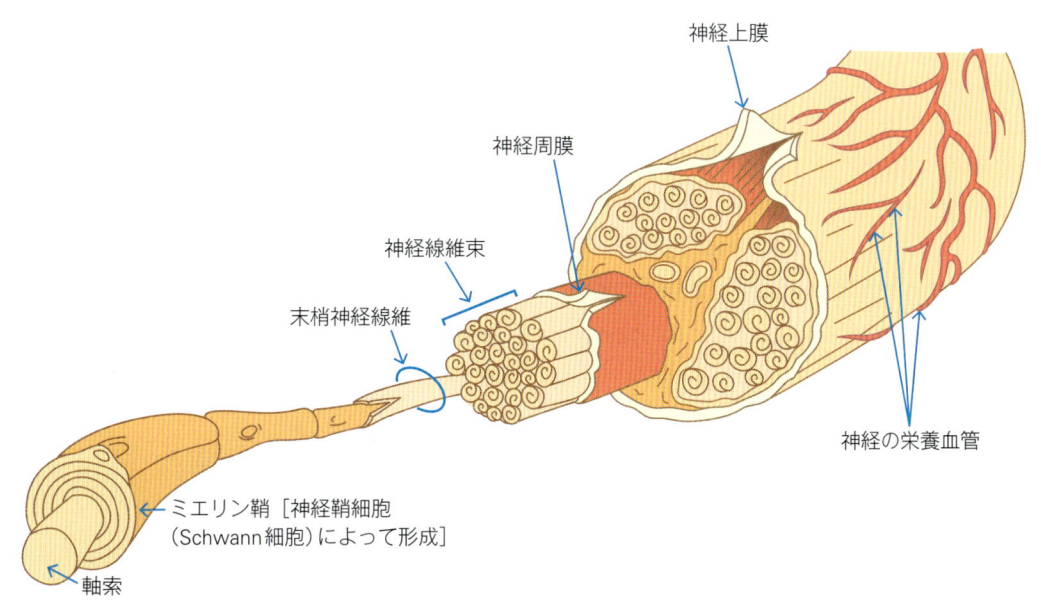

図1　末梢神経（有髄）の微細構造

I 総論

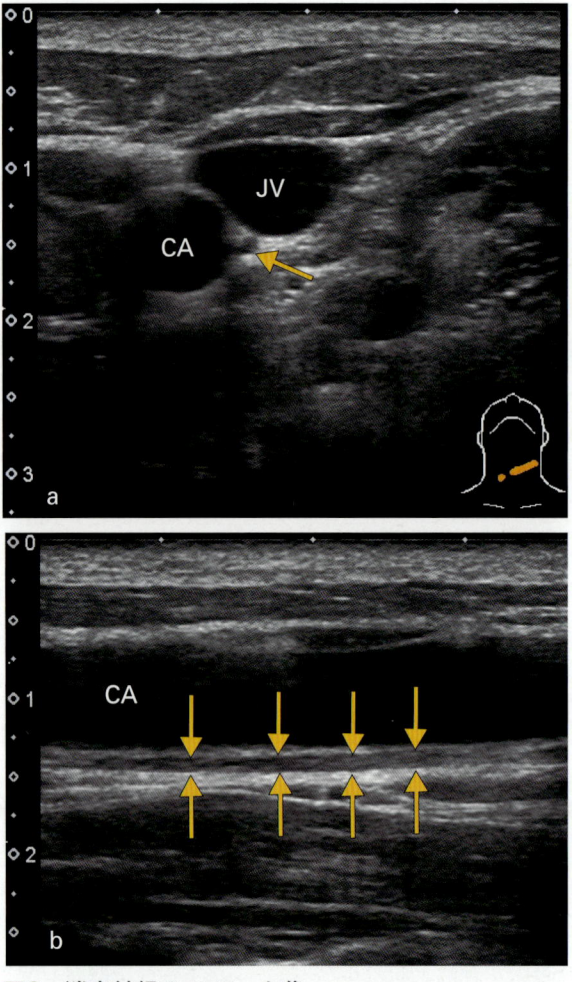

図2 迷走神経のBモード像
a：短軸像（左側頸部）．甲状腺を外側に走査すると総頸動脈（CA）と内頸静脈（JV）が観察でき，その間に小円形低エコー（→）の迷走神経を確認できる．
b：長軸像（左側頸部）．迷走神経は長軸像で総頸動脈（CA）の背側（深部）に，横走する細長い低エコー像（→）として描出できる．

　正中神経は手関節レベルで，屈筋支帯（横手根靱帯）の線状高エコーの背側（伸側・深部）で浅・深指屈筋腱と長母指屈筋腱側の間を走行している（図3a）．その短軸像（図3b）は1mm程度の多数の円形低エコーとその周囲を高エコーが取り囲む類円形の神経の束として観察される．長軸像（図3c）は1mmの細長い紐状の低エコーが上下に並行して横走する低エコー像として観察される．

　腕神経叢を観察するには，まず甲状腺上極付近を外側に移動させ総頸動脈，総頸静脈を描出し，その外側，腹側（浅層）に胸鎖乳突筋の扁平な低エコー像が確認できる．その背側（深部）に前斜角筋と中斜角筋を確認し（図4a），それらの間に短軸像（図4b）では1～2mmの円形低エコー像が連なって描出される．長軸像（図4c）では紐状の低エコーの構造物が横走，並行して観察される．

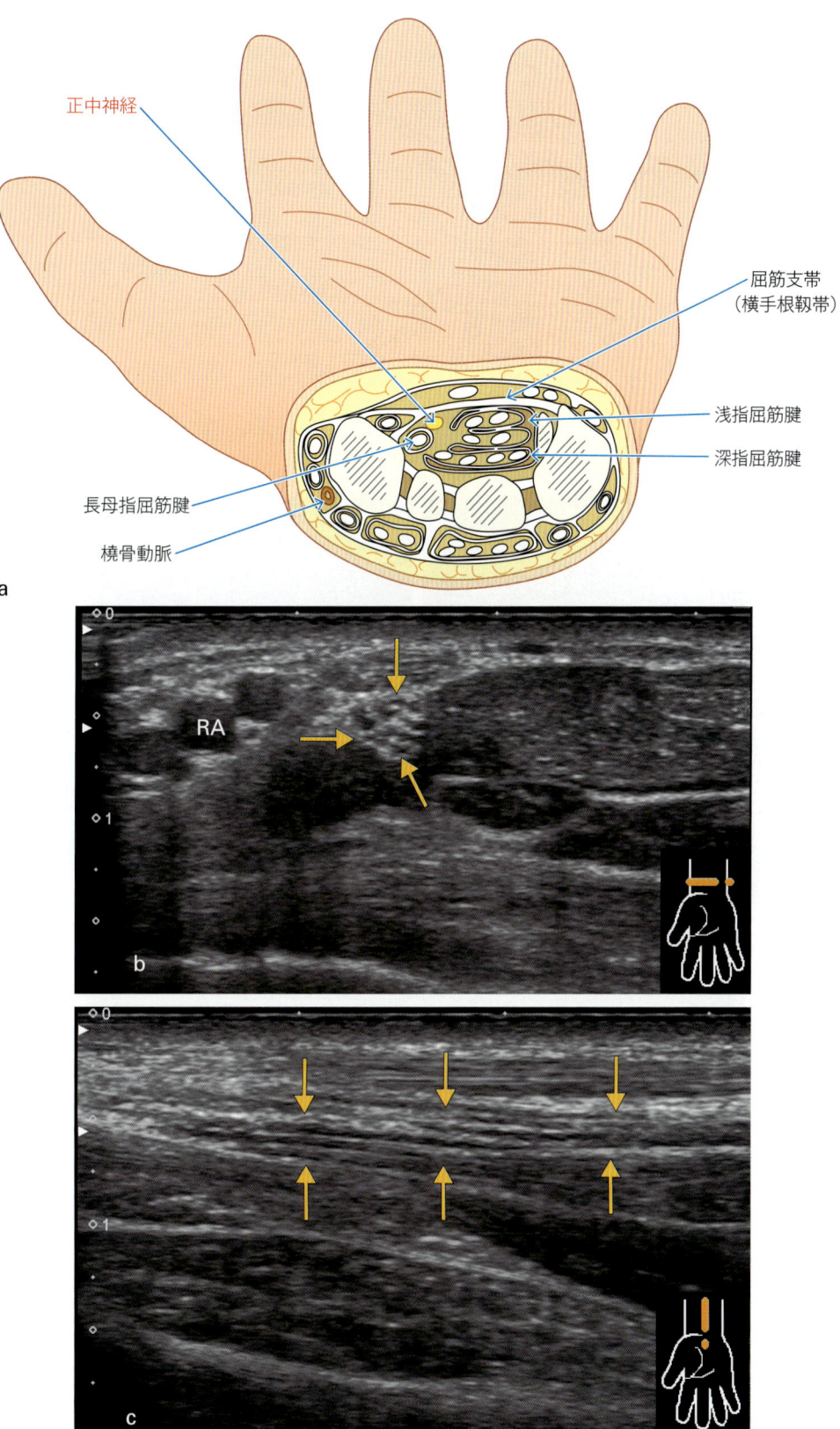

図3 正中神経の解剖とBモード像
a：左手関節レベルの横断面．
b：正中神経の短軸像（右手関節付近）．1 mm程度の多数の円形低エコーとその周囲を高エコーが取り囲む類円形像（→）が確認できる．RA：橈骨動脈．
c：正中神経の長軸像（右手関節付近）．1 mmの細長い紐状の低エコーが上下に並行して横走する低エコー像（→）として観察される．

I 総論

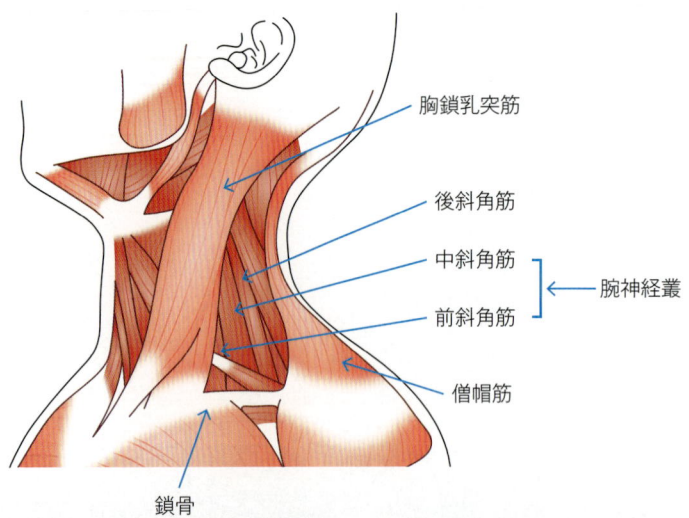

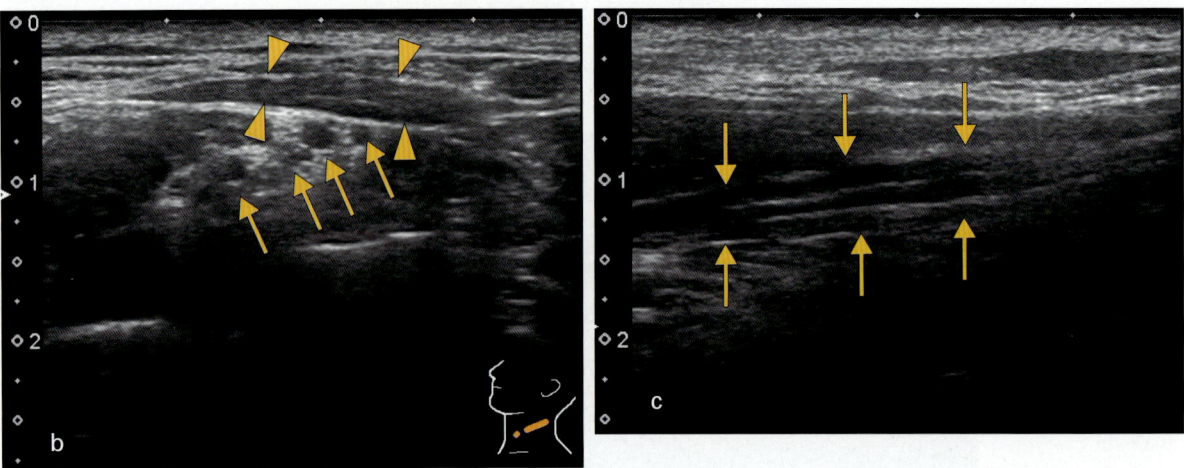

図4 腕神経叢の解剖とBモード像
 a：左側頸部筋肉の解剖．胸鎖乳突筋の背側（深部）に前斜角筋と中斜角筋を確認し，それらの間に腕神経叢がある．
 b：短軸像．胸鎖乳突筋（△）の背側（深部）に多数の1〜2 mm円形低エコー像（→）が配列し，その周囲を高エコーが取り囲んでいる．
 c：長軸像．紐状の低エコー構造物（→）が横走，並行して観察される．

3 筋・腱

a 筋の概説と分類

筋肉は，伸縮性の高い細胞である筋細胞と，その筋細胞を接着する結合組織から構成される．筋細胞は直径10〜100 μm，長さは最長35 cmにもなる細長い線維状の細胞で，しばしば筋線維とも呼ばれる．筋細胞は収縮能を持つように特殊化した細胞で，この筋線維が収縮する際にエネルギーを必要とする．

筋には色々な分類方法があるが，筋線維による組織学的分類では大きく横紋筋と平滑筋に分けられる．この横紋筋をさらに骨格筋と心筋に分ける．骨格筋には横紋がみられ，運動神経の支配を受け随意的に筋収縮を生じることができる．心筋は横紋筋ではあるが自律神経支配で，合胞体を形成し自律的な興奮伝達により心筋が収縮する．平滑筋（smooth muscle）は内臓および血管を構成する不随意の筋肉で，自律神経支配による自律的な筋収縮を示す．

なお，本書では運動器の筋として骨格筋とその疾患について解説する．

b 解剖・組織

骨格筋は関節など骨格の可動部を動かす筋肉で，随意に動かすことができる．人体には約400の骨格筋があり，具体的には大胸筋，大腰筋，腹筋，大腿筋，大殿筋，上腕二頭筋，上腕三頭筋，背筋，表情筋，三角筋，僧帽筋などがあり，いずれも日常的な動作，運動の際に利用される重要な筋肉である．

図1に筋の微細構造の模式図，図2に筋肉（弱拡大）の模式図を示す．解剖学的に筋の最小単位は筋細胞（筋線維）で，それらは筋細胞膜（筋内膜）に包まれ，この筋細胞がいくつか集まった集合体を筋束（筋線維束）といい，筋周膜が取り囲んでいる．この筋束が集まったものが筋であり，その最外層を筋外膜（筋上膜）が包み込んでいる．

骨格横紋筋は肉質で赤く，収縮する部分（筋頭，筋腹）を有し，多くはその端に白い非収縮部，すなわち腱を備えており，骨などへ付着している（図3）．腱は規則的に配列したコラーゲン線維の束で構成されているが，筋の長さを正確にいうと，この腱も含めた距離となる．

c 超音波像

超音波画像（図4,5）では筋束（筋線維束）は低輝度に観察され，それを取り囲む筋周膜や筋外膜は高輝度に描出される．筋全体としては低輝度であるが，縦断像ではこの筋周膜などが，規則的に横走する細い高輝度の線状の構造物として観察される．筋と筋の境界の最外層には，やや厚めの線状高エコーの筋膜が確認できる．

腱は筋に比べて輝度が高く，長軸像では内部に横走する多数の線状高エコーを認める．手指，手関節などの腱は，腱鞘に包まれており，わずかではあるがごく少量の滑液があるため，腱の周りを薄い無エコーが取り囲むように観察されるため，容易に同定することができる．一方，アキレス腱などでは滑液性腱鞘はなく，腱鞘組織（パラテノン）などの結合組織や密な線維組織で囲まれている．

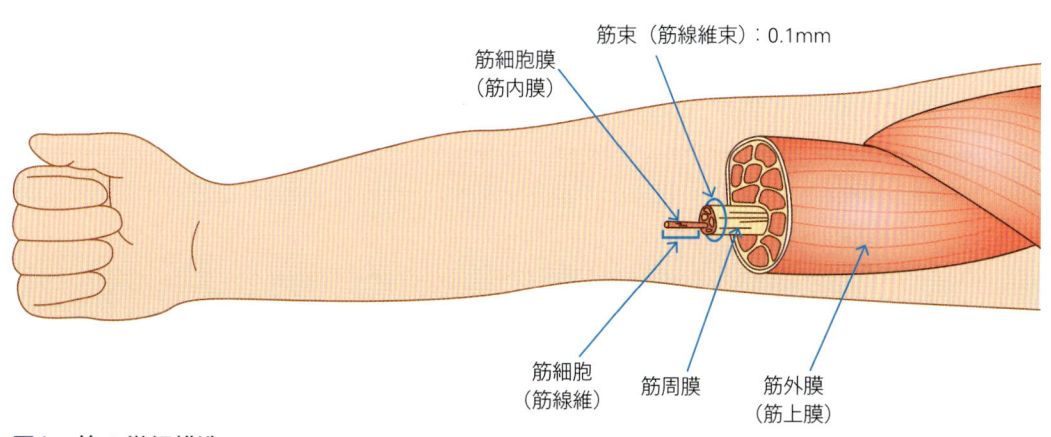

図1 筋の微細構造

I　総　論

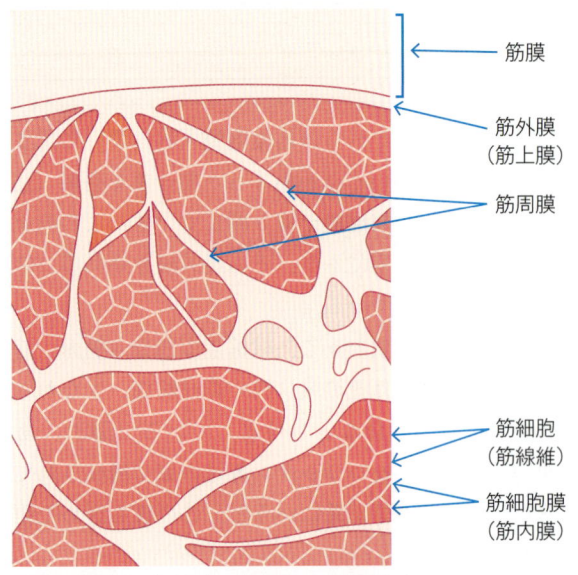

図2　拡大した筋肉（断面）の模式図

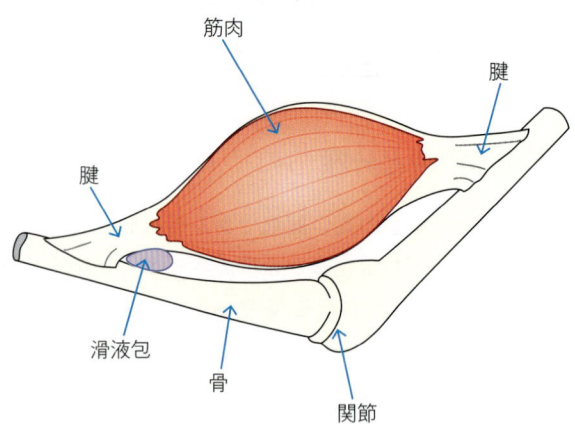

図3　筋・腱と骨，関節の関係
筋肉の両端にはコラーゲン線維で構成される腱があり，骨に付着している．

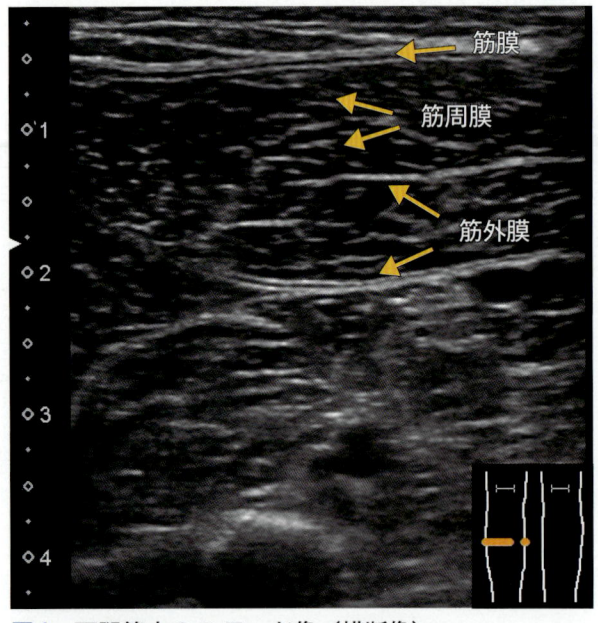

図4　下腿筋肉のBモード像（横断像）
筋線維束は低エコーに描出され，その周囲に細い高エコーの筋周膜が観察される．さらに，その外側にやや太い線状高エコーの筋外膜が同定できる．

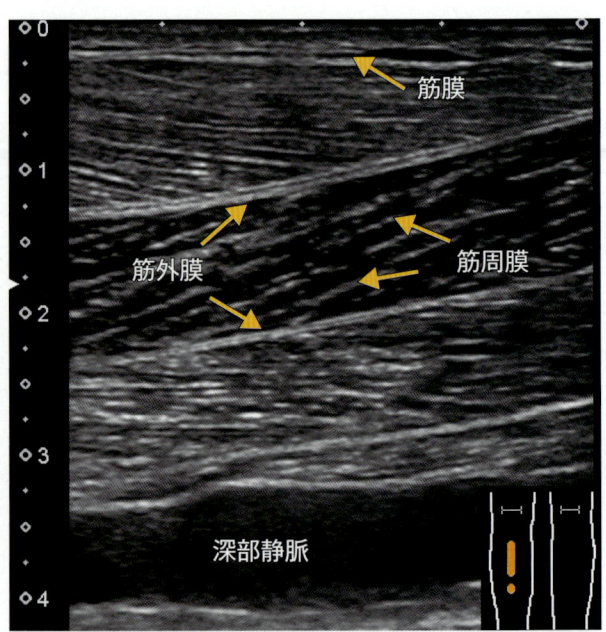

図5　下腿筋肉のBモード像（縦断像）
縦断像では線状に横走する細い高エコーの筋周膜と，その外側にやや太い筋外膜が観察される．皮膚に近い筋の最外層に筋膜が観察される．

14

4 血 管

a 概 説

1) 血管の解剖

血管は大きく3種類（動脈，静脈，毛細血管）に分類される．血管の多くは同心円状の3層構造で，内側から内膜，中膜，外膜で構成されている．

① **内膜**（tunica intima）は，最内層にある単層の薄い内皮とそれを支持する結合織からなる．毛細血管はこの内膜でのみ形成されている
② **中膜**（tunica media）は中間の層で，主に平滑筋よりなる．動脈と静脈との違いにおいて最も変化に富む部分である
③ **外膜**（tunica adventitia）は最外層の結合織の層で，鞘に相当する

2) 表示法「血管」について

血管短軸断層像（横断像）は，日本超音波医学会の表示法に準じて，被検者を尾側（足側）から眺めた像で，画面に向かって左に被検者の右側が，向かって右に被検者の左側が表示されるように撮影する．

血管長軸像（縦断像）は，画面の左が被検者の頭側（中枢側）に，画面の右が尾側（末梢側）になるように表示する．

ただし，「頸動脈」の長軸方向断面像の表示方向については学会間でも見解が分かれており，従来の循環器領域の方式と，全身臓器の一部と考える方式とで異なっている点には十分注意して頂きたい．

b 動 脈

1) 解剖・組織

動脈は血液を心臓から高圧で全身に押し出すための管腔臓器で，厚い血管壁を有している．図1に動脈の微細構造のシェーマを示す．動脈は，血管径，中膜における弾性線維や筋の相対量，血管壁の厚さ，機能などによって次の3つに分類される．

① **大型の弾性動脈**：心臓から拍出される血液を最初に受けとめるため，血管壁は何重もの厚い弾性板（弾性線維のシート）で構成されている．腕頭動脈，鎖骨下動脈，総頸動脈，肺動脈などである
② **中型の筋性動脈**：血管壁は主に輪走する平滑筋線維で構成されている．上腕動脈，大腿動脈など多くの体幹や四肢の主要な動脈が相当する
③ **小型の動脈，細動脈**：比較的狭い内腔と厚い筋性の壁で構成される．これらの血管に名称はなく，細動脈は肉眼では確認できない

2) 超音波像

本書では中型の筋性動脈や体表に比較的近い大型の弾性動脈が対象となる．臨床的に重要な動脈は，頭部の側頭動脈，頸部の総頸動脈，内頸・外頸動脈，椎骨動脈，鎖骨下動脈，上肢の橈骨動脈，上腕動脈，下肢の大腿動脈，膝窩動脈などである．

動脈は静脈と比較して探触子などの外力による圧迫で変形しにくく，血管壁の外膜に相当する部分が高輝度，明瞭に描出されるのが特徴である．健常人の血管壁内腔面の性状は平滑で，血管内腔は動脈血で満たされるため，Bモードでは内部が無エコーの円形腫瘤として観察され，ドプラ法では拍動性の血流シグナルを確認できる．上腕動脈の超音波像（図2：短軸像，図3：長軸像，図4：パルスドプラ像）を示す．

総頸動脈では血管壁をさらに詳細に観察し，外膜の高輝度部分と内腔面1層の低輝度部分に区別して認識できる．この内腔面の低輝度部分は内膜中膜複合体（intima-media complex：IMC）と呼ばれ，臨床的にはその厚み（intima media thickness：IMT）やプラークを計測し，動脈硬化の評価を行っている．その詳細については日本超音波医学会ホームページ"用語・診断基準"の「超音波による頸動脈病変の標準的評価法」などを参考にして頂きたい．

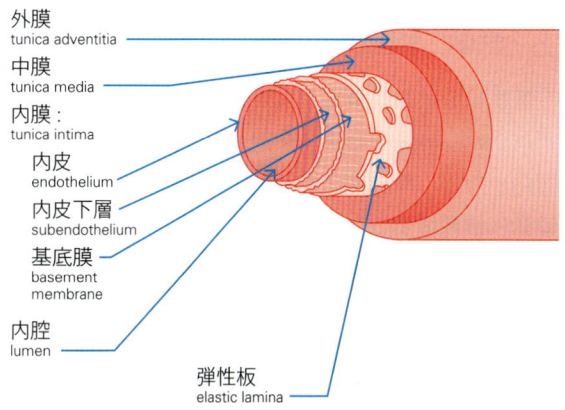

図1 動脈壁の微細構造

Ⅰ 総論

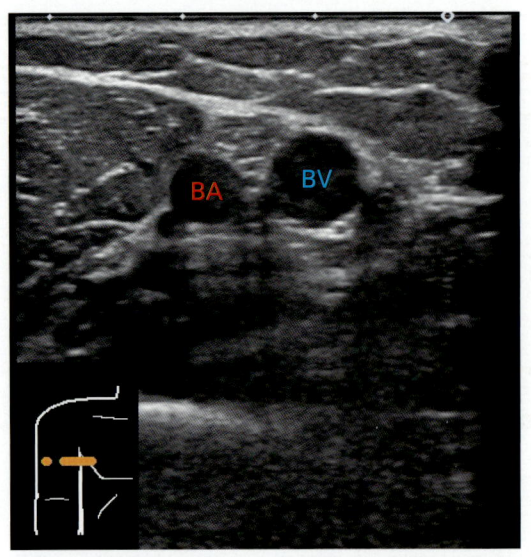

図2 右上腕血管のBモード像（短軸像）
上腕のやや尺側寄りの筋層内に円形の無エコー腫瘤が2つ並んで観察される．上腕動脈（BA）と上腕静脈（BV）であるが，静脈は圧迫にて容易に変形することで区別できる．

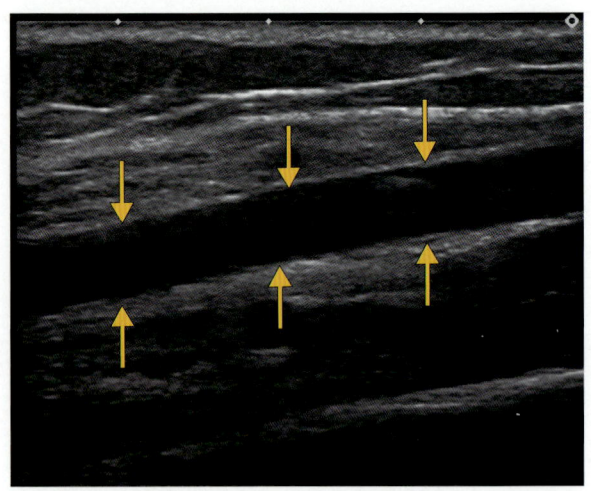

図3 右上腕動脈のBモード像（長軸像）
上腕動脈（BA）の横断像（図2）を右に90°回転させると，横走する無エコー管状構造物，すなわち上腕動脈の長軸像（→）が観察される．

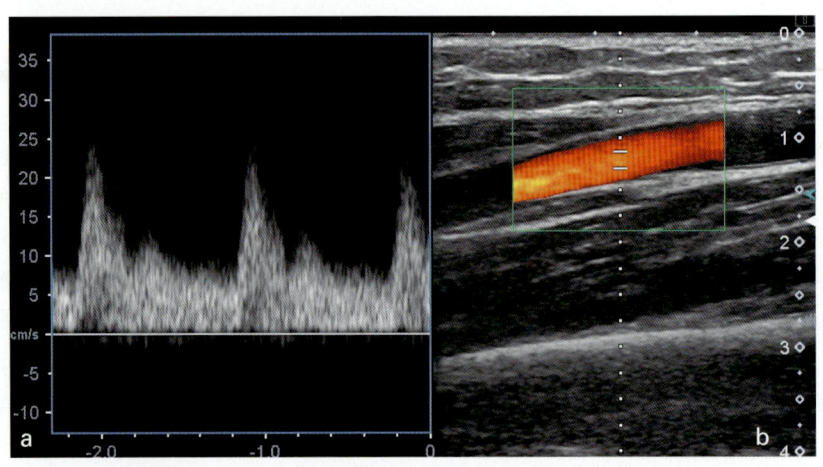

図4 上腕動脈のパルスドプラ波形
図3の上腕動脈のBモード像にカラードプラ法を追加した．血管の中央にサンプルボリュームを設定し（b），パルスドプラによる波形分析を行った．急峻な立ち上がりで，周期的な（拍動性）波形（a）であり，動脈であることが確認できた．

C 静 脈

1）解剖・組織

　静脈は一般的に酸素の欠乏した血液（静脈血）を毛細血管から心臓へと戻す役割を担う．静脈系では血圧が低いので，静脈の血管壁は動脈よりも薄い．図5に静脈の微細構造のシェーマを示す．
　血管径により細静脈（足背静脈弓など），中型の静脈（正中皮静脈，橈側皮静脈，大伏在静脈，小伏在静脈など），大型の静脈に分類される．中型の静脈のいくつかには，逆流を防止するための静脈弁が存在する．

2）超音波像

　本書では中型の静脈や一部の大型静脈を対象とする．体表領域で臨床的に重要な静脈は，頸部の内頸静脈，鎖骨下静脈，上肢の橈側皮静脈，尺側皮静脈，正中皮静脈，下肢静脈では大伏在静脈，小伏在静脈などの表在静脈などである．
　静脈は動脈と比較して探触子などの外力による圧迫で容易に変形，虚脱するのが特徴である．また，静脈壁は動脈壁に比べて薄く描出される．健常人の静脈壁内腔面は平滑で，血管内には静脈血が流れており，Bモードでは無エコーの類円形腫瘤として観察される．ドプラ法では非拍動性の遅い血流シグナルを確認でき

16

B 体表臓器の超音波解剖　4. 血　管

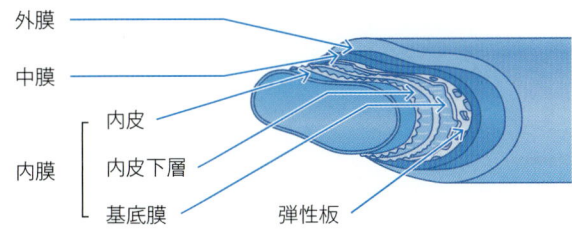

図5　静脈壁の微細構造

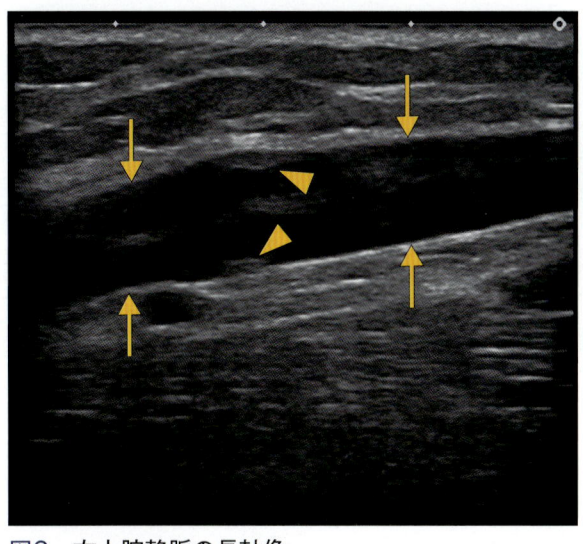

図6　右上腕静脈の長軸像
上腕静脈の長軸像は，横断像（図2：BV）を右に90°回転させ，横走する無エコー管状構造物（→）が描出される．ヒラヒラ動く弁（△）が観察され，静脈であることが確認できた．

るが，その際速度レンジはできるだけ低く設定し，静脈が変形しないように探触子を皮膚に軽く接触させて観察するのがポイントである．

　上腕静脈の超音波像［図2：短軸像（BV），図6：長軸像］を示す．図6では静脈弁が同定できており，その点からも静脈であることが確認できる．

II 疾患各論

A 皮膚・皮下組織
B 頭頸部
C 唾液腺(耳下腺・顎下腺)
D リンパ節
E 末梢神経系
F 血管系(表在・末梢動静脈)
G 胸壁・腹壁
H 運動器
I 泌尿器

II 疾患各論

A 皮膚・皮下組織

▪1▪ 腫瘍性病変

a 良性

1）脂肪腫（lipoma）

■ 疾患概念

　脂肪細胞からなる良性腫瘍で，皮下に発生する良性軟部腫瘍のなかで最も多い．皮下組織にみられる浅在性脂肪腫と，筋膜下，筋肉内，筋肉間にみられる深在性脂肪腫がある．乳幼児にみられる脂肪腫を脂肪芽腫，または胎児性脂肪腫という．

■ 臨床所見

　通常，痛みはなく皮膚がドーム状に盛り上がり，軟らかいしこりとして触れることが多い．好発部位は頸部や体幹部で，緩徐に発育する．40〜50歳代に多くみられる．大きさは数mm径〜10cm以上に及ぶものまでさまざまである．

■ 超音波所見

　一般に紡錘状の形態を示し，内部は均質で皮膚と水平に横走する線状高エコーが散在する．内部エコーレベルは皮下脂肪組織と同等の場合が多いが，発生部位や腫瘤の大きさ（厚さ）によってもエコーレベルは変化する（図1〜4）．腫瘤内部の血流は認めないことがほとんどであるが，大きな病変の場合はわずかな血流シグナルが同定されることもある．脂肪腫の亜型である血管筋脂肪腫は，境界不明瞭な高エコーを呈する場合が多い[1]．

■ 病理所見

　脂肪腫自体は肉眼的には周囲との境界ははっきりとして，薄い結合組織性の被膜に覆われ，割面は淡黄ないし橙黄色を示し，多脂性である．病理組織学的には，正常脂肪細胞と区別ができないほどの成熟した脂肪細胞から構成されている（図5）．血管成分が多いものは血管脂肪腫と称され，最大径が数cmでしばしば多発する．

■ 鑑別のポイント

　脂肪腫では境界の不明瞭性は良・悪性の鑑別点になりにくく，一般的に深在性で大きな病変は異型脂肪腫や脂肪肉腫の可能性が高い傾向にある．

　深在性で超音波画像での詳細な評価が困難である場合には，他のモダリティにての精査や生検も考慮されるべきである[2]．

　粉瘤の場合，MRIにて多くはT1強調像で低信号，T2強調像でさまざまな低信号の内容物を含んだ高信号を呈するが，鑑別となる脂肪腫は，T1強調像・T2強調像ともに高信号を呈し，さらに，脂肪抑制像で信号が低下する（図6，7）．CTは，病変が大きい場合や，深部に存在する場合の局在分布や，脂肪成分の混在の有無などの評価に役立つ（図8）．

　超音波画像上の鑑別診断として，境界明瞭な円形〜楕円形の充実性腫瘤を呈する疾患のなかでは，表皮嚢腫（epidermal cyst），血腫（特に筋層内）や神経鞘腫などが挙げられる[3]．

文　献
1) Choong KK et al : Sonographic appearance of subcutaneous angiolipomas. J Ultrasound Med 23 : 715-717, 2004
2) Widmann G et al : State-of-the-art HR-US imaging findings of the most frequent musculoskeletal soft tissue tumors.

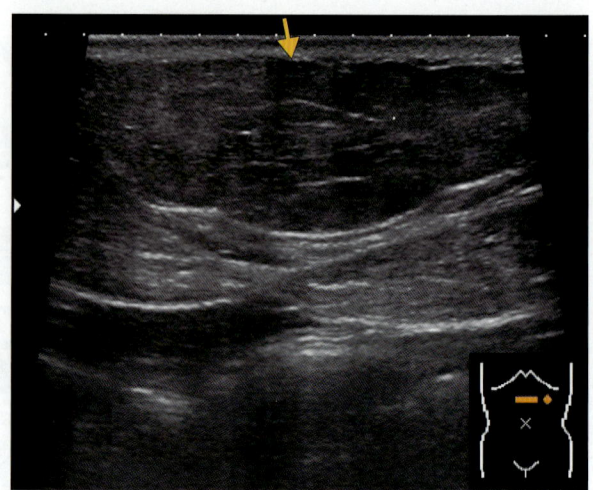

図1　Bモード像
前腹部皮下脂肪組織内に境界明瞭な分葉状低エコー腫瘤（→）が認められる．内部に高輝度線状エコーを伴う．

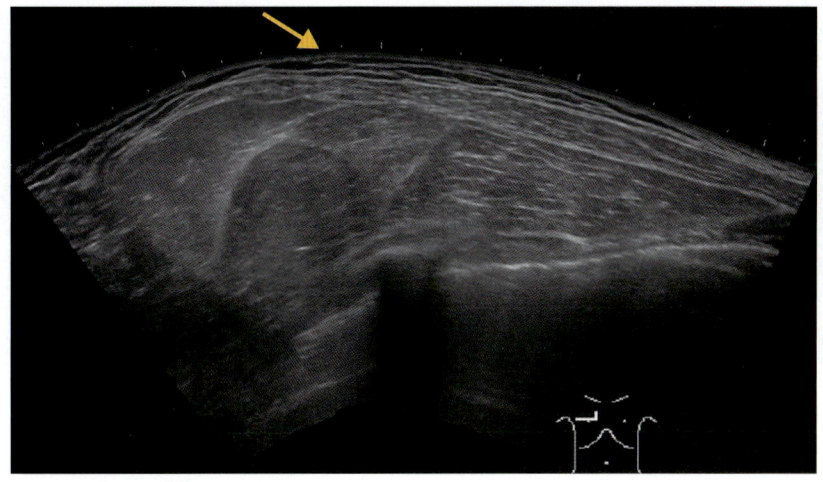

図2　Bモード像
前胸部筋肉の間に境界明瞭な分葉状低エコー腫瘤（→）がみられる．内部のエコーレベルは皮下脂肪組織と類似し，横走する線状高エコーを伴う．腫瘤内部のエコーレベルはわずかに異なっている．

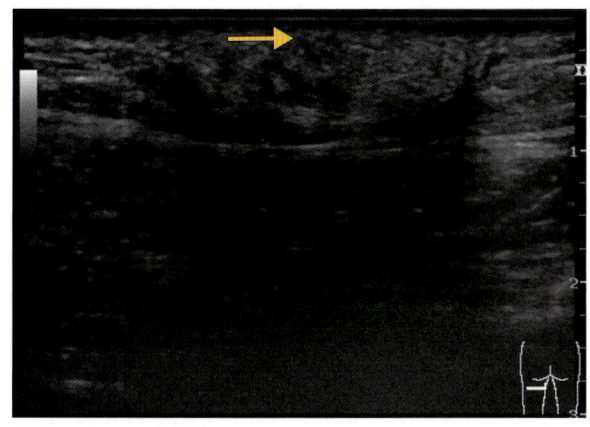

図3　Bモード像
左大腿背側皮下に楕円形腫瘤（→）を認める．エコーレベルは高低エコーが混在し不均質である．

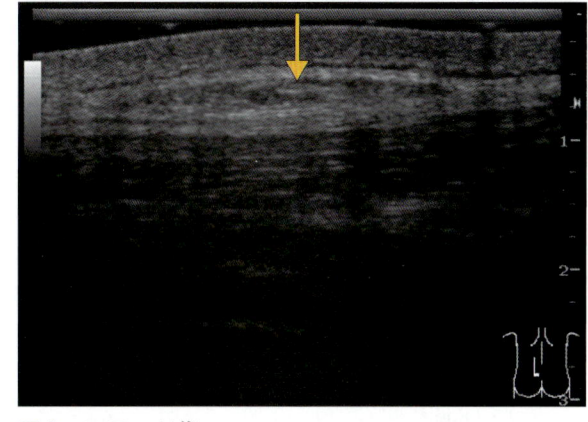

図4　Bモード像
背部皮下に境界明瞭な細長い紡錘形の腫瘤（→）を認める．内部エコーはやや低エコーで横走する線状高エコーを伴う．

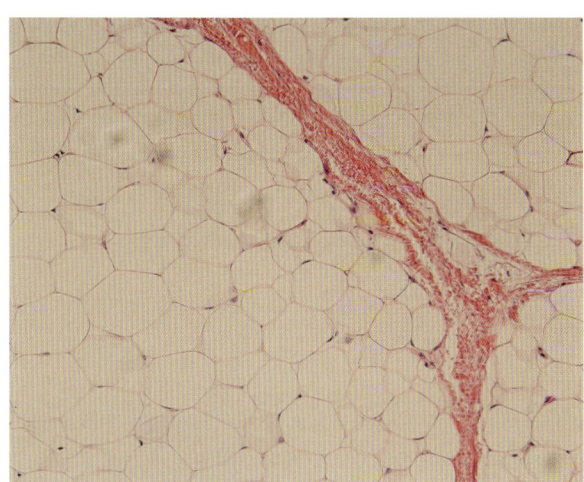

図5　脂肪腫の病理組織像
HE染色．薄い線維性の被膜に包まれた成熟脂肪細胞の集塊が認められる．

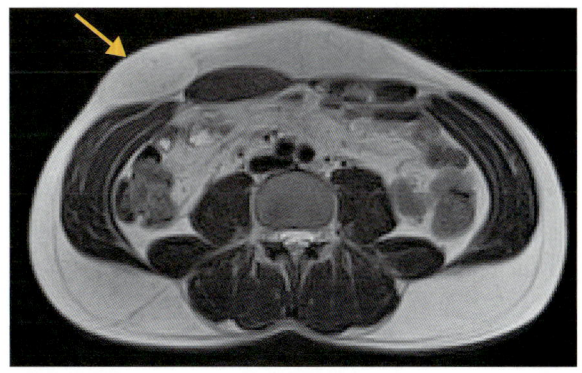

図6　MRI
T2強調像にて皮下脂肪組織と同じ高信号，かつ，脂肪抑制像にて均一に信号強度の低下（→）を示している．

Ⅱ　疾患各論

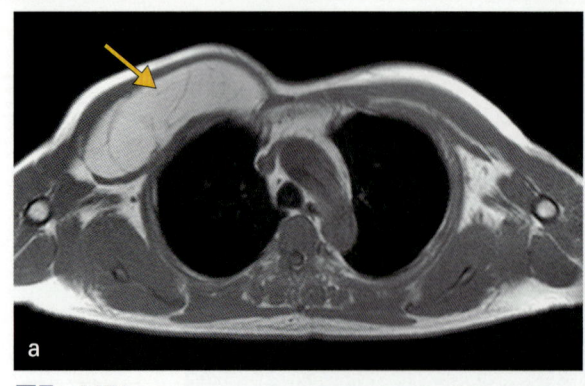

図7　MRI
筋肉の間に長円形を呈する境界明瞭な腫瘤（→）が認められる．T2強調像（a）にて脂肪と等信号，脂肪抑制像（b）にて均一に信号強度の低下を示し，内部に網目状構造がみられる．

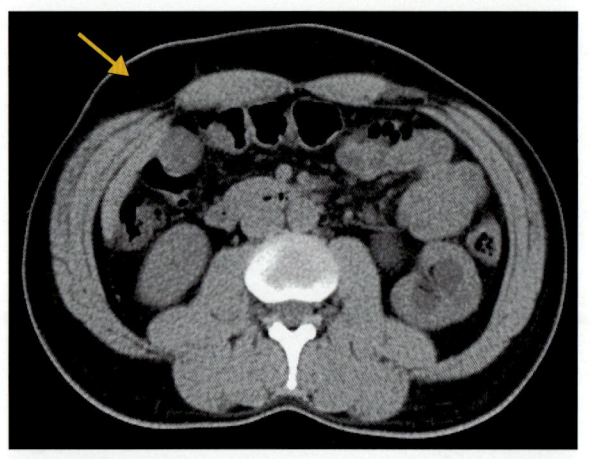

図8　CT
皮下脂肪組織と同等の濃度を呈する境界明瞭な楕円形腫瘤（→）が認められる．

　　Skeletal Radial 38：637-649，2009
3）Hung EH et al：Pitfalls in ultrasonography of soft tissue tumors．Semin Musculoskelet Radiol 18：79-85，2014

2）血管腫（hemangioma）

■ 疾患概念

　血管腫の種類は非常に多く，その分類法はまだ確立されていないが，最近国際的に血管の腫瘍性増殖を伴う「血管腫」と，伴わない「血管奇形」とに分類するのが一般的になりつつある．ここでは，超音波検査でよくみられる静脈奇形に属する海綿状血管腫（cavernous hemangioma）と静脈性蔓状血管腫について記載する．
　成熟型血管腫は，成熟した奇形性血管よりなる．

■ 臨床所見

　多くは出生時から存在し，正常色～淡青色の皮下腫瘤で表面に小紅斑が散在することもある．軟らかく，半球状に隆起することもある．無症状のことも多い

が，圧痛など痛みを伴う場合もある．通常自然消褪傾向はなく，加齢とともに多少増大する[1]．

■ 超音波所見

　海綿状血管腫は皮下脂肪より低～やや高エコーの腫瘤として描出され，被膜はなく不整形や分葉状を示す．内部に管腔構造と思われる大小の無エコー域を散見できることもある（図9）．静脈性蔓状血管腫は，多房性囊胞性病変として捉えられる（図10）．圧迫と解除により形態や内部エコーに変化を認める（図9ab，10a）．一部が血栓化して石灰化を伴う場合もある．通常のカラー表示では流速が遅いため血流を認識できない場合が多く，腫瘤を圧迫することにより血流シグナルが誘発される（図9cd，図10bc）．

■ 病理所見

　真皮から皮下にかけて拡張した種々の大きさの壁の薄い血管が集簇している．血管は血管内皮細胞に裏打ちされ，内腔には赤血球がみられる（図11）．静脈血栓や石灰化像が観察されることも多い．

■ 鑑別のポイント

・リンパ管腫：皮膚，粘膜，皮下組織もしくはリンパ節レベルでのリンパ管形成異常．超音波検査では，圧迫では変形しない囊胞性腫瘤である．
・動静脈奇形：内部に拍動性血流を認める．

文　献
1）富田　靖（監），橋本　隆ほか（編）：標準皮膚科学，第10版，医学書院，東京，p 339-340，2013
2）大畑恵之（責任編集）：特集 皮膚エコーの使い方いろいろ．Visual Dermatology 3：928-289，2004

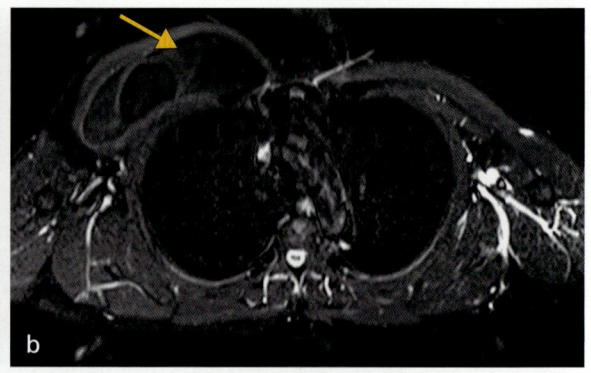

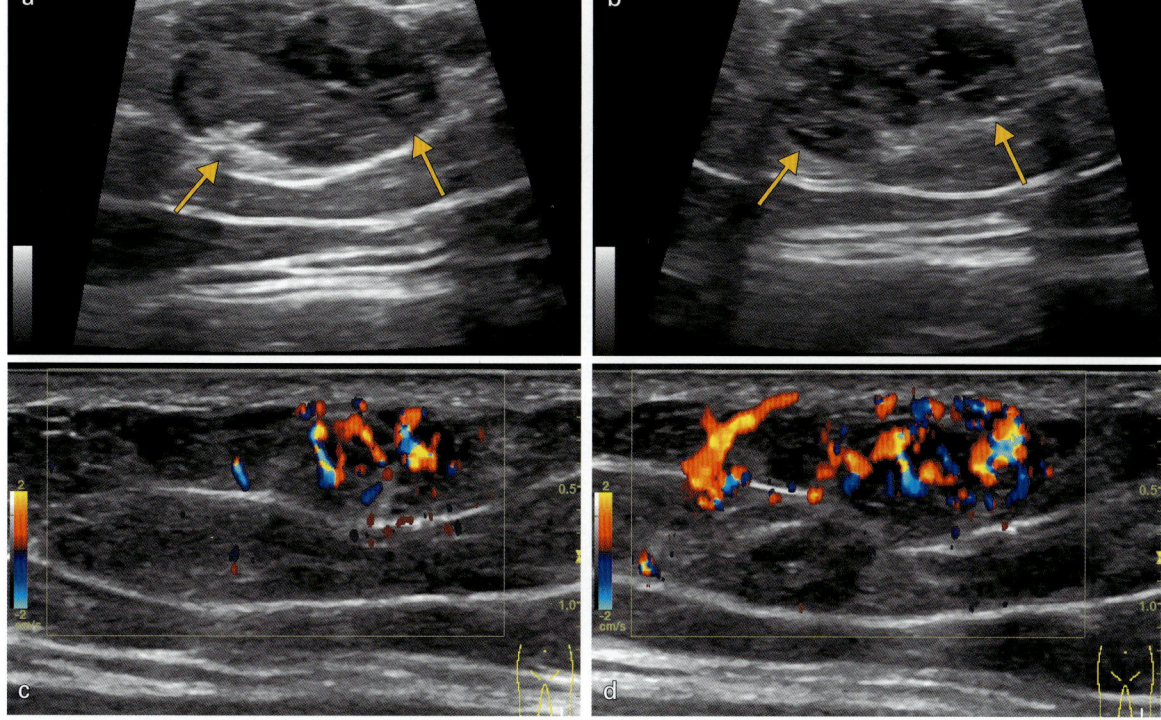

図9　海綿状血管腫
a：Bモード像．皮下の低エコー腫瘤．内部に大小の無エコー域（→）を伴う．
b：Bモード像（圧迫と解除を繰り返した後）．圧迫すると形態が変化する．また，血流うっ滞による"もやエコー"が消失してエコーレベルが低下する．
c：カラードプラ像（圧迫時）．
d：カラードプラ像（圧迫解除時）．圧迫すると血流シグナルが誘発される．

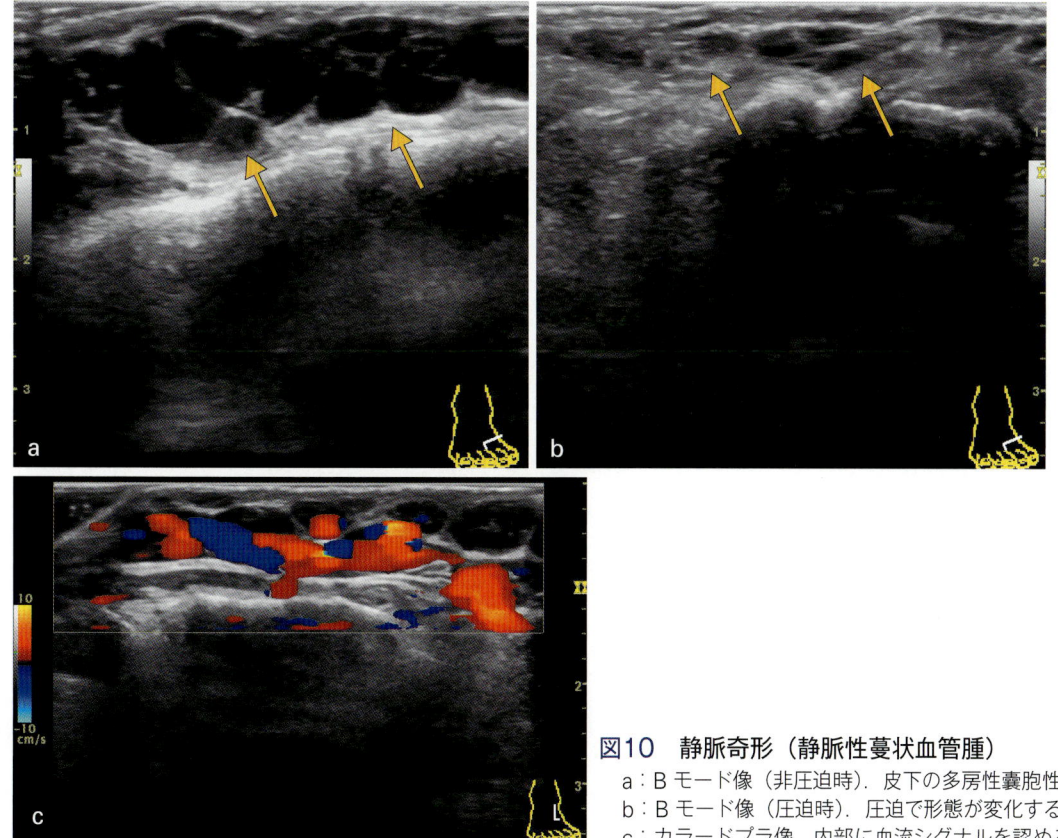

図10　静脈奇形（静脈性蔓状血管腫）
a：Bモード像（非圧迫時）．皮下の多房性囊胞性病変．
b：Bモード像（圧迫時）．圧迫で形態が変化する．
c：カラードプラ像．内部に血流シグナルを認める．

II 疾患各論

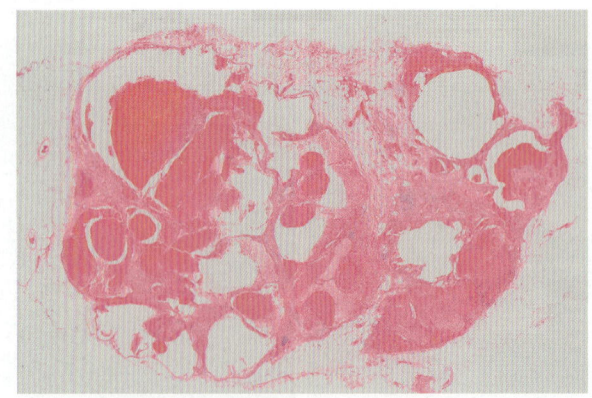

図11 血管腫の病理組織像
病変内に拡張した大小の血管腔を多数認める．

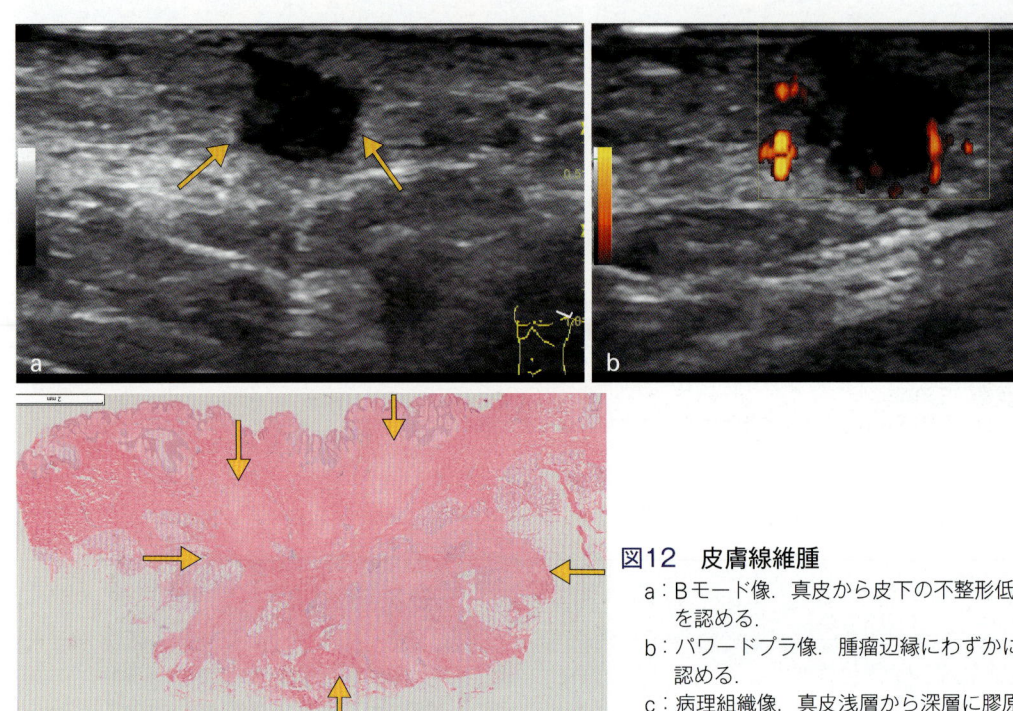

図12 皮膚線維腫
a：Bモード像．真皮から皮下の不整形低エコー腫瘤（→）を認める．
b：パワードプラ像．腫瘤辺縁にわずかに血流シグナルを認める．
c：病理組織像．真皮浅層から深層に膠原線維の増加と線維芽細胞の増殖を認める（→）．

3）皮膚線維腫（dermatofibroma）

■ 疾患概念

　線維組織系の腫瘍には皮膚線維腫，軟性線維腫，ケロイド，手掌足底線維腫症などいろいろあるが，皮膚線維腫は，皮下結節として触れて超音波検査の適応となる．
　皮膚線維腫は線維芽細胞やマクロファージが真皮内で限局性に増殖した良性の硬い腫瘍で，虫刺症などの外傷に反応して発症する場合がある[1]．

■ 臨床所見

　皮膚線維腫は，通常単発性の直径数 mm〜3 cm 大くらいまでの褐色調の小硬結であるが，まれに下腿に巨大型が生じることもある[1]．

■ 超音波所見

　真皮内から皮下に境界明瞭な不整形低エコーを示す（図12a）[2]．内部は均質な低エコーであるが，高エコースポットを伴うこともある[3]．腫瘍が周囲の組織に浸潤する像を反映して，星形，もしくはけばだったようにみえることもある．カラードプラ法では辺縁部にわずかに血流を認めるのみである（図12b）．

■ 病理所見

　真皮から皮下にかけて膠原線維や線維芽細胞，組織球が種々の割合で増殖する（図12c）．

A 皮膚・皮下組織　1. 腫瘍性病変

■ 鑑別のポイント
- 隆起性皮膚線維肉腫（DFSP）：暗赤褐色の硬い結節で，びらんや痂皮を伴うことも多い．超音波画像での鑑別は困難で，組織学上での鑑別が必要である．
- 足底線維腫症：臨床上腱膜炎と鑑別が必要となるが，腱膜炎では腫瘤像を認めない．

文　献
1) 富田　靖（監），橋本　隆ほか（編）：標準皮膚科学，第10版，医学書院，東京，p 333-334，2013
2) 大畑恵之（責任編集）：特集 皮膚エコーの使い方いろいろ．Visual Dermatology 3：907-908，2004
3) 飯島正文ほか（編）：皮膚科超音波診断マニュアル．Derma 79：60-65，2003

4) 石灰化上皮腫
（calcifying epithelioma）

■ 疾患概念
　毛母由来の良性腫瘍で，毛母腫（pilomatricoma）ともいう[1]．好塩基性細胞と陰影細胞からなり，増殖とともに陰影細胞内の石灰化が進み，やがて骨化する．

■ 臨床所見
　通常単発で，幼小児の顔面，頸部，上肢に好発する3～4 cm大までの常色～青白色の骨様硬の皮下腫瘤である（図13a）．

■ 超音波所見
　石灰化の程度により超音波像が異なる．石灰化が軽度～中等度では境界明瞭な低エコー腫瘤で，内部に点状～塊状の高エコーを伴う（図13b）[2]．石灰化が高度になると，著明な高エコーとなり，音響陰影を認める（図14a）．
　石灰化が少ない初期や炎症細胞浸潤が多い場合に辺縁や内部に血流の増加を認めることがある（図13c）．エラストグラフィでは周囲の皮下脂肪組織と比べて硬く（青色に）表示され（図13d），石灰化の乏しい病変では鑑別に有用である．

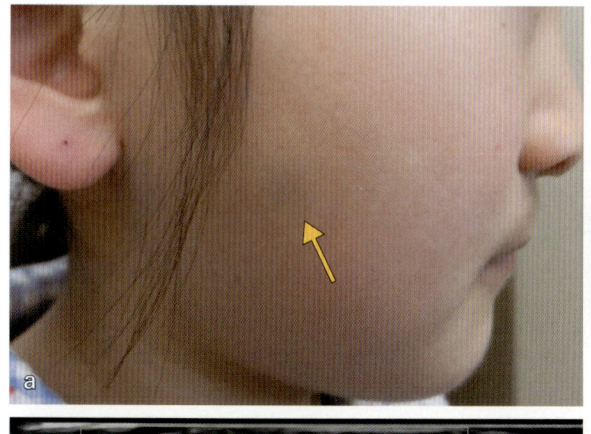
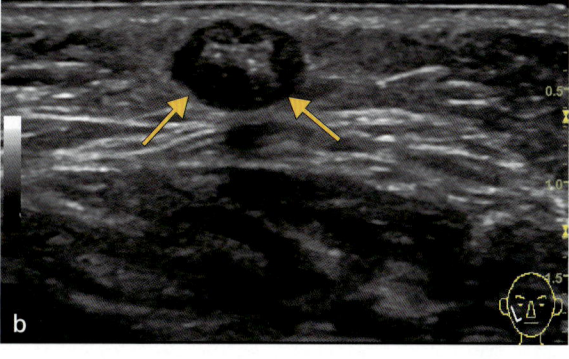
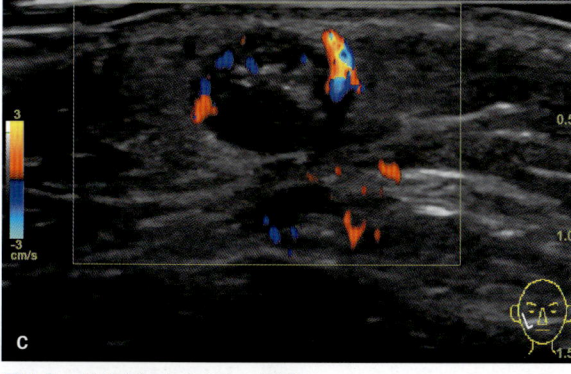
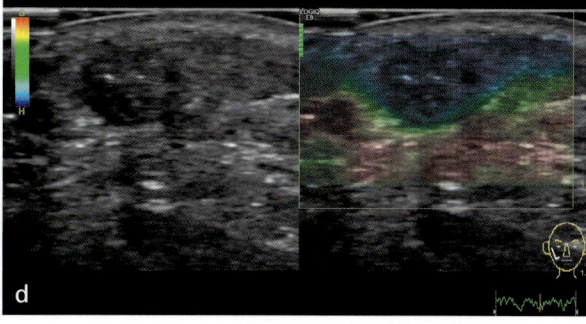

図13　石灰化の少ない症例
　a：顔面の骨様硬の皮下腫瘤．
　b：Bモード像．境界明瞭な低エコー腫瘤（→）で，内部に点状～塊状の高エコーを伴う．
　c：カラードプラ像．辺縁に血流シグナルの増加を伴う．
　d：エラストグラフィ．周囲の皮下脂肪組織と比べて硬く（青色に）表示される．

Ⅱ 疾患各論

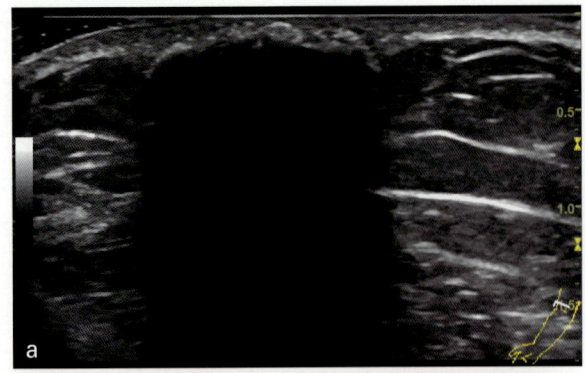
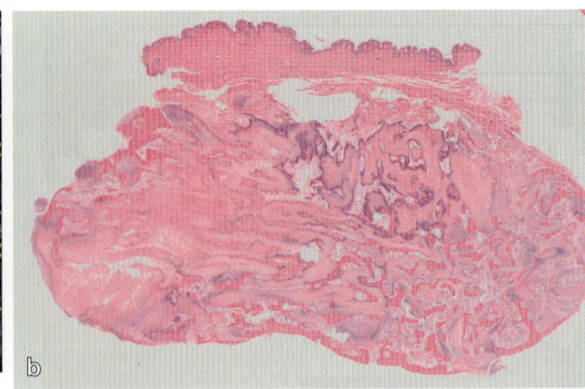
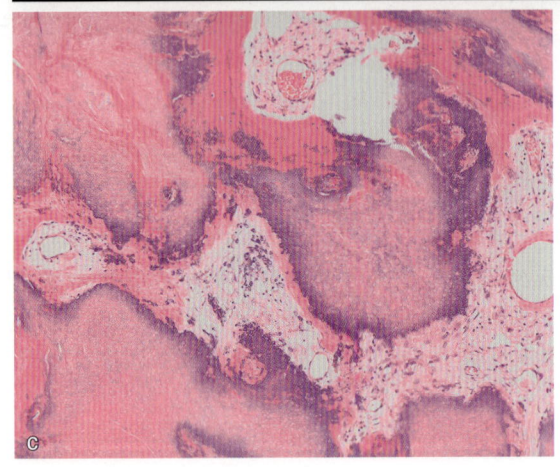

図14 石灰化の進んだ症例
a：Bモード像．真皮から皮下に著明な後方エコーの減弱を伴う高エコー腫瘤を認める．
b：病理組織像（ルーペ像）．真皮から皮下の結節性病変．
c：病理組織像（拡大）．石灰化を伴う．

■ 病理所見

　真皮から皮下の薄い線維性の結合織で包囲される境界明瞭な結節性病変（図14b）．

　胞巣内は毛母細胞様細胞と陰影細胞からなり，しばしば石灰化や骨化を伴う（図14c）．

■ 鑑別のポイント

　臨床上は，粉瘤や外毛根鞘嚢腫などが鑑別にあがる．外毛根鞘嚢腫は頭部に好発し，粉瘤や外毛根鞘嚢腫は炎症を合併しなければ血流シグナルは認めない．

文　献

1) 富田　靖（監），橋本　隆ほか（編）：標準皮膚科学，第10版，医学書院，東京，p 319，2013
2) 飯島正文ほか（編）：皮膚科超音波診断マニュアル．Derma **79**：1-9，2003

b 悪　性

1）基底細胞癌（basal cell carcinoma：BCC）

■ 疾患概念

　頻度の高い皮膚悪性腫瘍．高齢者の頭頸部（特に顔面）に多く，遠隔転移はまれであるが，局所破壊性が強い．

　手術で取り残しがあると再発することも多く，顔面などの局所再発の高リスク部位は，手術時に十分マージンをとって切除することが重要である．

■ 臨床所見

　表面平滑で光沢を伴う黒色から灰褐色の小結節であり（図1），進行すると中央部に潰瘍化を伴う結節・潰瘍型が多い．そのほかに，斑状強皮症型（モルフェア型），表在型などがある[1]．

■ 超音波所見

　腫瘍胞巣は真皮から皮下にかけて低エコー腫瘤として認められ，内部に石灰化や角化を示す点状～比較的大きな綿花様の高エコースポットを認めることがあり，特徴像とされる（図2）．辺縁を中心に豊富な血流シグナルを認める（図3）．超音波検査で垂直腫瘍径を術前に推測することができる[3]が，炎症を伴っている場合や生検後の瘢痕を認める場合では過大評価をしてしまうこともある．

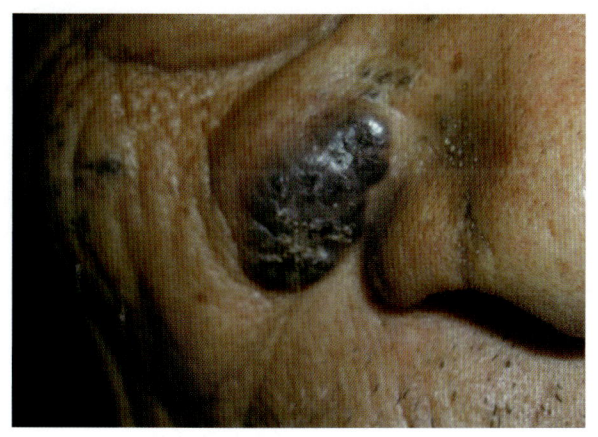

図1 光沢を伴う黒色結節

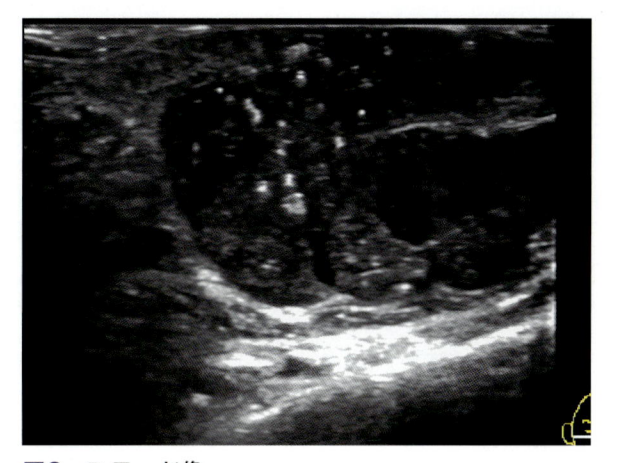

図2 Bモード像
真皮から皮下にかけての低エコー腫瘤．内部に点状〜綿花様の高エコースポットを認める．

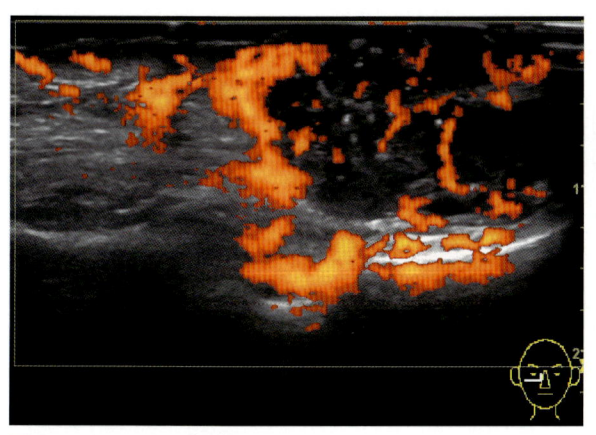

図3 パワードプラ像
腫瘤の辺縁を中心に著明な血流シグナルの増加を認める．

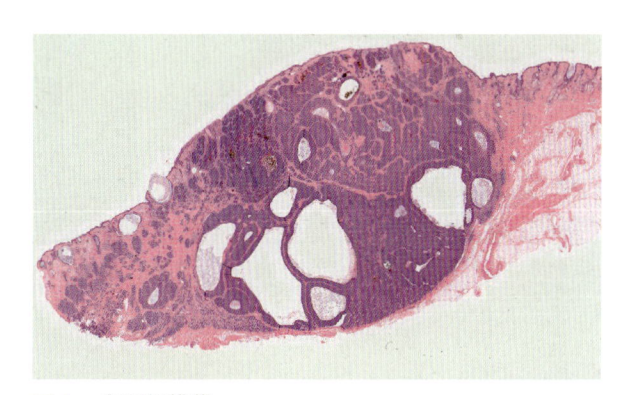

図4 病理組織像
真皮から皮下の結節．石灰化を伴っている．

■ 病理所見

　表皮と一部連続性に真皮内に腫瘍胞巣を認める．胞巣内は小型で好塩基性の基底細胞様細胞が増殖し，核分裂像を散見する．腫瘍の辺縁では柵状配列を示し，間質との間に裂隙の形成を認める．ムチンの沈着を認めることもある．石灰化を伴うこともある（図4）．

■ 鑑別のポイント

・悪性黒色腫：色調がより多彩で，結節周囲に不規則な色素斑を伴うことや，カラードプラ法で悪性黒色腫は全体に豊富な血流シグナルを認めることが鑑別のポイントである．
・脂漏性角化症：いわゆるお年寄りイボ．表面に角化を伴い，光沢は乏しい．通常，超音波検査では血流の増加は認めない．

文　献
1) 富田　靖（監），橋本　隆ほか（編）：標準皮膚科学，第10版，医学書院，東京，p 365-366，2013
2) 飯島正文ほか（編）：皮膚科超音波診断マニュアル．Derma 79：1-9，2003
3) Crisan M et al：Ultrasonographic staging of cutaneous malignant tumors：an ultrasonographic depth index. Arch Dermatol Res 305：305-313，2013

2) 悪性黒色腫（malignant melanoma：MM）

■ 疾患概念

　メラノサイト系の悪性腫瘍．転移しやすく，悪性度が高い．

　大部分は皮膚に発生するが，口腔や外陰部などの粘膜，消化管粘膜，脈絡膜や脳軟膜に発生することがある．

　臨床的，病理組織学的特徴により① 表在拡大型，② 悪性黒子型，③ 末端黒子型，④ 結節型の4型に分類される[1]．

II 疾患各論

■ 臨床所見
　不整形で色調の濃淡が目立つ黒色調の色素斑，結節である（図5）．

■ 超音波所見
　真皮内に胞巣を認める場合は境界不明瞭，不整な低エコー腫瘤となる（図6）．内部は通常均質であるが，壊死などを反映して不均質となる場合もある．血流の増加が著明（図7）である[2]．

■ 病理所見
　全体として左右非対称性の不規則な組織構築で，境界不明瞭なことが多い（図8a）．異型なメラノサイトが個別性に，もしくは大小の胞巣を形成して増殖する（図8b）．

■ 鑑別のポイント
・色素性母斑：いわゆるほくろ．母斑細胞の増殖による黒褐色斑．通常小型で，境界は明瞭である．

文　献
1) 富田　靖（監），橋本　隆ほか（編）：標準皮膚科学，第10版，医学書院，東京，p 371-376，2013
2) 飯島正文ほか（編）：皮膚科超音波診断マニュアル．Derma 79：36-39，2003

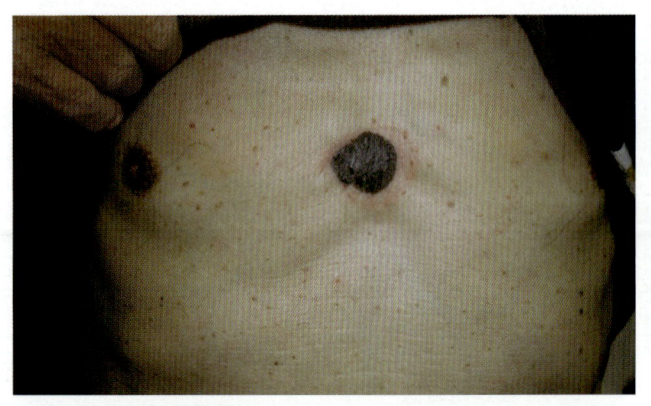

図5　前胸部の黒色斑

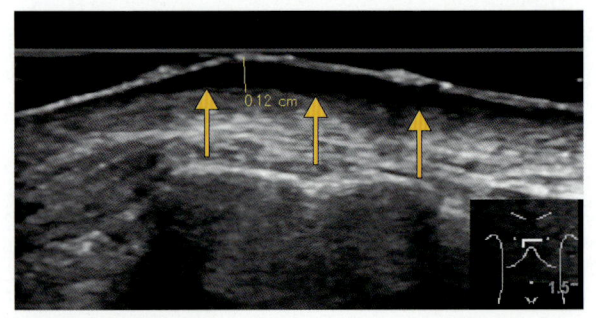

図6　Bモード像
真皮内の低エコー域（→）．

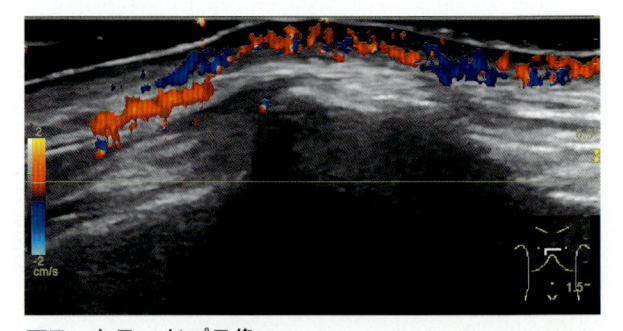

図7　カラードプラ像
下床から流入する拍動性血流シグナルを認める．

A 皮膚・皮下組織　1．腫瘍性病変

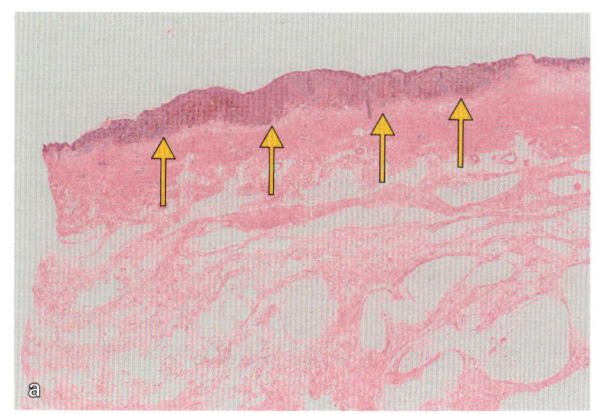

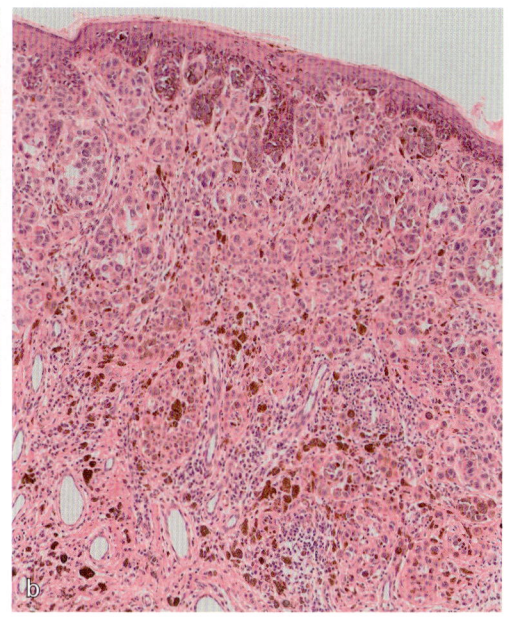

図8　病理組織像
　表皮から真皮の上層に異型性のあるメラノサイトが胞巣を形成して増殖している（→）．

II 疾患各論

2 その他

a 粉瘤（atheroma, epidermoid cyst, epidermal cyst）

■ 疾患概念

皮膚内部に袋状のものができ，角質と皮脂が剥げ落ちずに袋の中に溜ってしまってできた皮膚嚢腫の総称である．溜った角質や皮脂は袋の外に出られないため，時間とともに増大することや，皮膚表面と細い出口で交通していることもある．

■ 臨床所見

身体のあらゆるところに出現するが，顔，首，背中，殿部，耳の後ろなどにできやすい傾向にある．視診ではやや盛り上がった半球状のしこりで，しばしば中央部に開口部の黒点がみられる．

■ 超音波所見

一般的には，境界明瞭平滑な腫瘤で，後方エコーの増強や外側陰影を伴う．内部は等〜低エコーとさまざまで，内容成分を反映し点状高エコーや，糸状の低エコー域も認められる（図1〜3）．大きなものでは内部に高エコーが集簇する[1]（図4,5）．さらに，毛孔開口部が管状の低エコーとして皮膚表面に連続する所見がみられる場合がある（図6）．感染を併発した有痛性の腫瘤は，周囲への炎症波及を反映して腫瘤境界が不明瞭化し，病変周囲に血流シグナルが同定される（図2）．一方，破裂した腫瘤は，分葉状でやや境界不

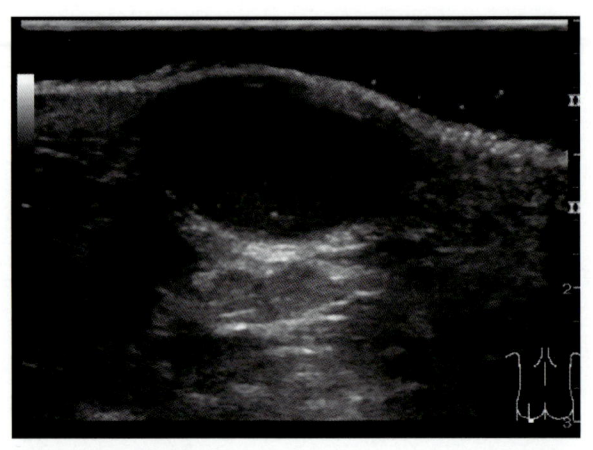

図1　Bモード像
楕円形充実性低エコー腫瘤が認められる．後方エコーは増強し，境界は比較的明瞭．

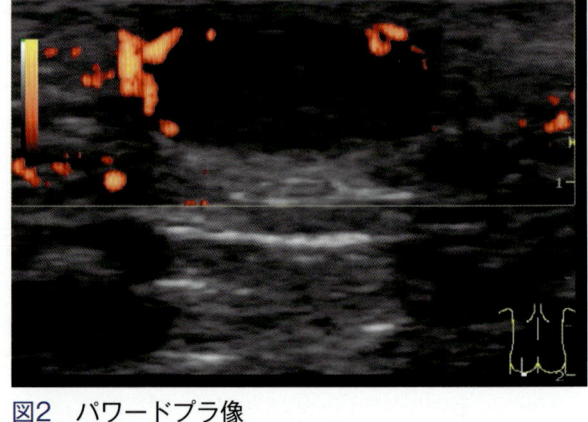

図2　パワードプラ像
腫瘤辺縁に血流シグナルが認められる．

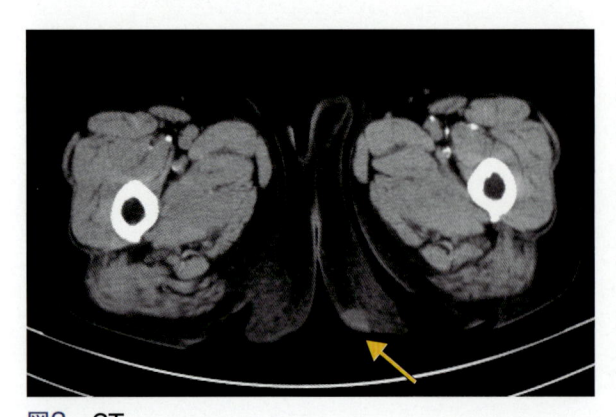

図3　CT
左殿部皮下脂肪組織内に境界明瞭な楕円形腫瘤が認められる（→）．

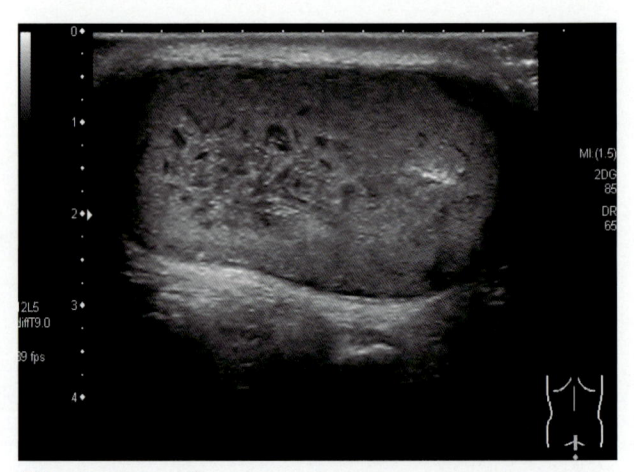

図4　Bモード像
皮下に境界明瞭な後方エコーの増強を伴う楕円形充実性腫瘤を認める．内部エコーは低エコーであるが，点状高エコー（echogenic spot）や斑状の低エコーを伴う．

A 皮膚・皮下組織 2. その他

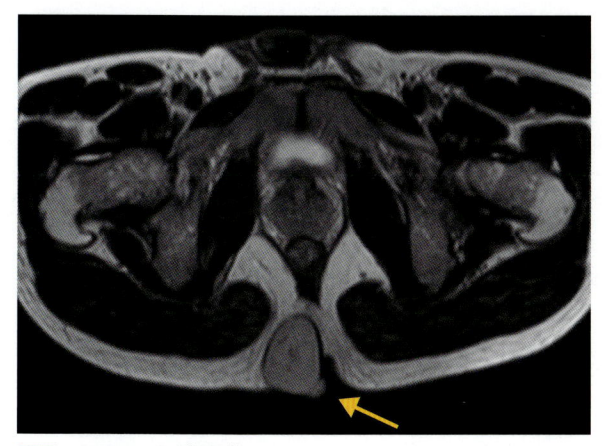

図5 MRI T2 強調像
右側殿部皮下脂肪組織内に楕円形充実性腫瘤が認められる．境界明瞭で，筋肉より高く皮下脂肪組織より低い信号強度（→）．

図6 Bモード像
背部正中に，不整形の境界やや不明瞭な充実性低エコー腫瘤を認める．後方エコーは増強し，内部エコーはやや不均質．皮膚表面へ連続する線状低エコー域を認める（→）．

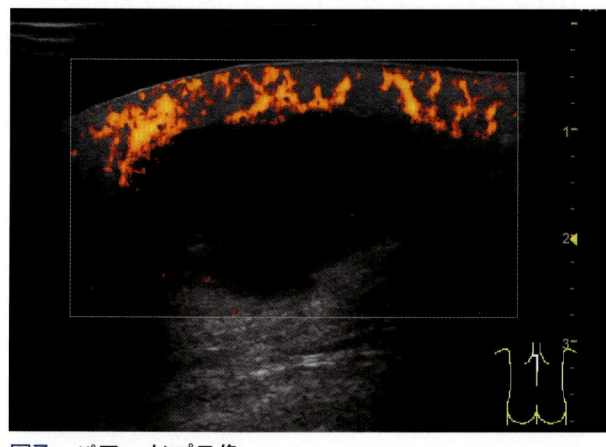

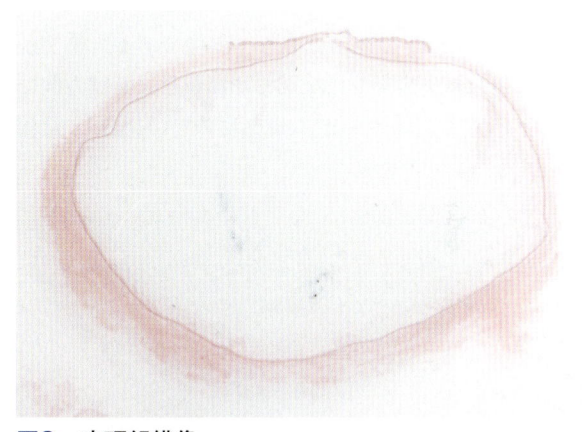

図7 パワードプラ像
腫瘤表面に血流シグナルが認められる．

図8 病理組織像
真皮内に囊胞状病変がみられ，表皮類似の重層扁平上皮に被覆されている．内腔に角化物を含む．

明瞭な低エコー像を呈しやすく，周囲に中等度の血流シグナルが認められる[2]（図6, 7）．

■ 病理所見

被覆表皮や毛包上皮が直下の真皮内に増殖して囊腫を形成する．拡張した囊腫内にはケラチンの落屑が認められる．感染を合併すると，囊胞壁周囲には線維の増生とリンパ球主体の慢性炎症が巣状に散見される（図8）．

■ 鑑別のポイント

超音波画像にて境界明瞭な円形〜楕円形腫瘤を呈する疾患として，脂肪腫や膿瘍，ガングリオンなどがあげられる．近年の超音波技術の向上により，体表領域の腫瘤診断の感度や特異度は高く，表皮囊腫（epidermal cyst）の感度と特異度はそれぞれ80％と95.4％との報告がある[3]．

文　献

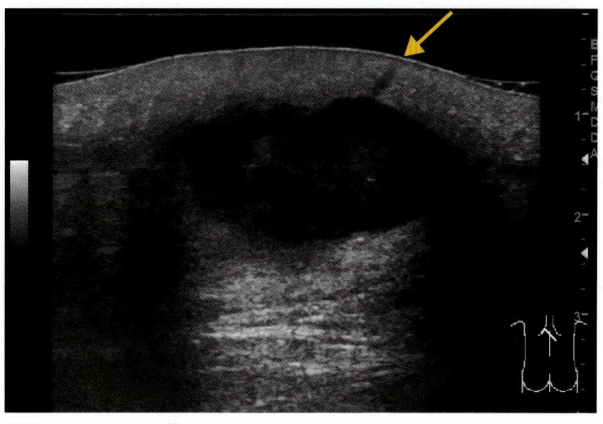

1) Huang CC et al : Epidemal cysts in the superficial soft tissue : Sonographic features with an emphasis on the pseudotestis pattern. J Ultrasound Med 30 : 11-17, 2011
2) Yuan WH et al : Differences in sonographic features of ruptured and unruptured epidermal cysts. J Ultrasound Med 31 : 265-272, 2012
3) Hung EH et al : Ultrasound of musculoskeletal soft-tissue tumors superficial to the investing fascia. Am J Rentogenol 202 : W532-540, 2014

b 蜂窩織炎（cellulitis, phlegmone）

■ 疾患概念

真皮から皮下組織に広がる化膿性炎症である[1]．黄色ブドウ球菌，A群溶血性連鎖球菌，インフルエンザ菌，白癬菌，カンジダなどが主な起因菌であるが[1,2]，感染が限局せず広範囲に広がるもので，外傷，皮膚潰瘍，皮膚炎などに合併する．四肢に生じる蜂窩織炎を癤疽という[3]．

■ 臨床所見

境界不明瞭な局所の紅斑，腫脹（図1, 2），疼痛，熱感が急速に拡大する．発熱，頭痛，悪寒，関節痛を伴うこともある．初期には血液検査で炎症反応が検出されない場合があり，注意を要する．薬物の皮下注射，乳癌術後のほか，リンパ浮腫では蜂窩織炎が起こりやすいことが知られている．治療としては局所を安静とし，起因菌に有効な抗菌薬を使用するが，効果不十分の場合は切開排膿が必要となる．

■ 超音波所見

典型的な超音波所見として，肥厚した皮下組織（主として皮下脂肪層）に境界不明瞭な低エコー域（炎症部分）が広がり，膿瘍を形成すると無エコーとなる．広範囲に存在した場合には敷石状の像を呈する．

図3, 4は図1の症例のBモード像である．第2趾側の腫脹した炎症部分は深部まで存在し，対側方向に境界不明瞭な低エコーが不規則に伸び（図3），対側の皮下組織にまで波及している（図4）．

図5は右前胸部の蜂窩織炎である．皮下脂肪層深部から筋層を圧排するように存在する境界不明瞭な病変であり，周囲脂肪層より高エコーを呈している部分と，低～無エコーとなっている部分とが錯綜している．低～無エコーとなっている部分は，壊死および膿瘍を形成している部分である．

図6は左鼠径部の蜂窩織炎である．鼠径部の皮下には筋層に達する膿瘍と考えられる低エコーより側方大腿部に向かって管状の無エコーが伸びており，皮下組織は厚く敷石状を呈してきている．また，深部にも無エコー域を認める．

図7は図2の症例のBモード像である．皮下組織は肥厚しており，間質に浸出液の貯留を認め，敷石状の所見を呈している．また，深部には不規則な無エコー域が存在する．図8は同症例のカラードプラ像である．蜂窩織炎は炎症性疾患であるため，定常波，拍動波ともに認める．

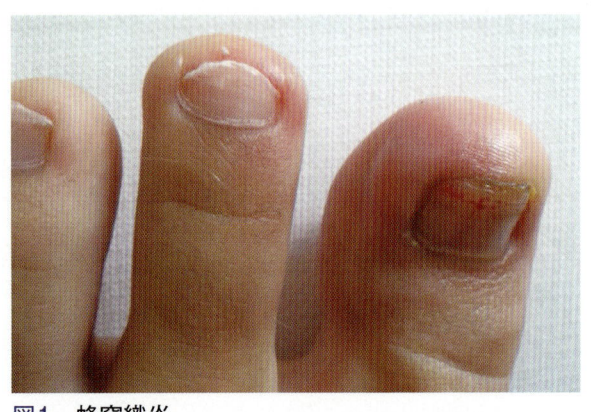

図1 蜂窩織炎
左第1趾陥入爪の部位から感染が起こり，蜂窩織炎となった症例である．皮膚の発赤，腫脹を伴っている．疼痛，熱感も認めた．

図2 蜂窩織炎
左下肢のリンパ浮腫に合併した蜂窩織炎である．広範囲に腫脹し発赤や色素変化を認める．

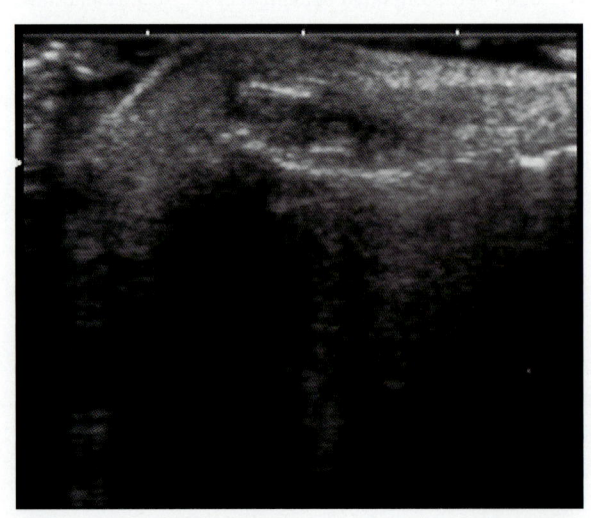

図3 Bモード像（縦走査）

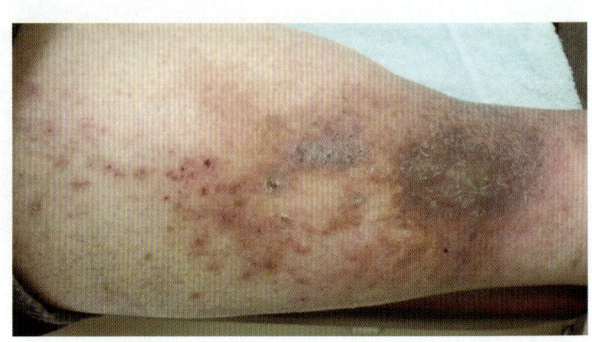

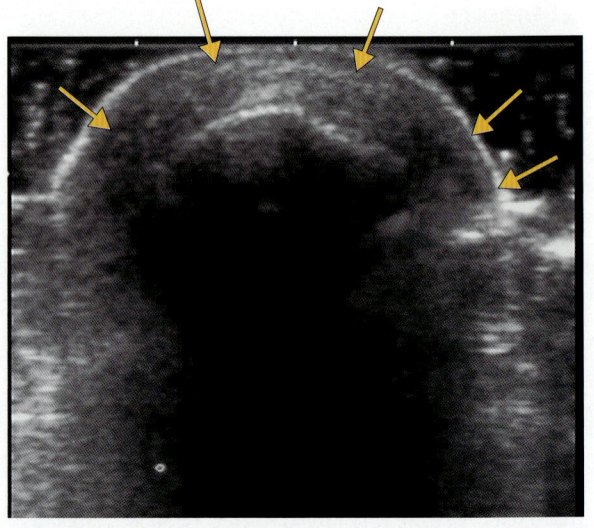

図4 Bモード像（縦走査）
→は炎症部位を示す．不整な低エコー域が指の両側に認められる．

A 皮膚・皮下組織 2. その他

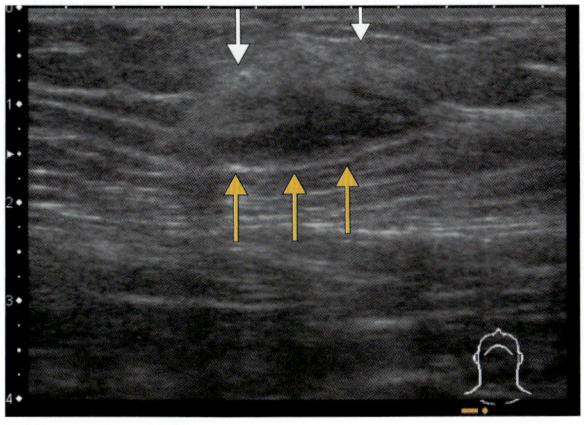

図5 Bモード像
右前胸部の蜂窩織炎．膿瘍形成部分は不整な無エコーを呈している（色→）が，より浅部の炎症が波及している部位は周囲の脂肪層よりも高エコーを呈する部分（白→）を認める．

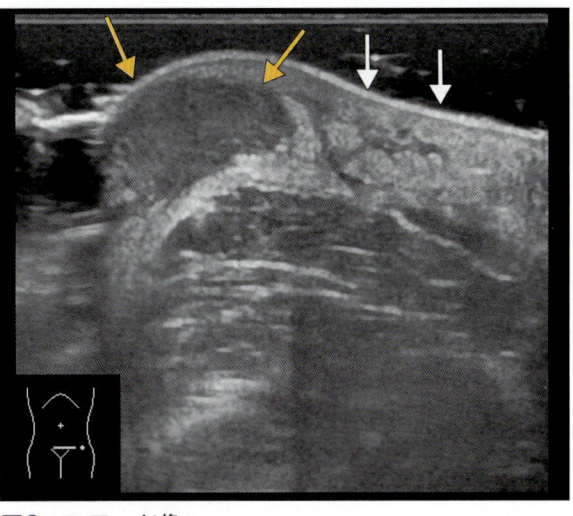

図6 Bモード像
色→の低エコー域は膿瘍部分であり，白→の部分はここから波及している蜂窩織炎の部分である．

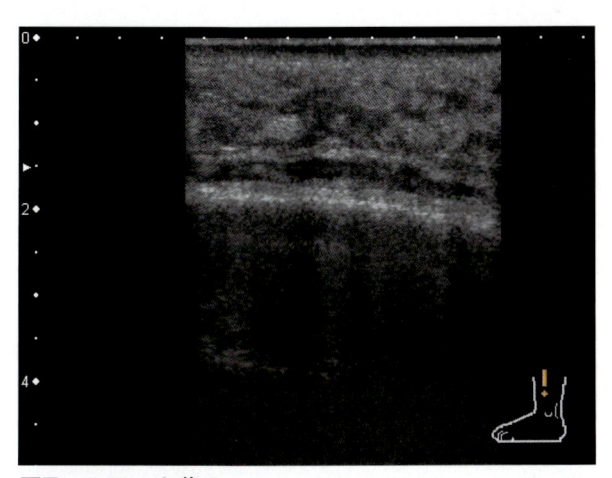

図7 Bモード像
図2と同一症例の超音波画像．

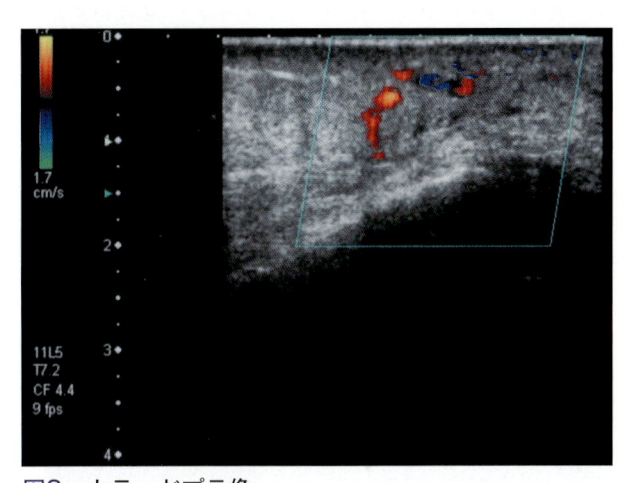

図8 カラードプラ像
血流シグナルを認める．

■ 鑑別のポイント

・せつ，癰（よう）：真皮までの炎症である．皮下脂肪層まで病巣が存在しているかを確認する．
・血栓性静脈炎：下肢の皮膚の発赤をきたす疾患として鑑別が必要であるが，超音波検査上は静脈の変化が描出できるため，鑑別に有用な検査となる．
・リンパ浮腫：皮下組織の肥厚と敷石状の変化はリンパ浮腫でも認めるため，壊死，膿瘍の所見が不規則に広範囲に存在しないと，超音波検査での鑑別は困難である．
・皮膚発赤，腫脹，疼痛，熱感などの臨床症状があった場合に診断が有効である．
・うっ滞性皮膚炎：Bモード像は類似し，鑑別困難なことが多い．しかし，うっ滞性皮膚炎は下肢の静脈性循環障害によって引き起こされるため，カラードプラ法を用いて静脈瘤の有無，静脈弁機能評価などを行うことにより，鑑別が可能である[4]（「Ⅱ-A-2-f. うっ滞性皮膚炎」を参照）．

謝辞

画像を提供頂きました静岡がんセンター生理検査科 南里 和秀 先生に深謝致します．

文献

1) 清水 宏：細菌感染症．あたらしい皮膚科学，第2版，中山書店，東京，p 488-494，2011
2) 松永直久：皮膚 軟部組織感染症．内科学，第10版，朝倉書店，東京，p 222-223，2013
3) 五十嵐麻依子ほか：右母指ひょう疽の1例．小児感染免疫 **24**：133-137，2012
4) 澄川靖之：うっ滞性皮膚炎．日本医師会雑誌 **134**（特別号2）：39，2005

C 皮下膿瘍（subcutaneous abscess）

■ 疾患概念

皮下組織に限局して存在する膿汁の貯留である．細菌感染によって引き起こされ，多数の起因菌があるが，黄色ブドウ球菌や溶血性連鎖球菌によることが多い[1]．

■ 臨床所見

皮下膿瘍の症状および徴候は，疼痛，発熱，腫脹，圧痛，発赤である．発熱は蜂窩織炎を合併する場合に起こりやすい．膿瘍を形成する感染の経路としては，汚染物質による穿通性の外傷，隣接感染からの拡大，遠位部位からのリンパ行性または血行性の播種，常在菌叢存在部位から無菌状態である隣接部位への移動などがある．図1のCT像では右腹壁皮下に膿瘍が存在している．

■ 超音波所見

典型的な超音波所見は皮下組織に不整形の低エコー域（炎症部分）から無エコー域（液状壊死部分）として描出され，膿瘍形成初期には周囲との境界は不明瞭なことが多い．

図2は図1の症例の超音波所見である．内部の点状高エコーは病原菌によるガス像である．本症例は同時に腸腰筋周囲にも同様の所見があり，同部から Klebsiella oxytoca が検出された．

図3は殿部皮下脂肪層に存在する膿瘍である．図2と同様，点状の高エコーを認める．

図4は腹壁の皮下膿瘍である．内部は完全な無エコーではなく，壊死成分を示す粒状粥状の内容物を認めることからも膿瘍と診断される．

図5は左肘関節付近の皮下膿瘍である．膿瘍形成から少し経過した時期の所見であり，無エコー部分が周囲と明瞭に区別されている．図6はこのカラードプラ像，図7はその波形計測である．図6では中心部の無

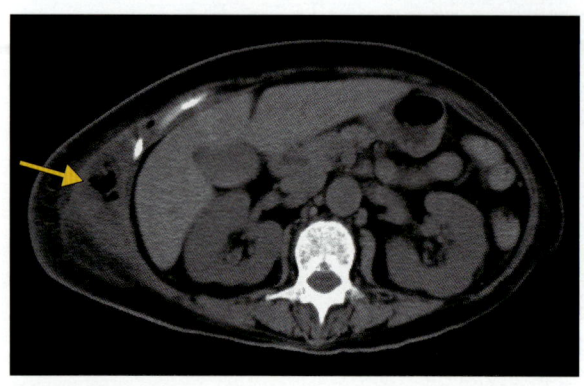

図1 CT
右腹壁の皮下膿瘍のCT．皮下に不整形の low density の部分を認める（→）．

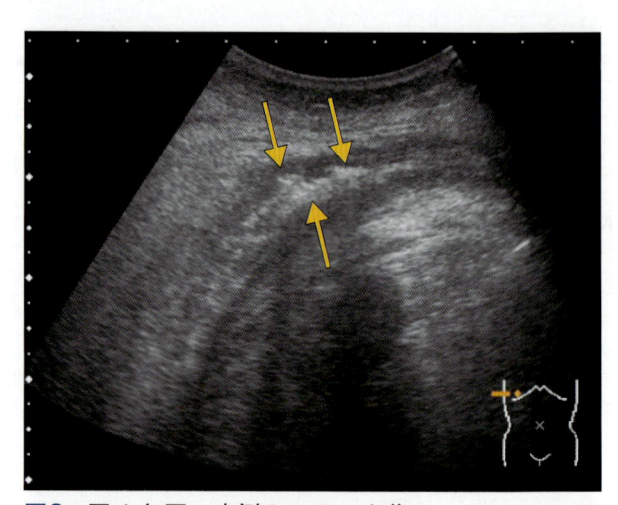

図2 図1と同一症例のBモード像
不整形の低エコー域のなかに点状高エコーを認める（→）．

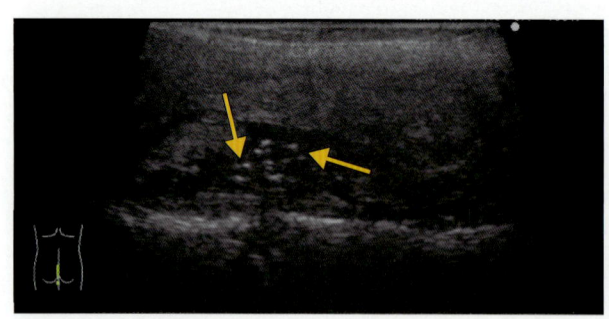

図3 Bモード像
殿部皮下脂肪層内の膿瘍である．不整形な無エコー域のなかに点状の高エコーを認める（→）．

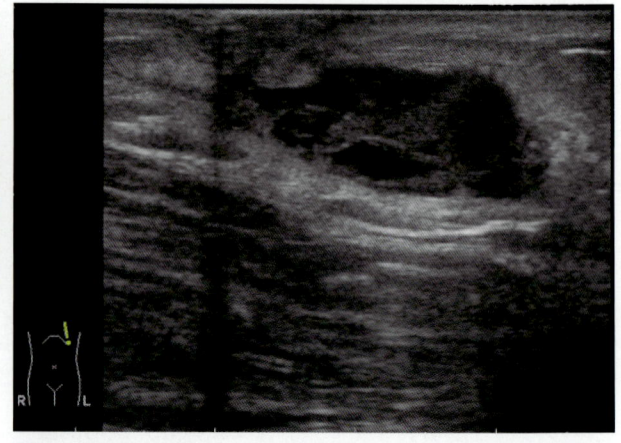

図4 Bモード像
腹壁の皮下膿瘍である．無エコー域内に粥状の内容物があり，壊死成分が描出されている．

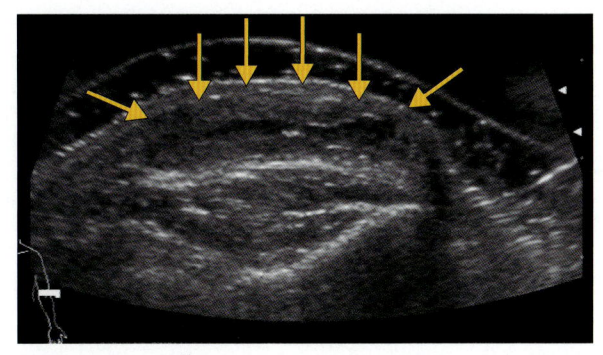

図5 Bモード像
前腕にできた皮下膿瘍の超音波像である．ソーセージ状の低エコー（→）の中心部に不整形に伸びた無エコー域を認める．

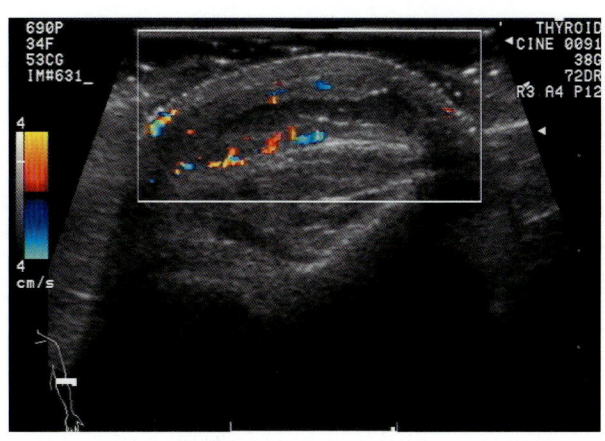

図6 カラードプラ像
中心の無エコー部分には血流シグナルは認められないが，周囲の低エコー部分には血流シグナルが認められる．

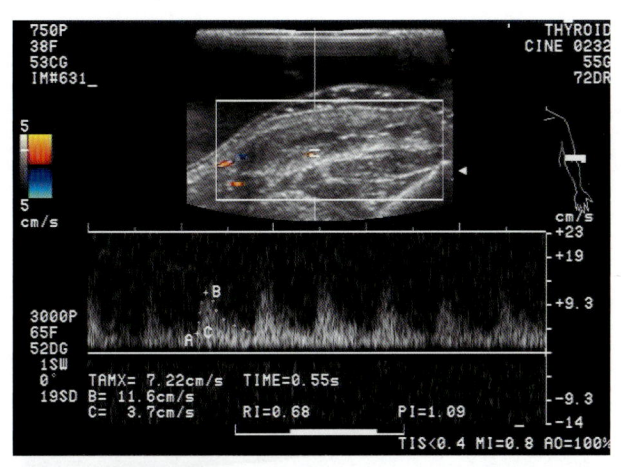

図7 血流波形解析
カラー表示される部分には拍動波が検出されている．

エコー域には血流シグナルは認められず，その周囲に軽度の血流シグナルが観察される．図7の波形解析では拍動波が描出される．通常炎症時に認める皮膚紅斑はほとんどがうっ血であり，静脈拡張の所見である．回復過程では動脈が主となり明瞭な血流シグナルとなる．本症例も拍動波が認められ，回復過程と考えられる．

■ **鑑別のポイント**

・ガングリオン：液性成分（無エコー域）は認めるが，関節への連続性を確認することで鑑別可能である．
・表皮囊腫：皮膚表面に連続した開口部を有していることが多い．

謝辞
画像を提供頂きました静岡がんセンター生理検査科 南里和秀 先生に深謝致します．

文 献
1）岩月啓氏：皮膚の感染症 実践皮膚病変のみかた．日本医師会雑誌 **134**（特別号2）：286, 2005

d 皮下血腫 (subcutaneous hematoma)

■ **疾患概念**

皮下血腫とは，皮下組織の血管がつぶれたり切れたりして出血し，血液が腫瘤状に貯留したものをいう．打撲，骨折などの外傷後，手術創近傍に認めることが多いが，採血後止血がうまくゆかず血腫を形成することもあり，血液疾患に合併することもある[1-3]．

■ **臨床所見**

外傷を受けた部位が青または紫色に変色する，いわゆる青あざを認める．また，疼痛も伴う．関節に生じた場合は，関節の可動に伴い血腫が圧排されて痛みを生じる場合がある．発熱も伴うことがある．関連する外傷によっては化膿することもあるので注意を要する．

予後は良好で，通常は患部の湿布などを行い，経過観察でよい．ただし，出血量が多く血腫が大きいもの，化膿し，細菌感染が疑われるものはドレナージや血腫除去手術を行う．図1は下腹部に認めた皮下血腫のCT像である．

■ **超音波所見**

通常は皮下に紡錘形で境界明瞭，表面平滑な囊胞性腫瘤として描出されるが，血腫形成時間により完全な無エコーでなく，血液成分の析出のため，淡い内部エコーを認めることがある．後方エコーは増強する．図2は中心静脈カテーテル術後に生じた血腫の超音波

Ⅱ 疾患各論

像である．境界は明瞭な囊胞様エコー像である．後方エコーも増強している．しかし，内部はまったくの無エコーではなく，凝血塊や脂肪滴などで構成される淡い内部エコーを認める．出現部位や出血の状態によっては，本例のように分葉状を呈することもある．

図3は乳腺腫瘍術後の創部出血から血腫を形成した症例である．皮下組織内に紡錘形に存在しており，境界明瞭で表面平滑，後方エコーは増強し外側陰影を認める．内部に血腫を形成し，エコーを有している．

図4，5は大腿部皮下の転移性腫瘍の手術後に生じた血腫である．紡錘形で内部エコーは周囲の脂肪に比し低エコーであり，後方エコーの増強，外側陰影を認める．ただし，境界は完全に整ではなく，浸潤するような棘状の無エコー像を認めるため，炎症を起こしている可能性がある．

■ 鑑別のポイント

・皮下膿瘍：通常血腫は周囲との境界は明瞭で整，表面平滑である．膿瘍の形状，内部エコーはさまざまである．
・皮下囊胞：原則囊胞の内部エコーは無エコーである．
・血栓性静脈炎：血管の病変であり，静脈内の所見が存在している．

謝辞

画像を提供頂きました静岡がんセンター生理検査科 南里和秀 先生に深謝致します．

文　献

1) 杉山　高：腹壁，皮膚．表在エコーの実学—乳腺・甲状腺・その他，医療科学社，東京，p 260-275，2008
2) 白石周一：その他の表在性疾患．整形外科超音波診断入門，日本医学中央会，東京，p 117-123，1995
3) 瀬本喜啓：整形外科超音波の基礎．整形外科領域の超音波検査，Medical Tecnology 別冊超音波のエキスパート 7，医歯薬出版，東京，p 7-15，2007

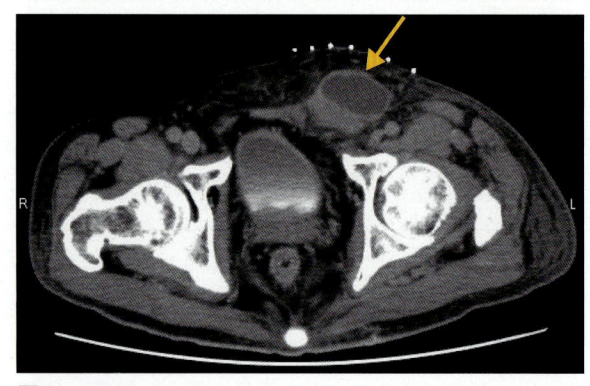

図1　CT
下腹部に皮下血腫（→）を認める．

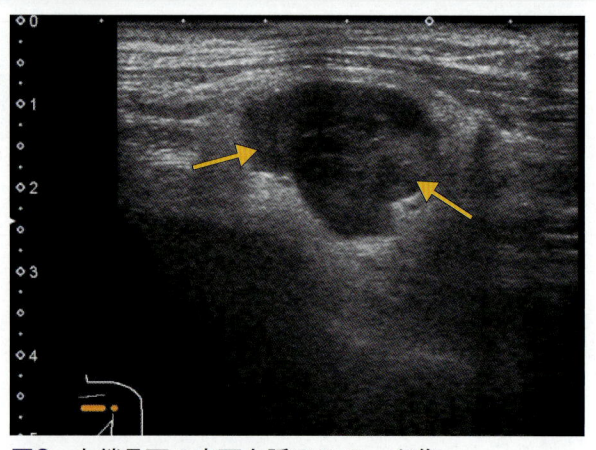

図2　左鎖骨下の皮下血腫の B モード像
内部は完全な無エコーではなく，析出した血液成分が淡いエコー像となっている（→）．

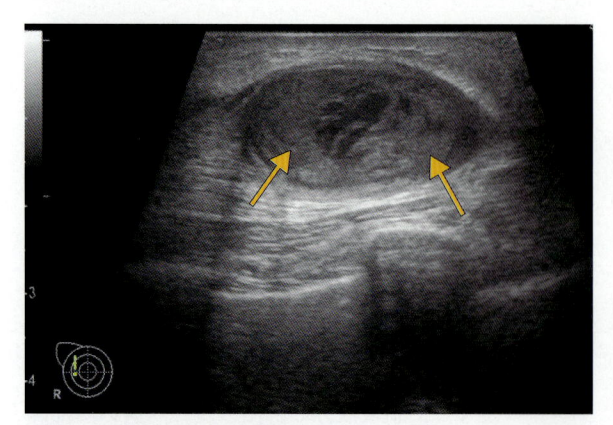

図3　右乳房の皮下血腫の B モード像
境界明瞭な紡錘形の腫瘤像を認める．内部エコーも認める（→）．

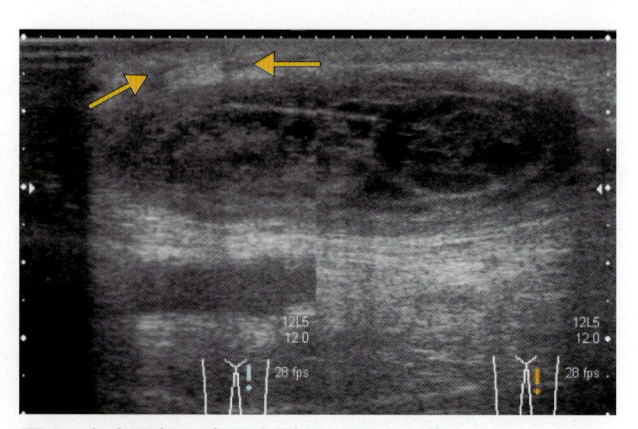

図4　左大腿部の皮下血腫の B モード像
境界は明瞭ではあるが，外方に向い棘状の無エコー像を認める（→）．

A 皮膚・皮下組織 2. その他

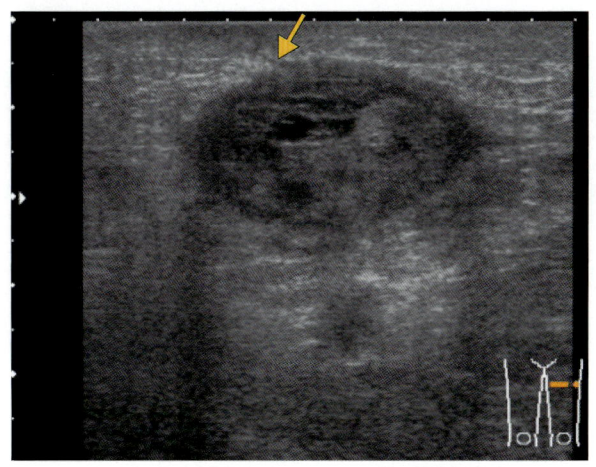

図5 図4と同一症例のBモード像（横断像）
棘状の所見を同様に認める（→）．

e 脂肪壊死（fat necrosis）

■ 疾患概念

炎症性偽腫瘍の1つ．打撲や鈍的な外傷によって脂肪織の脂肪が壊死に陥った状態で，乳腺に起こるものがよく知られているが[1, 2]，どの部位にも起こり得る．

■ 臨床所見

打撲し，その数ヵ月後に起こることが多い．脂肪壊死の部分に結節を触れ，痛みを伴う．

乳房においては，硬結のほかディンプルを認めることがある．大きな乳房の人に多く発症するといわれている．豊胸術後や乳房温存術後にも生じる．既往症の聴取が大切である．自然に治癒するので通常は経過観察でよい．

新生児において，生後数日～1ヵ月以内に，殿部や大腿部に種々の大きさの板状の皮下硬結が生じる．出産時の微小外傷，鉗子分娩などを契機に生じた脂肪織炎とされる．高カルシウム血症を合併することがある．通常は瘢痕を残さず2～3ヵ月で自然治癒するが，軽度の脂肪萎縮を残すことがある．

■ 超音波所見

脂肪壊死の超音波所見は多彩である．形成初期では周囲の脂肪層に比して高エコー腫瘤像を呈し，液状壊死を呈する部分は無エコーとなる．経過中高エコー成分優位から低エコー成分優位に変化する場合があり，また乳腺などでは粗大な石灰化を伴うことがある．治癒期では，腫瘤様の形態を残しながら内部エコーが徐々に本来の皮下脂肪像に近づいていくと考えられる．

図1は下腹部皮下脂肪層に認めた脂肪壊死の超音波像である．通常の脂肪層にみられる線状高エコーの走行は認めず，わずかに壊死と考えられる無エコーを認める．

図2は上腹部に認めた脂肪壊死の超音波像である．一部無エコーを認め，後方エコーが増強している．この部分は壊死を示していると考えられる．このほか，強い線維化を呈した場合にも低エコーを示すことがある．この場合は液性成分を含んだ状態よりも後方エコーの増強は弱い．充実性病変との鑑別が困難となることもあり注意を要する．

図3は受傷後数ヵ月を経過した脂肪壊死の超音波像である．大きな腫瘤であるが，線状高エコーが走行する本来の脂肪層は少なく，腫瘍様病変を認める．図4は同症例の縦走査の超音波像である．脂肪壊死の一部短い線状の高エコーが認められるようになってきている．

■ 鑑別のポイント

・脂肪腫：脂肪壊死の経過によっては鑑別困難な場合もあるが，脂肪よりエコーレベルの高い部分あり，診断に役立つ．

謝辞

画像を提供頂きました静岡がんセンター生理検査科 南里和秀 先生に深謝致します．

文献

1) 奥川 令：基礎講座―超音波―体表臓器（乳腺・甲状腺）の超音波検査．日放射線技会誌 60：1374-1384，2004
2) 三神俊彦ほか：画像で経過を追い得た乳房 paniculitis の1例．癌の臨 47：139-143，2001
3) 清水 宏：皮下脂肪組織疾患．あたらしい皮膚科学，第2版，中山書店，東京，p 333-337，2011

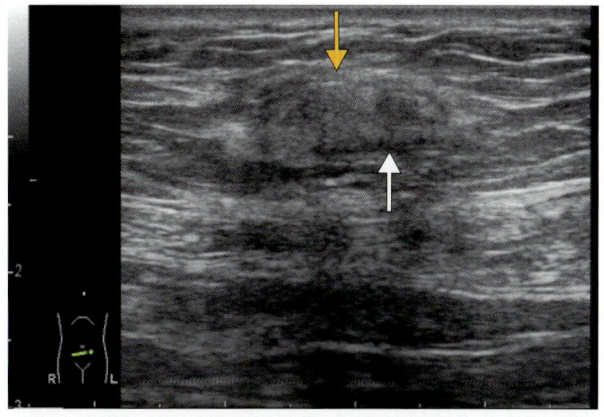

図1 下腹部皮下脂肪層に認めた脂肪壊死のBモード像
形成されてからの経過が短い時期に検査を行ったため，周囲脂肪層より高エコーを呈する部分がほとんどを占めている（色→）．壊死を示唆する部分（白→）は無エコーとなっている．

Ⅱ　疾患各論

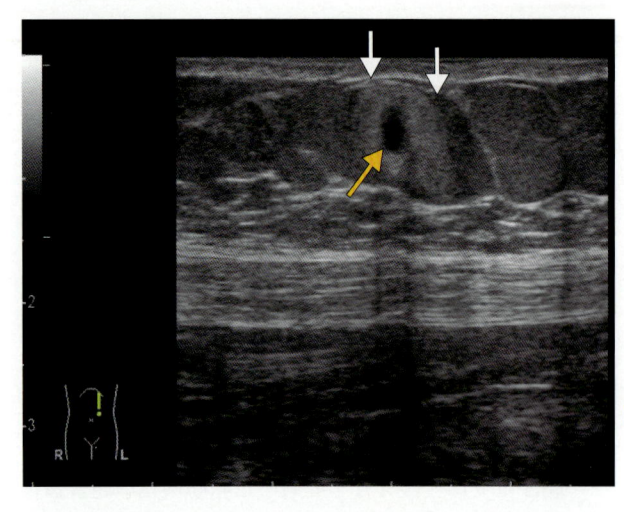

図2　下上腹部に認めた脂肪壊死のBモード像
中心部は壊死を示唆する無エコーを呈し（色→），辺縁部は周囲の脂肪層よりも軽度高エコーとなっている（白→）．

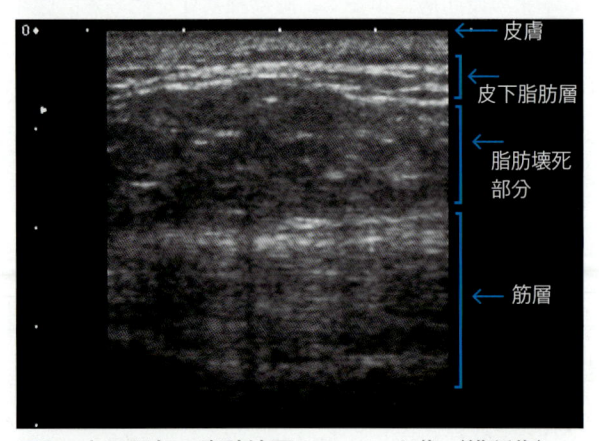

図3　右下腿部の脂肪壊死のBモード像（横断像）
皮下脂肪織で認める線状高エコー像と長いエコー像は認めない．皮下脂肪を圧排するように存在している．受傷後8ヵ月の像である．

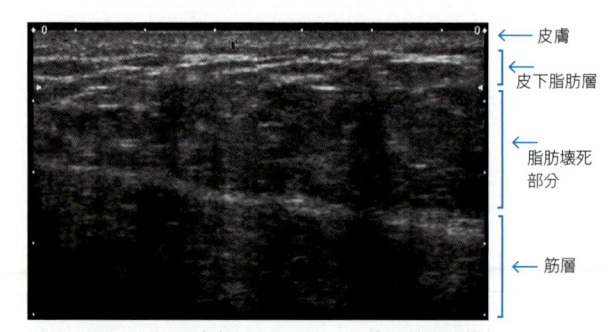

図4　図3と同症例のBモード像（縦断像）
経過が長いため，エコーレベルは脂肪層と同等になってきている．

f うっ滞性皮膚炎（stasis dermatitis）

■ 疾患概念
静脈血流還流不全により下腿皮膚血管内のうっ血が起こり，真皮の毛細血管係蹄から出血をきたし，ヘモジデリンが沈着し皮膚が褐色調となる．長時間の立ち仕事に従事するものに発生しやすい[1]．

■ 臨床所見
下腿1/3，特に内外側顆の周辺に生じる浮腫，あるいは硬結を伴った小紅斑，紫斑，丘疹，びらん，痂皮などを伴う暗褐色色素沈着局面（図1）．軽微な外傷を契機に容易に潰瘍化する（図2）[1]．

■ 超音波所見
真皮が肥厚し低エコー化する．皮下脂肪組織は高エコーとなり，敷石状にみえる浮腫性の変化を伴うことも多い（図3）．また，皮膚炎の周囲や直下に，拡張した表在静脈や静脈うっ滞の原因である不全穿通枝の拡張を認めることもある（図4〜6）[2]．

■ 病理所見
真皮から皮下にかけて炎症細胞浸潤，線維化などを伴う慢性皮膚炎の像を認める．小血管の増生，赤血球の血管外漏出，ヘモジデリン沈着を認めるのが特徴的である（図7）．

■ 鑑別のポイント
・結節性紅斑：溶血性連鎖球菌，抗酸菌などの感染やサルコイドーシス，Behçet病などにより合併する脂肪織炎の一型で，下腿に生じる鶏卵大までの多発する紅斑が特徴である．超音波検査では，紅斑を認める部位に一致して脂肪組織の高輝度化

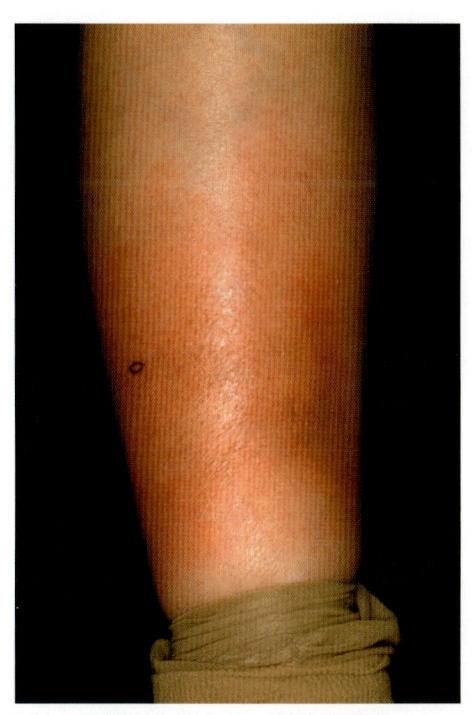

A 皮膚・皮下組織 2. その他

図1 下腿に生じたうっ滞性皮膚炎
下腿伸側に熱感を伴う板状硬の紅斑局面を認める.

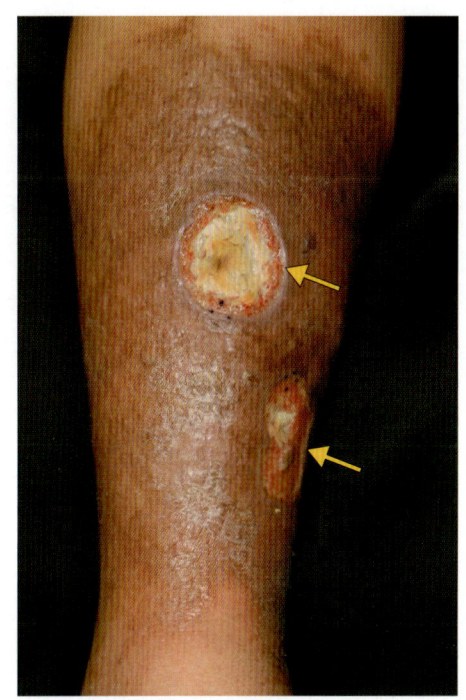

図2 潰瘍を伴ううっ滞性皮膚炎
黄白色の壊死を伴う潰瘍（→）を認める.

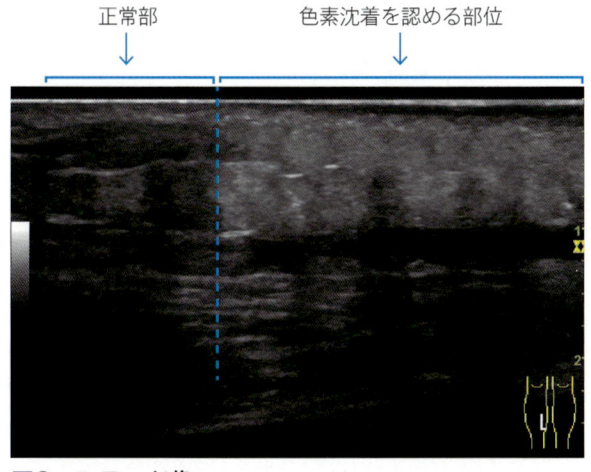

図3 Bモード像
皮膚の色素沈着を認める部位では，真皮は肥厚して低エコーを示す．皮下脂肪は輝度が上昇して敷石状を呈している.

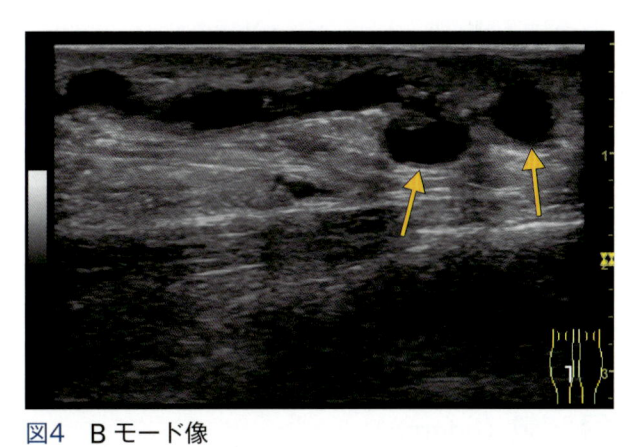

図4 Bモード像
真皮は低エコーで肥厚を認める．皮下脂肪組織内に拡張し蛇行する表在静脈（→）を認める.

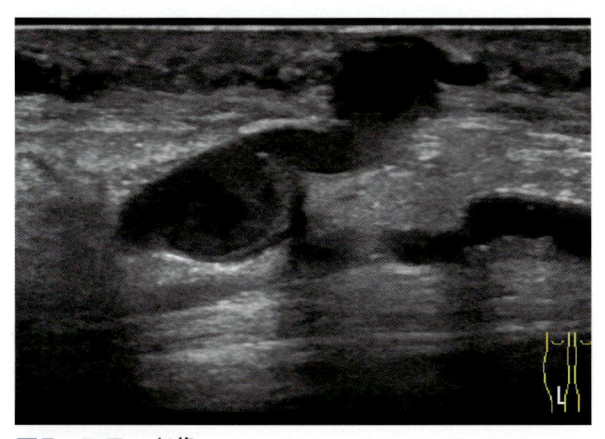

図5 Bモード像
拡張した穿通枝.

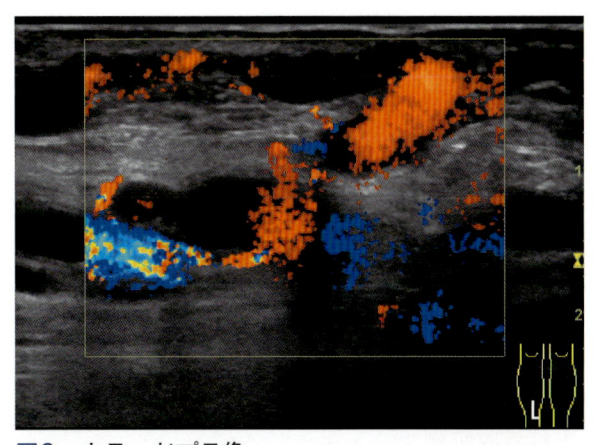

図6 カラードプラ像
穿通枝の逆流（深部から表在へ向かう血流シグナル）を認める.

II 疾患各論

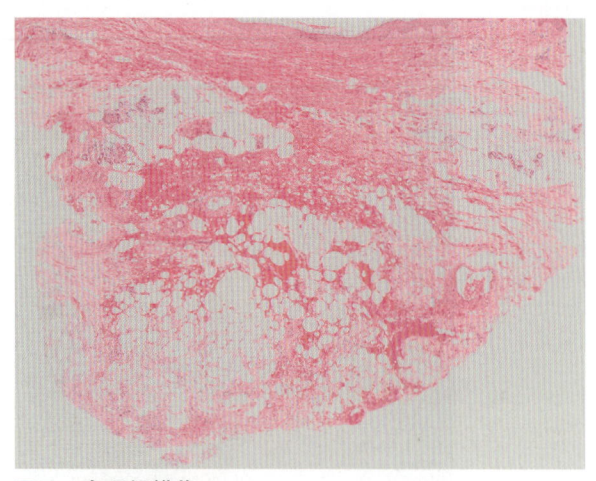

図7 病理組織像
皮下に脂肪壊死と線維化を認める.

を認める.
- 蜂窩織炎：真皮深層〜皮下の感染症で，局所の熱感や疼痛，浮腫を伴う．超音波像はうっ滞性皮膚炎と類似し，鑑別困難なことが多い．表在静脈の拡張を認めず，カラードプラ法で皮下の動脈描出が増強する．

文献
1) 富田　靖（監），橋本　隆ほか（編）：標準皮膚科学，第10版，医学書院，東京，p 116, 2013
2) 北川　剛：うっ滞性皮膚炎のエコーによる評価，手術の適応. Visual Dermatology 11：1130-1135, 2005

g 浮腫（edema）

■ 疾患概念
浮腫とは，毛細血管内腔などから周囲の皮下組織に間質液が過剰に貯留した状態をいう．
さまざまな原因で生じるため，表1のように分類すると理解しやすい．

■ 臨床症状
自覚症状として手足のむくみやだるさ，顔が腫れぼったい，まぶたが重いなどが多い．
身体所見としては，眼瞼や上下肢の腫脹，体重増加がみられることがある．

■ 超音波所見
皮膚・皮下組織の肥厚，皮下脂肪層のエコーレベル上昇（図1），間質液貯留の程度に応じて脂肪組織層構造の不明瞭化，索状の無エコー域（拡張したリンパ管）（図2），ひび割れ様，敷石状の無エコー域を認めるようになる（図3）．
なお，リンパ浮腫では，筋膜下に水分層（無エコー域）を認めることが少ない．

■ 鑑別のポイント
浮腫の原因が何かを調べる必要がある．その際，既往歴，治療歴も参考にする．
また，浮腫の程度（重症度）により超音波所見が異なることも理解しておく．

表1 浮腫の分類

1. 全身性
1) 腎疾患：ネフローゼ症候群，腎不全，急性糸球体腎炎ほか
2) 肝疾患：肝硬変
3) 心疾患：心不全
4) その他：特発性，薬剤性（非ステロイド抗炎症薬，Ca拮抗薬，アンジオテンシンII受容体拮抗薬，カンゾウほか），妊娠，低栄養，甲状腺機能低下症（橋本病），悪性腫瘍ほか

2. 局所性
1) 静脈性：深部静脈血栓症，静脈瘤
2) 炎症性：蜂窩織炎，うっ滞性皮膚炎，血管炎ほか
3) リンパ性（＝リンパ浮腫）：何らかの原因でリンパの流れが悪くなり，それに伴いタンパク質や水成分などが皮下組織から排出されずに溜まった状態 ①一次性（原発性）リンパ浮腫：リンパ系の発育不全・形成不全など ②二次性（続発性）リンパ浮腫：乳癌，子宮癌のリンパ節郭清を含む手術や放射線治療によってリンパの流れが障害され生じる
4) その他：血管神経浮腫（Quincke浮腫）

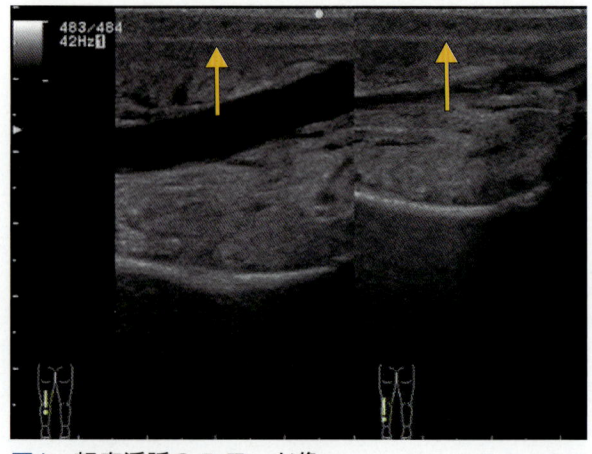

図1 軽度浮腫のBモード像
皮下組織の肥厚・エコーレベルの上昇を認める（→）.

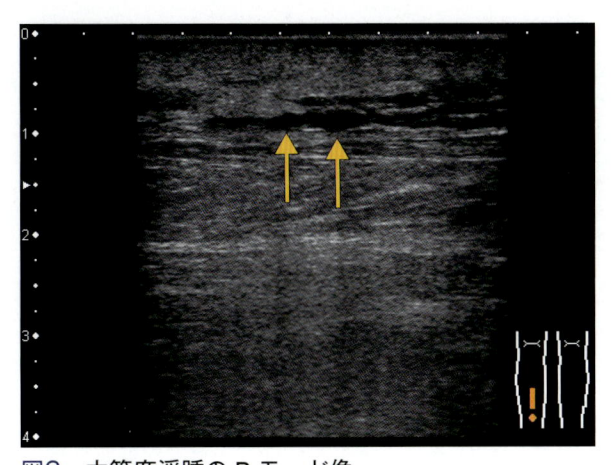

図2　中等度浮腫のBモード像
索状の無エコー域（拡張したリンパ管）を認める（→）．

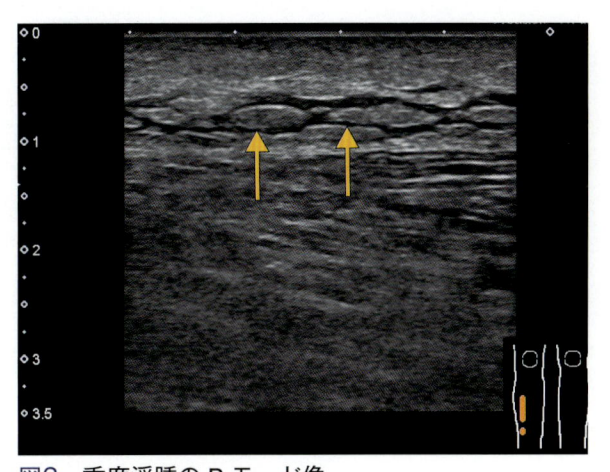

図3　重度浮腫のBモード像
敷石状，ひび割れ様の無エコー域を認める（→）．

文　献

1) 小川佳宏：リンパ浮腫の診断と評価，リンパ浮腫診療実践ガイド，「リンパ浮腫診療実践ガイド」編集委員会，医学書院，東京，p 3-15, 2011
2) 入江健夫ほか：皮膚科領域．新超音波医学4 産婦人科，泌尿器科，体表臓器およびその他の領域，日本超音波医学会（編），医学書院，東京，p 398-406, 2000
3) 濱本貴子：リンパ浮腫の診断と評価 column リンパ浮腫の進行期に関するエコー所見，リンパ浮腫診療実践ガイド，「リンパ浮腫診療実践ガイド」編集委員会，医学書院，東京，p 3-15, 2011

B 頭頸部

1. 頸　部

a 正中頸嚢胞（median cervical cyst, thyroglossal duct cyst）

■ **疾患概念**

胎生期の甲状舌管の遺残に由来する嚢胞．通常，図1のような正中部（甲状腺と舌盲孔との間）に発生する．別称：甲状舌管（遺残）嚢胞（thyroglossal duct cyst）．先天性頸部病変の70％を占め，前頸部中央のオトガイ下部の舌骨部付近の無痛性腫瘤（嚢胞）として発見されることが多い．

■ **臨床所見**

通常，痛みなどの自覚症状なし．20歳以下で，男性に多い傾向にある．表面平滑・境界明瞭で硬さは軟．穿刺吸引にて漿液性（黄色透明）の液体が採取される．CTでは境界明瞭なlow density mass（図2 →）で描出される．

■ **超音波所見**

舌骨（図4 ▲）に接する内部無エコーの嚢胞性腫瘤（図3，4 →）[1]を認める．後方エコーは増強し，カラードプラ法で内部に血流シグナルは認めない．ときに隔壁様構造を伴う（図5，6）こともある[2]．また，出血・感染後に凝血塊，膿瘍，残渣による内部エコー（図7，8）を認めることがある[3,4]．

■ **病理所見**

嚢胞壁内面は，重層扁平上皮あるいは線毛円柱上皮で被覆されている．結合織には迷入した甲状腺組織がみられることもある．

■ **鑑別のポイント**

・正中頸嚢胞：舌骨付近の前頸部正中に存在することと，内部は基本的に無エコーであることが診断のポイントである．

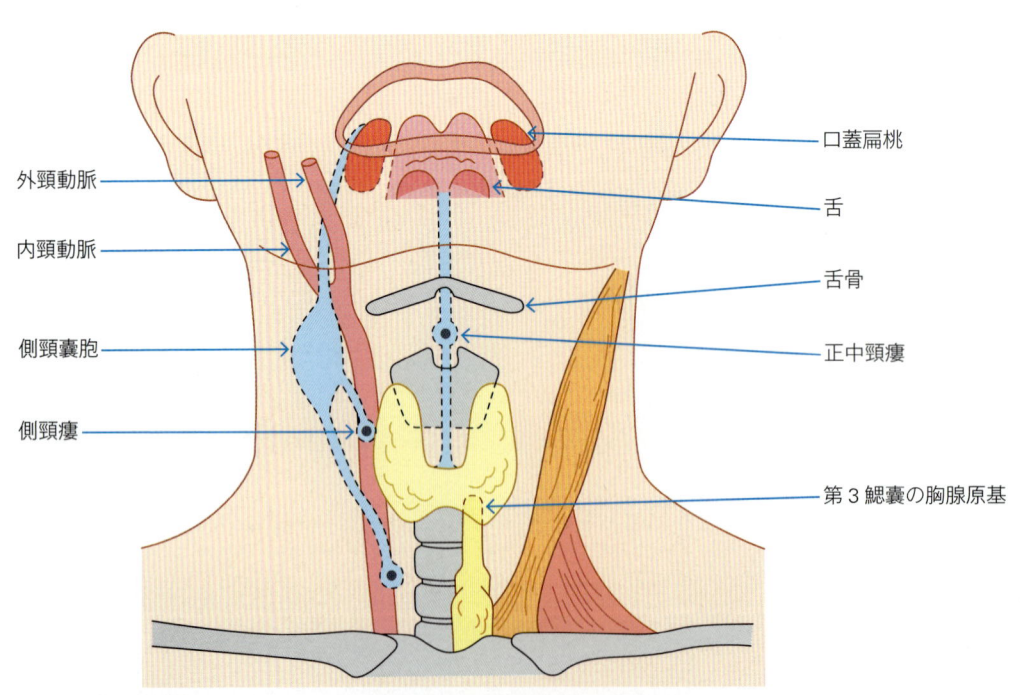

図1　頸部の解剖
正中頸嚢胞は甲状腺と舌盲孔との間に発生するが，特に舌骨近傍の正中部に多くみられる．一方，側頸嚢胞はその外側にみられる．

B 頭頸部 1. 頸部

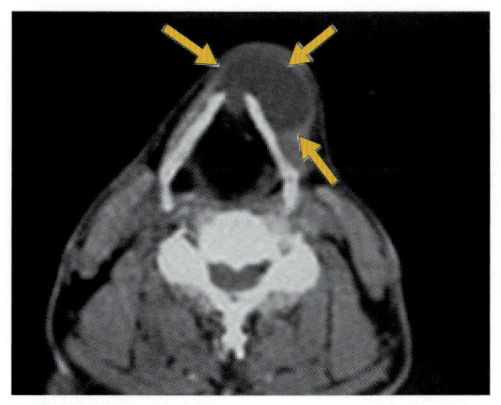

図2 単純CT画像
前頸部に楕円形，境界明瞭な腫瘤（→）を認める．

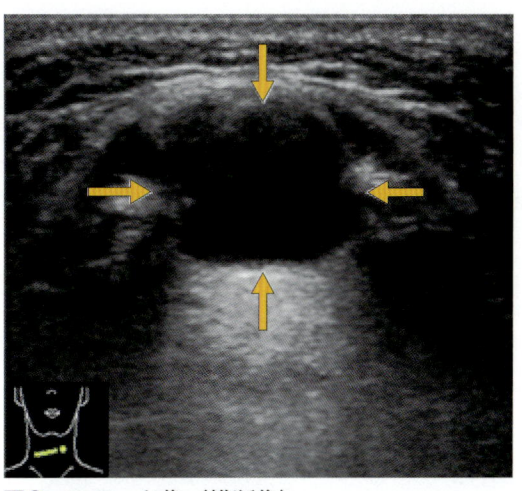

図3 Bモード像（横断像）
類円形の無エコー腫瘤（→）を認める．後方エコーは増強している．

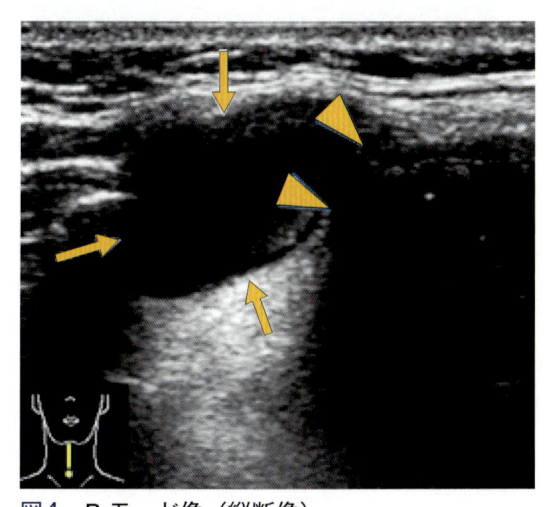

図4 Bモード像（縦断像）
図3の縦断像．舌骨（▲）の頭側に接して無エコー腫瘤（→）を認める．

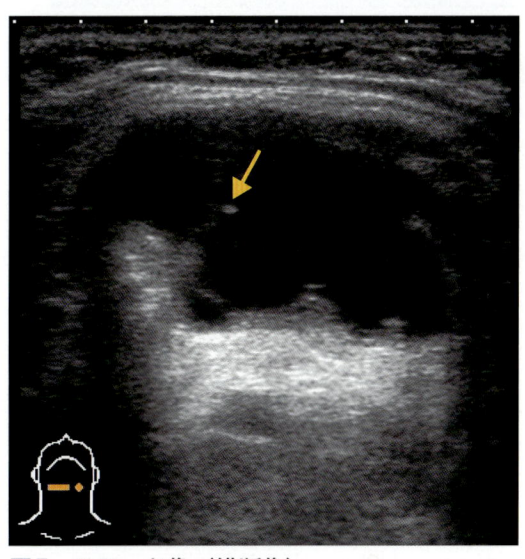

図5 Bモード像（横断像）
前頸部に隔壁様構造（→）を有する囊胞性腫瘤を認める．

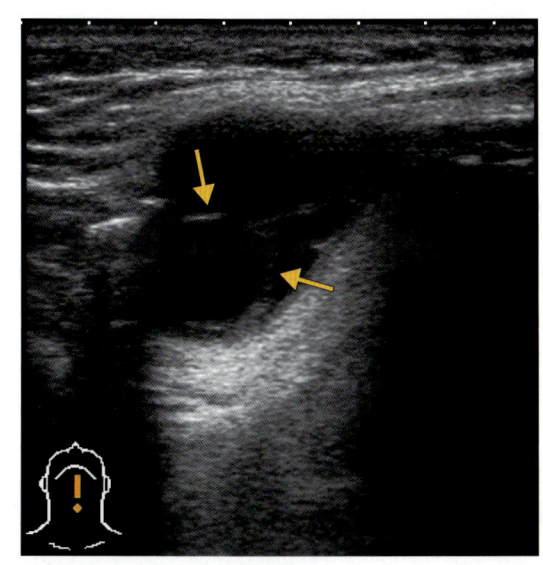

図6 Bモード像（縦断像）
図5の縦断像．隔壁（→）を伴い，後方エコーが増強している．

- 側頸囊胞：正中頸囊胞同様に囊胞性病変ではあるが，正中には存在しない．図1のように，発生学的にその発症部位が異なることを理解する．
- ガマ腫：下顎部口腔底にみられる比較的大きな囊胞性病変．口腔底との連続性が重要である．隔壁を有することもある．

文献
1) 日本頭頸部癌学会（編）：頭頸部癌取扱い規約，第4版，金原出版，東京，2005
2) 日本超音波医学会（編）：新超音波医学第4巻—産婦人科，泌尿器科，体表臓器およびその他の領域，医学書院，東京，p 320-322, 2000
3) Vassallo P et al：Differentiation of benign from malignant superficial lymphadenopathy：the role of high-resolution

Ⅱ 疾患各論

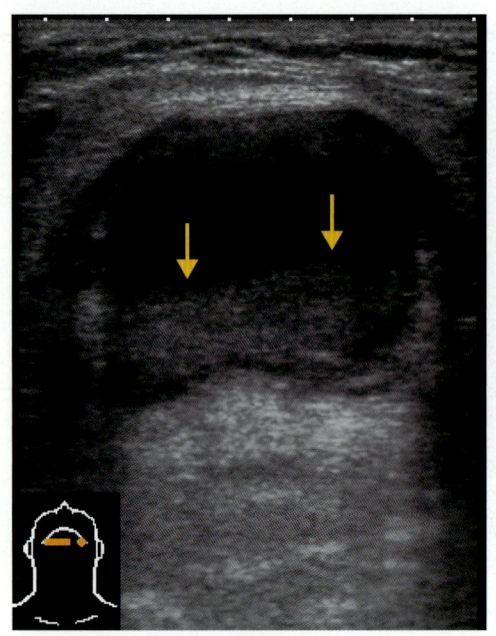

図7 Bモード像（横断像）
腫瘤内部深部にdebrisと思われるエコーを認める（→）.

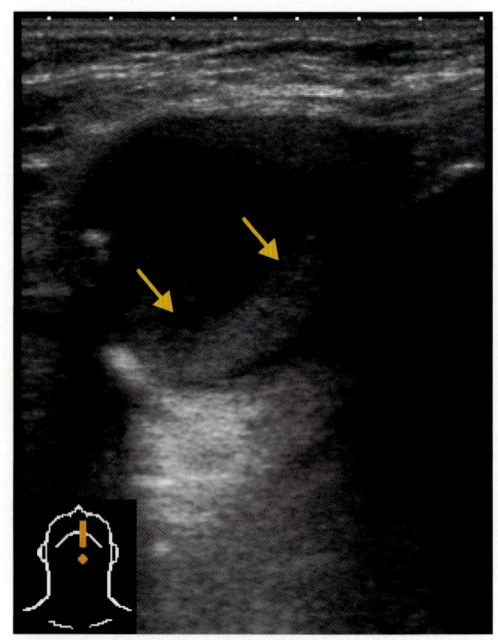

図8 Bモード像（縦断像）
図7の縦断像．腫瘤の一部に内部エコー（→）を認める．

US. Radiology 183：215-220，1992
4) Ying M et al：Grey-scale and power Doppler sonography of unusual cervical lymphadenopathy. Ultrasound Med Biol 30：449-454，2004

b 側頸嚢胞（lateral cervical cyst, branchial cleft cyst）

■ 疾患概念

胎生2～3週ごろに，顔面下半から頸部のさまざまな器官の基となる5対の鰓弓と4対の鰓裂，鰓溝が生じる．側頸嚢胞は，この鰓裂が閉鎖せず遺残することにより発生する先天異常と考えられ，第2鰓裂に由来するものが最も多い．胸鎖乳突筋前縁の下1/3の高さの頸部皮膚に開口する外瘻孔や，口蓋扁桃内またはその周囲の咽頭壁に開口する内瘻孔が存在する場合は側頸瘻（lateral cervical fistula）と呼ばれる（「Ⅱ-B-1-a. 正中頸嚢胞」の図1，p42を参照）．

■ 臨床所見

発生頻度は10万人に1人といわれ，多くは片側性で男女差はない．徐々に液体が貯留して腫瘤を形成するため，20歳～40歳代に気づかれることが多い．嚢腫は，主に胸鎖乳突筋前縁上1/3の高さの顎下三角部に存在し，無痛性の軟らかい腫瘤で，内部に貯留液を有す．CT，MRIでは頸動脈分岐部で胸鎖乳突筋の背側の嚢胞性病変として捉えられる（図1）．感染を起こすと有痛性となり，皮膚の発赤，熱感を伴い急激に増大する．

■ 超音波所見

胸鎖乳突筋の背側，頸動脈分岐部の近傍に嚢胞性病変として捉えられる．壁は薄く，内腔は無エコーで，ときに微細粒状エコーを認める（図2）．内部に血流シグナルは認めない（図3）．炎症を伴う場合は，壁の肥厚や内部エコーを認めるようになったり，壁やその周囲に血流シグナルを認める（図4）．

■ 病理所見

病理学的には，嚢胞の内腔は1層の扁平上皮，円柱上皮，線毛上皮などで裏打ちされており，その上皮は薄い筋層で覆われている．

■ 鑑別のポイント

超音波検査上，嚢胞性病変として捉えられる正中頸嚢胞，リンパ管腫，皮様嚢腫，嚢胞形成性唾液腺腫瘍などが鑑別疾患としてあげられる．存在部位と，感染の合併がなければ隔壁や充実部分，壁肥厚のないことが鑑別のポイントとなる．

文献

1) Valentino M et al：Branchial cleft cyst. J Ultrasound 16：17-20，2013

B 頭頸部 1. 頸 部

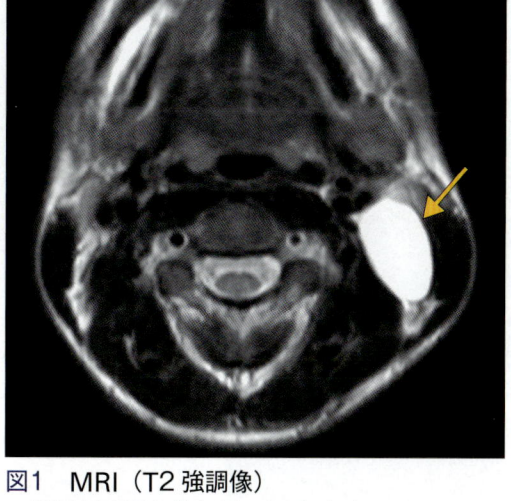

図1 MRI（T2強調像）
腫瘤は高信号に描出されている（→）.

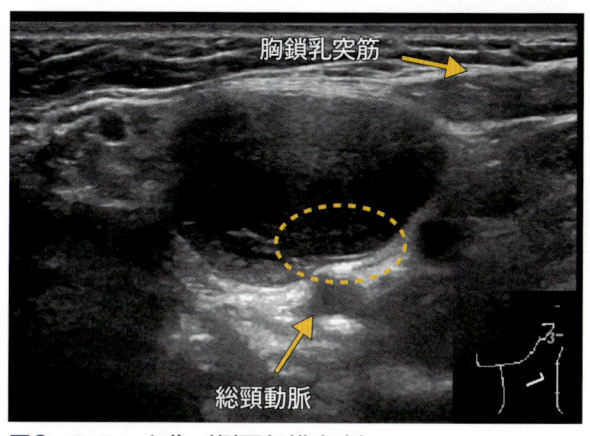

図2 Bモード像（側頸部横走査）
総頸動脈分岐部の腹側，胸鎖乳突筋の背側に，壁は薄く内部にわずかに微細粒状エコー（点線内）を認める囊胞性腫瘤として描出される.

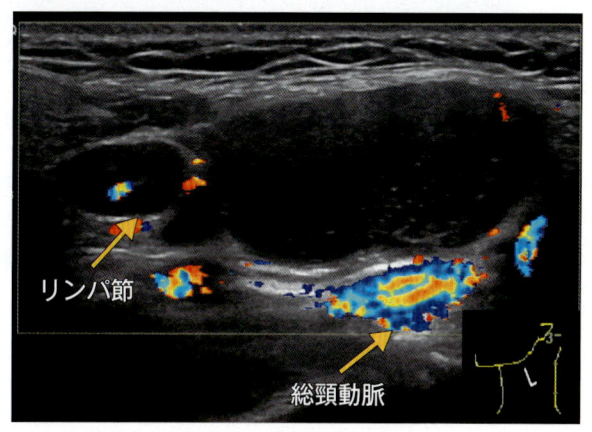

図3 カラードプラ像（側頸部縦走査）
壁や内部に血流シグナルは認めない.

Ⅱ 疾患各論

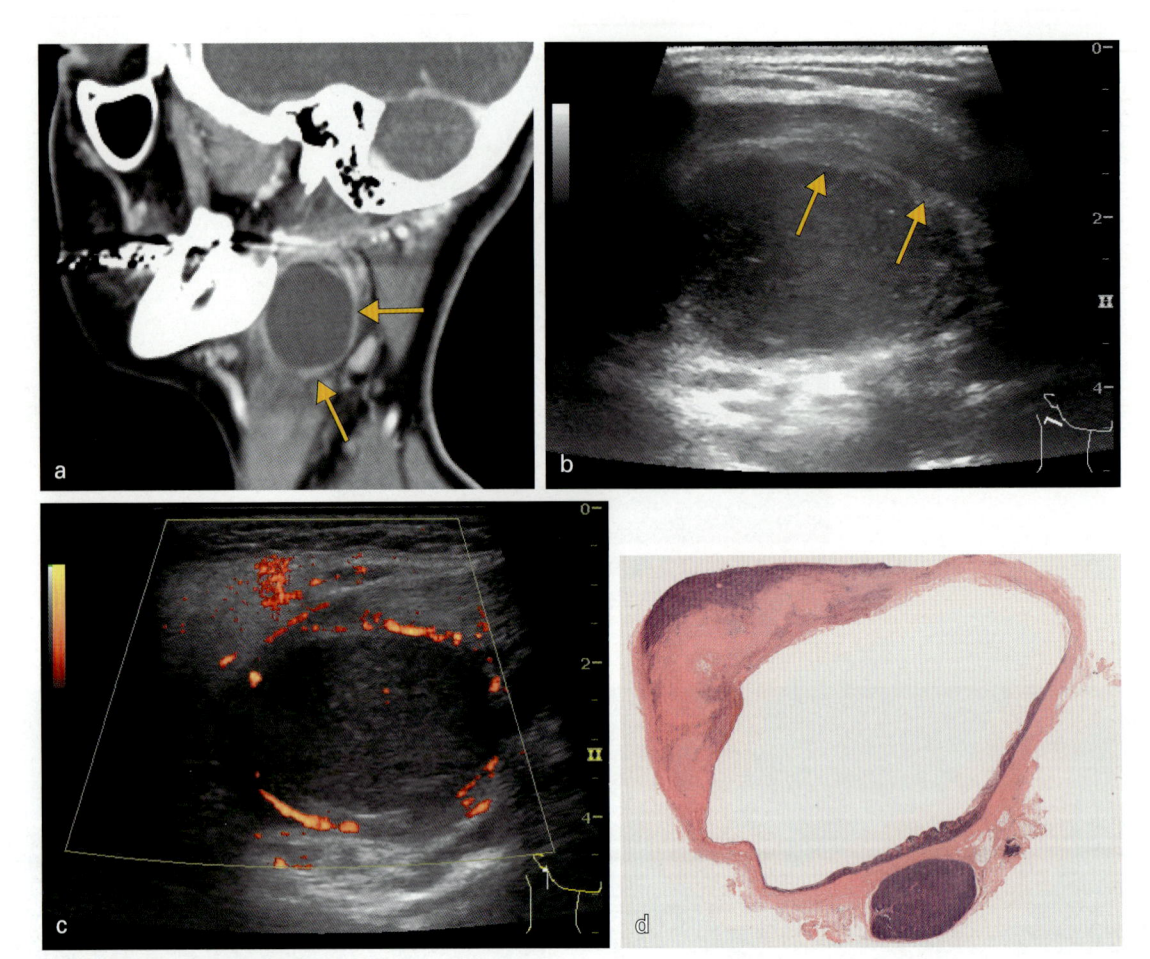

図4 感染を伴う側頸嚢胞
a：造影 CT．嚢胞壁は厚く，濃染している（→）．
b：B モード像．壁の内腔面は不整で肥厚している（→）．
c：パワードプラ像．肥厚した嚢胞壁と周囲に血流シグナルを認める．
d：病理組織像．内腔面は角化重層扁平上皮で覆われ，周囲間質にはリンパ球，形質細胞，組織球などの炎症細胞浸潤や線維化を認める．

C リンパ管腫（lymphangioma）

■ 疾患概念

リンパ管腫はリンパ管の形成異常が原因で生じる先天性の疾患で，限局性に増生，拡張したリンパ管のなかにリンパ液が貯留した状態である．皮膚，粘膜，皮下組織だけでなく胸腔内や腹腔内など体の深部にも生じる．皮膚や皮下に発生するリンパ管腫は，真皮表層のリンパ管拡張である限局性リンパ管腫，皮下に深在する大嚢胞リンパ管奇形に分類される[1]．

■ 臨床所見

限局性リンパ管腫では，粟粒大～エンドウマメ大の水疱様皮疹の集簇像を呈す．

皮下のリンパ管腫では，皮膚所見は正常～青紫色を呈し，痛みなどの自覚症状を伴わないドーム状に隆起する皮下腫瘤で，波動を触れ穿刺にてリンパ液を排出する[1]．出血や感染を合併した場合は，痛みや発赤を認めることがある．MRI の T2 強調像で，病変は高信号として描出される（図2b，3b）[2]．

■ 超音波所見

真皮深層から皮下組織内に存在する病変は特徴的な超音波像を呈する．種々の大きさの不規則に拡張したリンパ管が集簇しているため，真皮から皮下に大小の嚢胞の集簇像や内部に薄い隔壁を伴う嚢胞性腫瘤として描出される（図1a）．個々の嚢胞に交通はなく，圧迫しても大きく形態が変化することはない．出血や炎症を合併した場合は，嚢胞内に微細粒状エコーやニボー形成を認めることがある（図2a）．個々の管腔が小さい場合は，高エコーの充実性病変として捉えられる場合があるが，後方エコーの増強を認める（図3a）．カラードプラ法では，辺縁，隔壁にわずかに血流を認めるが，内部には血流シグナルは認めない（図1b）．

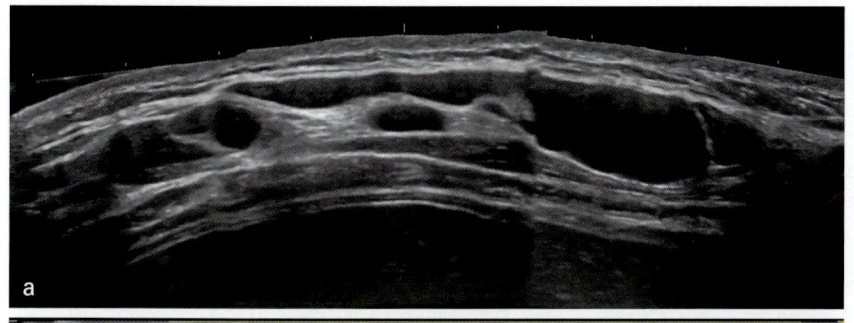

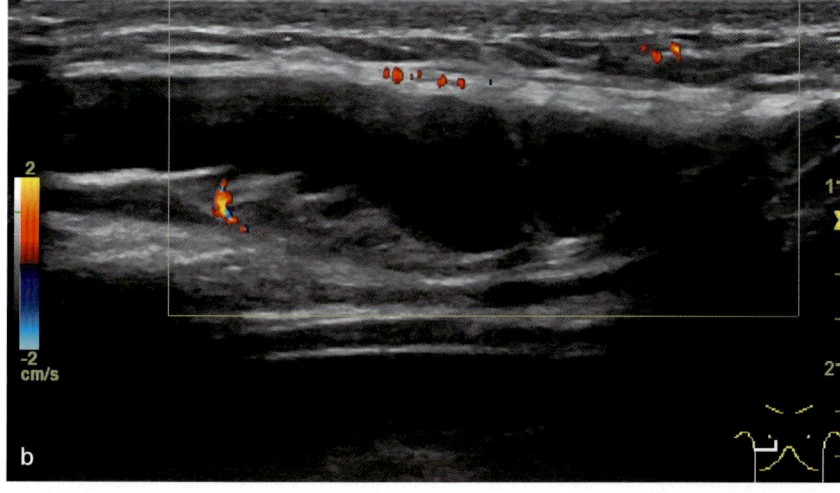

図1 リンパ管腫
a：Bモード像．皮下に大小の囊胞が集簇している．
b：カラードプラ像．内部に血流シグナルは認めない．

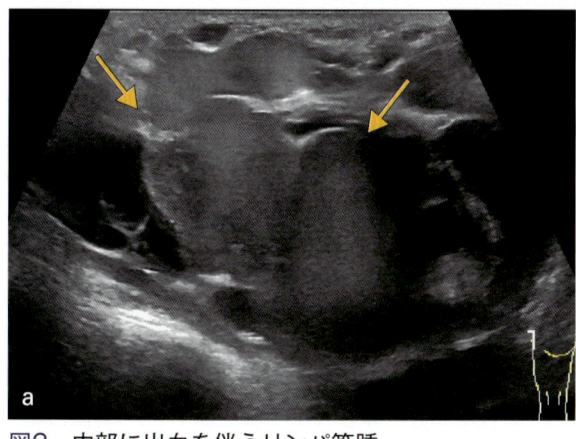

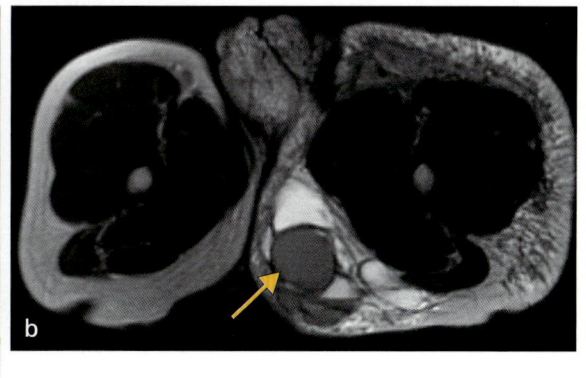

図2 内部に出血を伴うリンパ管腫
a：Bモード像．出血を伴う部分に，囊胞内に微細粒状エコーを認める（→）．
b：MRI T2強調像．出血のない部分は高信号，出血を伴う部分は低信号である（→）．

■ 病理所見

　真皮から皮下に拡張したリンパ管の集簇を認め，内部に赤血球を認めることもある（図3c）．

　浅在性であれば細い管腔であるが，深在性になるにつれて海綿状の大きな管腔をなし，病理組織像も変化する．

■ 鑑別のポイント

・静脈奇形（海綿状血管腫），動静脈奇形：Bモードでは類似した超音波像を示すが，静脈奇形では圧迫により容易に扁平化し，囊胞部分にも血流シグナルが得られるのに対して，リンパ管腫は圧迫による変形はほとんどなく，囊胞内部に血流シグナルのないことで鑑別できる．

文献

1) 清水　宏：あたらしい皮膚科学，第2版，中山書店，東京，p 408-409，2011
2) 尾尻博也：リンパ管腫の画像所見と臨床．耳展 50：115-117，2007

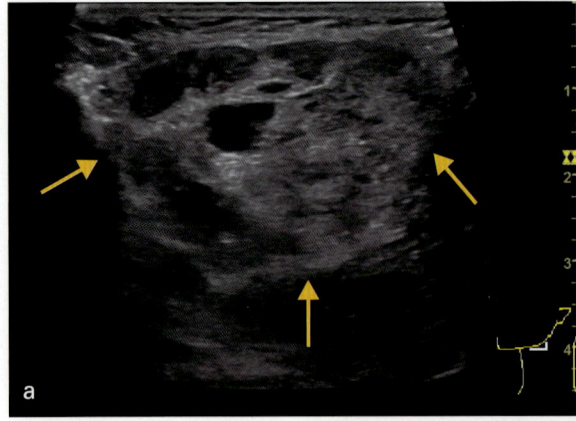

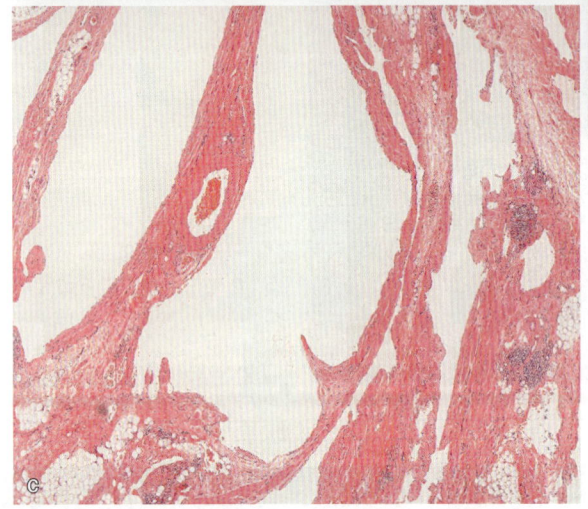

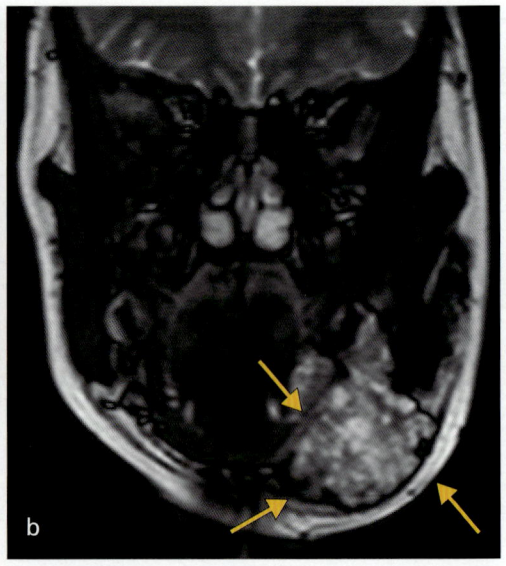

figure3 高エコーに描出されるリンパ管腫
a：Bモード像．病変の大部分は高エコーに描出されている（→）．
b：MRI T2強調像．病変全体が高信号に描出される（→）．
c：病理組織像．拡張したリンパ管が集簇している．

d 頸動脈小体（carotid paraganglioma, carotid body tumor）

■ 疾患概念

頸動脈小体は総頸動脈が内・外頸動脈に分岐する部に挟まれて存在する傍神経節（パラガングリオン）である．頸動脈小体は化学受容器として働き，動脈血の酸素や二酸化炭素分圧，pHなどを感知して，急性の低酸素血症が起こると呼吸運動を介して呼吸を促進し，酸素分圧を上昇させる．この頸動脈小体より発生した腫瘍が，頸動脈小体腫瘍である．

■ 臨床所見

通常片側性で，緩徐に発育する良性腫瘍で，多くは自覚症状はない．やや女性に多く，30～60歳代で発見されることが多い．家族性，両側性の報告もある[1]．造影CTやMRIでは内外頸動脈の間を分け入るように発育する腫瘍で，動脈と同程度の強い濃染を示し，総頸動脈分岐部の開大を認めるのが特徴である（図1）．

■ 超音波所見

総頸動脈分岐部で，内・外頸動脈を押し広げるように存在する境界明瞭で比較的内部均質な低エコー腫瘤として描出される（図2）．カラードプラ法で，非常に豊富な血流シグナルを認めるのが特徴である（図3）．内・外頸動脈は圧排を認めるが，浸潤性の狭窄は認めない（図4, 5）[2]．

■ 病理所見

被包化され，非常に血管網の発達した充実性腫瘍である．

■ 鑑別のポイント

側頸部の充実性腫瘤では，リンパ節腫大や神経鞘腫，耳下腺や顎下腺由来の腫瘍などが鑑別にあがるが，特徴的な部位と豊富な血流シグナルが鑑別のポイントとなる．

文 献

1) 森 茂樹ほか：頸動脈小体腫瘍の1例．耳鼻 30：15-23, 1984
2) Dematte S et al：Role of ultrasound and color Doppler imaging in the detection of carotid paragangliomas. J Ultrasound 15：158-163, 2012

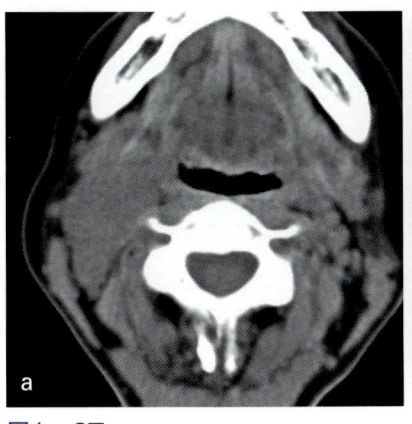

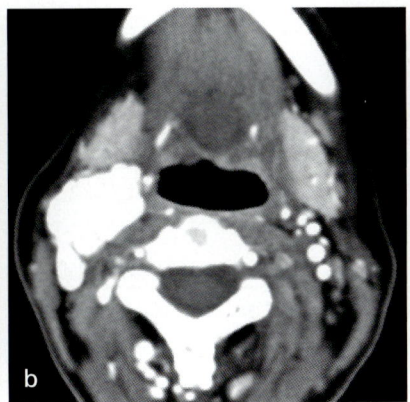

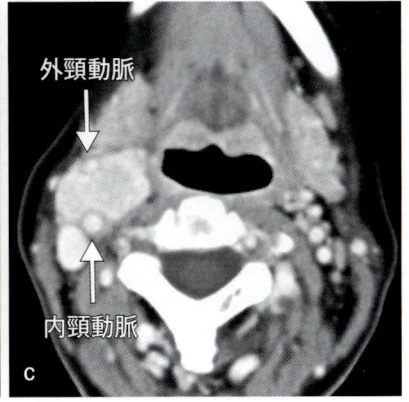

図1 CT
a：単純 CT．
b：造影 CT（早期相）．
c：造影 CT（後期相）．
右内頸動脈と外頸動脈に挟まれて境界明瞭，不整形の病変を認める（a）．造影早期相（b）で，動脈と同程度の強い濃染を示し，後期相（c）でも造影が持続している．

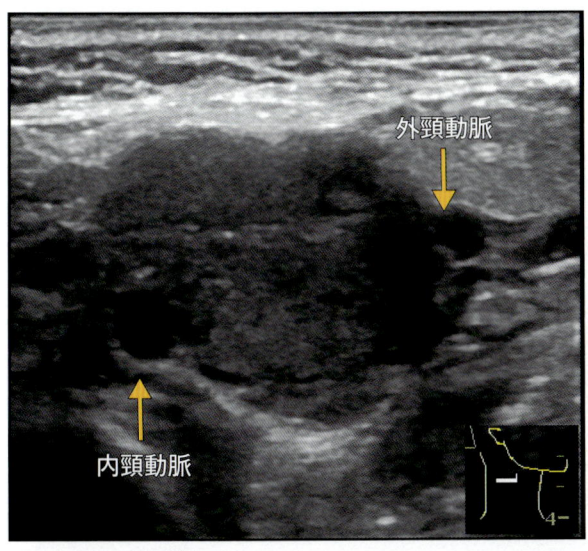

図2 Bモード像
右内外頸動脈の間を分けるように境界明瞭，内部比較的均質な低エコー腫瘤を認める．

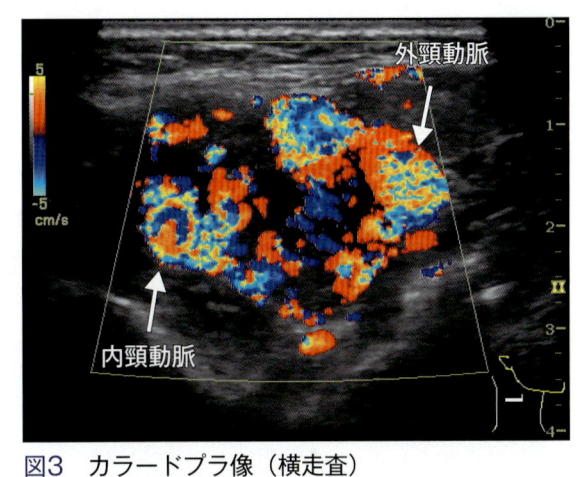

図3 カラードプラ像（横走査）
低エコー腫瘤には豊富な血流シグナルを認める．

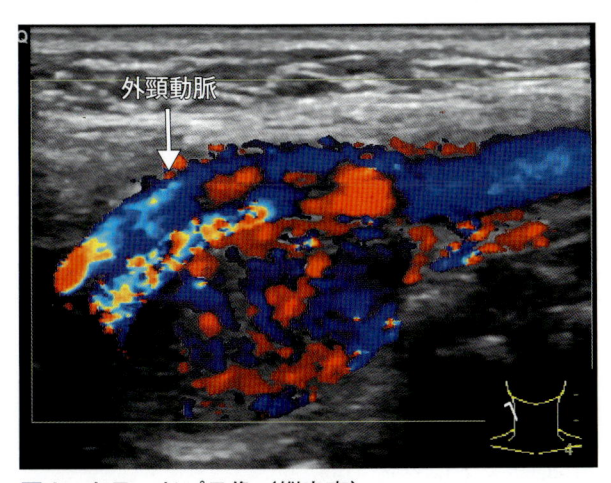

図4 カラードプラ像（縦走査）
右外頸動脈は腫瘤により軽度の圧排を認めるが，狭窄は認めない．

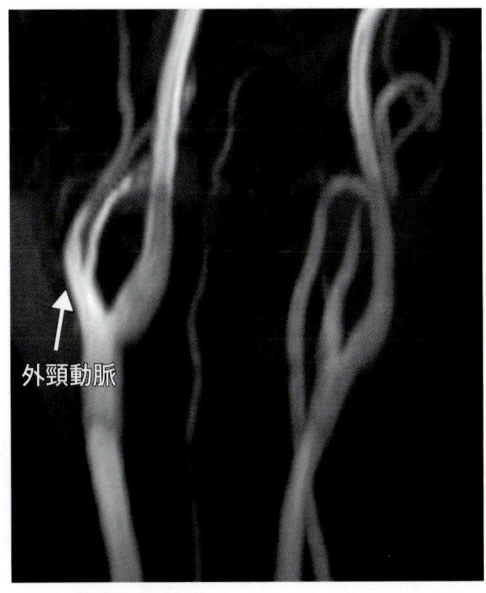

図5 頸動脈 MRA

Ⅱ 疾患各論

e 筋性斜頸（muscular torticollis）

斜頸には先天性と後天性，先天性のなかにも筋性斜頸と骨性斜頸がある[1]が，ここでは筋性斜頸について述べる．

■ 疾患概念

筋性斜頸は胸鎖乳突筋の拘縮による良性の疾患である．筋性斜頸の原因は分娩時の外傷によるものとされており，骨盤位分娩や鉗子分娩の際に頻度が高い[2]．

■ 臨床所見

頸部を一方向に傾けていることから疑われる．頭部は患側に傾き，顔面が健側に回旋する．頸部に硬い腫瘤を触知することで診断する[3]．児の両肩を診察台に固定し，首を浮かせて回旋させると，正常では容易に顎と肩がつくが，患側では制限される．また，側屈を行い耳と肩をつけると，患側の反対側への側屈が制限される[1]．

保存的治療で多くは生後4～8ヵ月で身体所見は軽減する[2]．

■ 超音波所見

胸鎖乳突筋が紡錘状に腫脹して腫瘤様を呈する[2]．腫瘤が胸鎖乳突筋に生じていることで診断する[3]（図1a, b→）．また，腫瘤部位に血流はほとんど認めない（図2）．

内部エコーは経時的に変化するとの報告がある[3]．筋性斜頸の早期では患側の胸鎖乳突筋が著明に紡錘状に腫脹するが，左右差を経時的に追うと健側と患側で厚みの差が軽減してくる．内部エコーは早期には不均質だが，いったん均質な高エコーになり，やがてエコーレベルが低下してくる．斜頸位がみられなくなり身体所見が改善しても，超音波所見上は左右差が残る[3]．

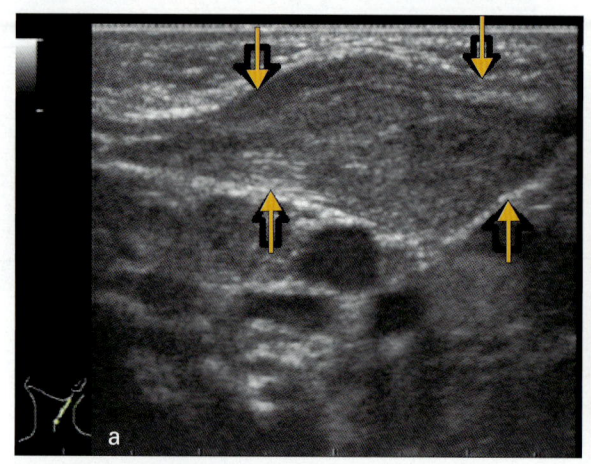

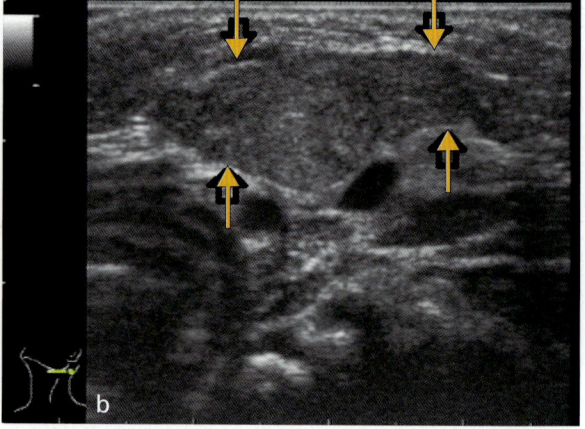

図1 筋性斜頸のBモード像
　a：縦断像．胸鎖乳突筋が紡錘形に腫脹している（→）．
　b：横断像．内部のエコーレベルは筋肉と同等かやや低い（→）．

■ 鑑別診断

脂肪腫，神経鞘腫，側頸嚢胞など頸部腫瘤が鑑別にあがる．筋性斜頸は腫瘤が胸鎖乳突筋に生じていることで鑑別する[3]．各々の超音波所見は他項を参照してほしい．

図2 筋性斜頸のカラードプラ像
　内部に血流シグナルを認めない．

文　献

1) 河野寿夫：首の横にしこりがふれ，頑固に右ばかり向いています．斜頸ですか？　周産期医学 28：418-419, 1998
2) Siegel MJ：Fibromatosis colli. Pediatric Sonography. Siegel MJ（ed），4th Ed, Lippincott Williams & Wilkins, Philadelphia, p 137-138, 2010
3) 中島浩志ほか：斜頸の超音波診断．関節外科 31：130-133, 2012

2 頭 部

a 頭部打撲：乳児期以降

■ 疾患概念

頭部外傷の重症度は脳損傷の程度に左右されるため，受傷後の意識障害の程度が最も重要である．小児，特に乳幼児では，歩行の稚拙さから転んだりして頭部を打撲する機会が多く，また症状の把握が困難であり，比較的軽微な外傷でも頭蓋内病変が認められることがある．そのため，積極的に画像診断を行うべきという意見が多かった．しかし，近年ではCT検査による被曝の影響も考慮し，その適応は慎重にすべきで，いくつかの具体的な適応基準が考えられている[1]．このような状況において，超音波検査を第一に行うことは有用であると考える．特に，頭蓋骨骨折の診断に超音波検査はきわめて有用で，感度100％，特異度95％を示した報告もある[2]．

症状で最も重要なことは，意識消失の有無とその時間経過である．意識消失のある場合は，外傷性脳損傷の可能性が高い．嘔吐も重症な症状であり，3回以上繰り返す場合は頭蓋内病変を合併している可能性がある．けいれんも重症頭部外傷に多い．

■ 臨床所見

頭蓋骨骨折を身体所見から推察することは困難であ る．しかし，頭血腫が大きい場合には，頭蓋骨骨折や頭蓋内出血の合併率が高くなることが知られている[3]．一方，3ヵ月未満の乳児では，頭血腫がなくても頭蓋骨骨折を合併していることがあるので，注意が必要である．

■ 超音波所見

軽症の頭部打撲では，頭部軟部組織損傷（いわゆる「たんこぶ」）の部位に一致して，浮腫や出血による皮下組織の腫脹を認める（図1）．

頭蓋骨は輝度の高い線状エコーとして観察される．その線がずれている部分が骨折部である（図2）．超音波検査は骨折の診断にきわめて有用である．骨折部の周囲には輝度の低い血腫を認める．

文 献

1) National institute for health and clinical excellence : Triage, assessment, investigation and early management of head injury in infants, children and adults. http://www.nice.org.uk/nicemedia/live/11836/36259.pdf
2) Parri N et al : Ability of emergency ultrasonography to detect pediatric skull fractures : a prospective, observational study. J Emerg Med 44 : 135-141, 2013
3) Greenes SA et al : Clinical significance of scalp abnormalities in asymptomatic head injured infants. Pediatr Emerg Care 17 : 88-92, 2001

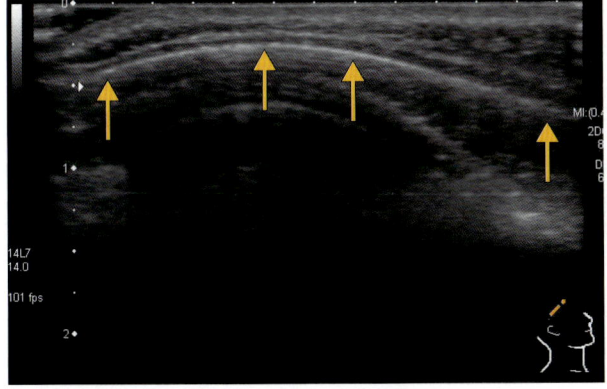

図1 頭部打撲のBモード像（1歳児）
前頭部の冠状断面．いわゆる「たんこぶ」の部位に一致して，頭蓋骨（→）の外側の軟部組織の腫脹を認める．画面左（児の右）から右（児の左）に向かって，腫脹が強くなっている．

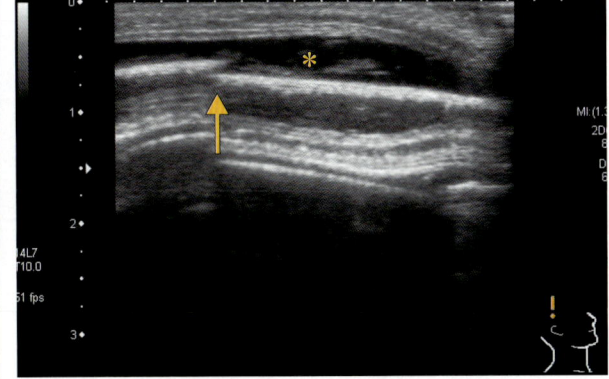

図2 頭蓋骨線状骨折のBモード像（7ヵ月児）
輝度の高い頭蓋骨エコーが骨折部で連続性を失い，ずれている（→）．その周囲に輝度の低い血腫が認められる（＊）．

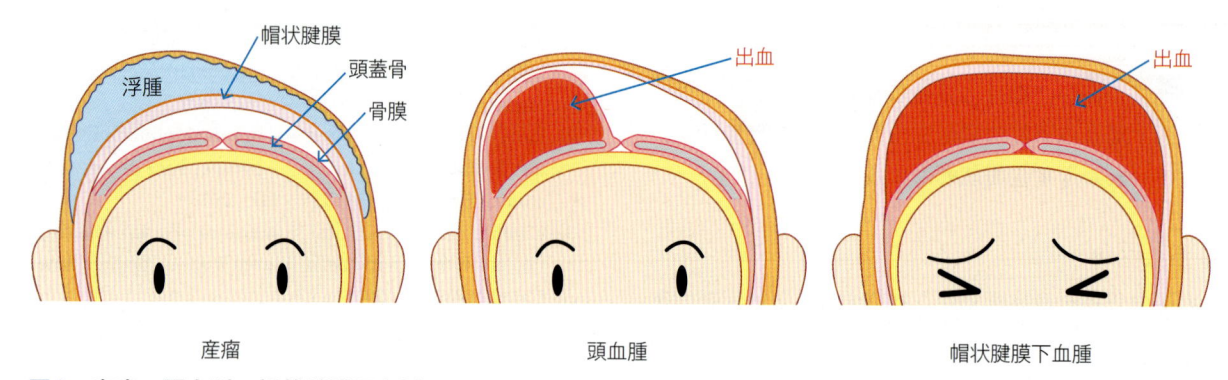

b 産瘤・頭血腫・帽状腱膜下血腫：新生児期

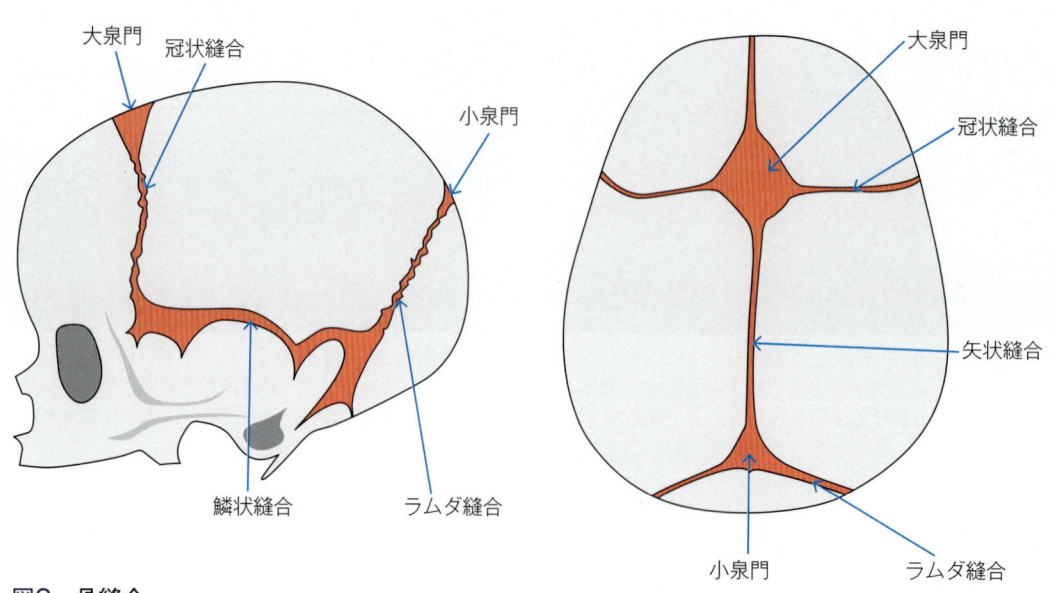

■ 疾患概念（図1）

出生後早期に認められる新生児の主な頭部腫瘤には，①産瘤，②頭血腫，③帽状腱膜下血腫があり，それらについて説明する．

① 産　瘤（caput succedaneum）：
経腟分娩の産道通過時に児頭先進部が圧迫されて起こる，皮膚の浮腫とうっ血である．

② 頭血腫（cepharohematoma）：
産道通過時に頭蓋骨が圧迫変形をきたし，頭蓋骨から骨膜が剥離し，頭蓋骨と骨膜の間に出血して生じた血腫である．全出生の1～2％に生じるが，鉗子分娩時には明らかに発症頻度は上昇する．

③ 帽状腱膜下血腫（subgaleal hematoma）：
吸引分娩など，外部から頭部への圧迫と牽引力が原因で生じる．帽状腱膜と骨膜の間に起こった出血である．

■ 臨床所見

① 産　瘤：
出生直後からみられ，出生後に増大することはなく，数日で消失する．境界不明瞭な軟らかい瘤で，波動は触れず，骨縫合（図2）を越えて存在する．

② 頭血腫：
出生直後には明らかではなく，次第に増大する頭部の腫瘤である．側頭骨に発生する頻度が最も多く，波動を触れ，骨縫合を越えない．基本的には特別な処置は必要なく，数週間～数ヵ月で自然消退する．血腫が大きいと石灰化，骨化して頭蓋骨変形として残存することがある．高ビリルビン血症，まれに貧血や血腫内感染などの合併症に注意する必要がある．

③ 帽状腱膜下血腫：
出生後に増大する．骨縫合を越えて存在する．時間経過とともに出血した血液が下方に移動し，耳介近く

図1　産瘤，頭血腫，帽状腱膜下血腫

図2　骨縫合
腫瘤が骨縫合を越えて存在するか，越えないかは，鑑別上重要な所見である．

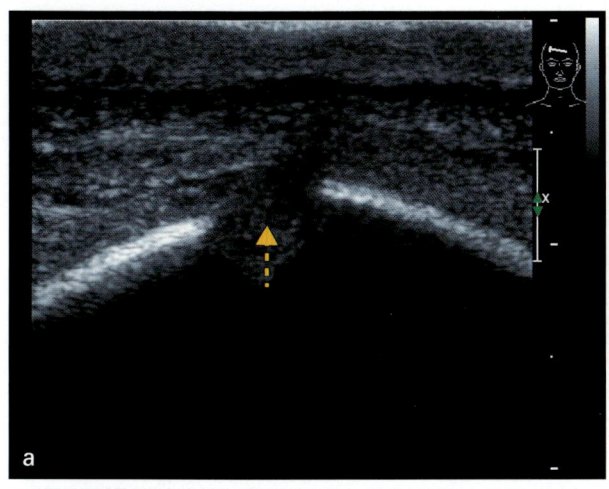

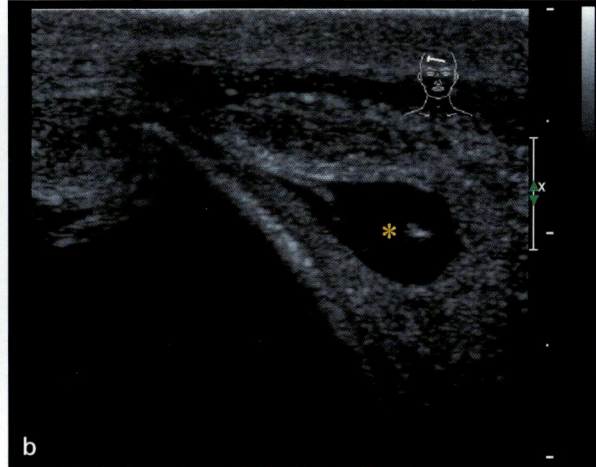

図3 産瘤のBモード像
a：矢状縫合（点線→）を越えて皮下組織の腫脹を認める．
b：産瘤の一部に血腫（＊）を認める．

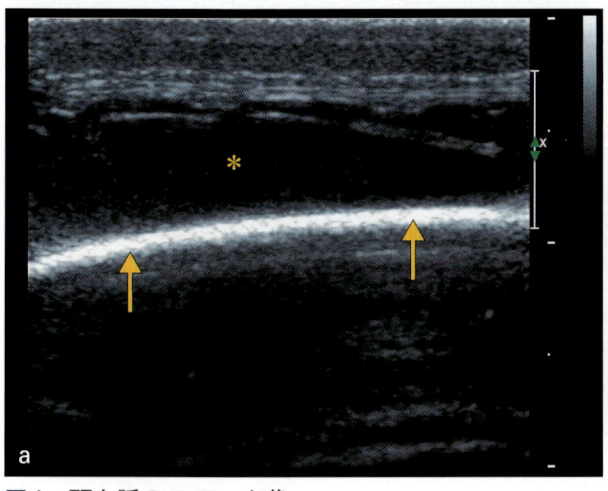

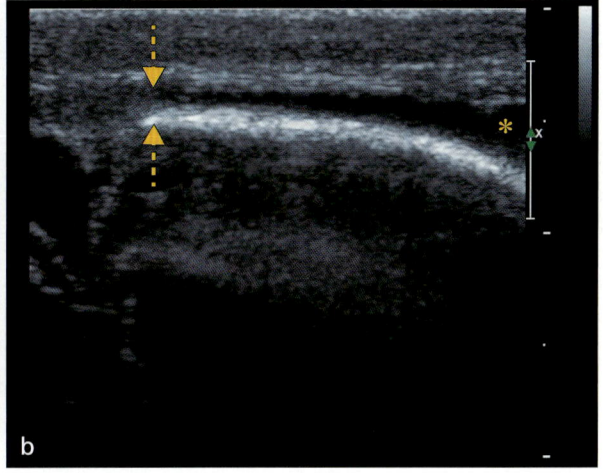

図4 頭血腫のBモード像
a：皮下組織と高エコーの骨（→）の間に，低エコーの血腫（＊）を認める．
b：冠状断面像．血腫（＊）は矢状縫合（点線→）を越えない．

の皮膚や眼瞼が青く腫脹しているようにみえることがある．2～3週間で血腫は消失する．出血が多量だと，高度の貧血や出血性ショックをきたしたり，重症黄疸を合併したりすることがあるため，注意深い観察が必要である．

■ 超音波所見

① 産　瘤：
　皮下の浮腫が主な原因であるため，膨隆部の皮下組織は正常と比べ，厚みを増している．一部に出血を伴い血腫が形成される場合もあり，その部分は低エコーとなる．骨縫合線を越えて拡がる（図3）．

② 頭血腫：
　骨膜と高エコーの骨の間に，低エコーの血腫を認める．画像上も，骨縫合を越えないことを確認する（図4）．

③ 帽状腱膜下血腫：
　帽状腱膜と高エコーの骨（膜）の間に低エコーの血腫を認めるが，骨縫合を越えて存在することを確認する．頭血腫と比べ膨隆の程度は軽度であり，画像上の描出も高周波数の探触子を用いないと捉えられない．

■ 鑑別のポイント（表1）

　産瘤，頭血腫，帽状腱膜下血腫は臨床症状から鑑別可能である．本来は画像診断の適応とはならないが，鑑別の手助けや合併症の有無の検索には有用である．

【参考】
　大きな頭血腫をみた場合，頭蓋内にも低エコーを認めることがある（図5）．この場合，墜落分娩などの外傷による急性硬膜外血腫の合併か，単なるアーチ

II 疾患各論

表1 産瘤, 頭血腫, 帽状腱膜下血腫の特徴

	産　瘤	頭血腫	帽状腱膜下血腫
原　因	●分娩時の産道通過による圧迫	●狭骨盤や鉗子分娩により頭蓋骨から骨膜が剥離	●吸引分娩で帽状腱膜と骨膜が剥離
発生時期	●出生直後が最大	●生後徐々に増大	●生後徐々に増大
特　徴	●波動なし ●境界不明瞭 ●骨縫合を越える	●波動あり ●境界明瞭 ●骨縫合を越えない	●波動あり ●境界不明瞭 ●骨縫合を越え, 前額, 眼瞼, 耳介周囲に及ぶこともある

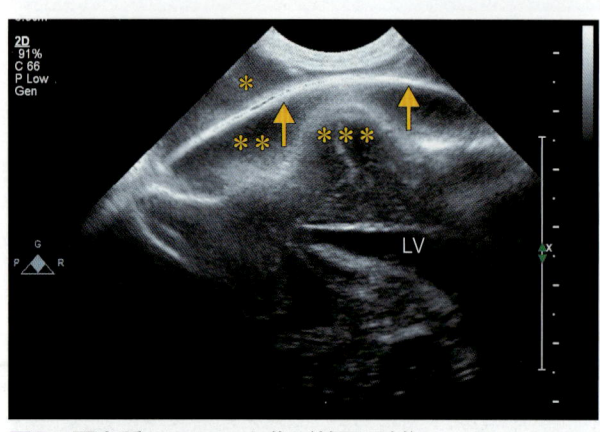

図5 頭血腫のBモード像（鏡面反射）
頭血腫（＊）のほかに, 頭蓋内にも低エコーを認める（＊＊）. その低エコーの下に脳実質エコーを認めるが, その中央が山のように外側に盛り上がっている（＊＊＊）. 盛り上がった部位は, 体表のエコーの動きに同調して移動した.
→：頭蓋骨. LV：側脳室.

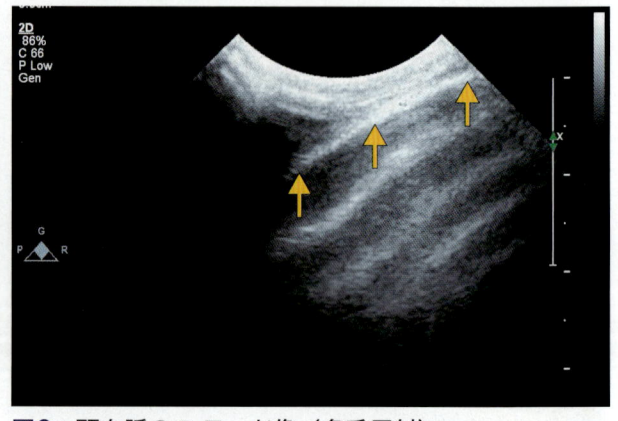

図6 頭血腫のBモード像（多重反射）
頭蓋骨の高エコー（→）と平行に, 同様の線状の高エコーを等間隔で複数認める.

ファクトかを鑑別する必要がある. 図5 では, 頭蓋内低エコーの中央の幅が狭くなっており, 脳実質が局在的に外側に盛り上がっているようにみえている. しかもこの局在的な盛り上がりは, 体表の探触子を動かすと, その動きに同調して移動した. 以上から, この頭蓋内低エコーは, 鏡面反射によるアーチファクトであることが理解できる. 脳実質が局在的に外側に盛り上がってみえる理由は, 体表のエコーが押しつけられている頭血腫の部分が陥凹するため, その部分の鏡面像の幅も小さくなるために, 脳実質のエコーが多くみえ

るためである. エコーを押しつける部位を動かせば, 幅の狭い鏡面像の部位も動くため, 脳実質エコーの盛り上がりも動いてみえることになる.

もう1つの重要なアーチファクトに, 多重反射によるものがある（図6）.

アーチファクトを鑑別するためには, 探触子を動かしたり, 圧迫を加えたりすることで画像がどのように変化するかを注意深く観察することで可能である. また, 腫瘤の直上ではなく, 大泉門や反対側の側頭部に探触子を置いて検査をすることも有用である.

C 唾液腺（耳下腺・顎下腺）

1 腫瘍性病変

a 良性腫瘍

1）多形腺腫（pleomorphic adenoma）

■ 疾患概念

唾液腺腫瘍の約60〜70％を占める．30〜60歳代に多く，男女比は1：2で女性に多い．

病理組織学的には，主として2種類の細胞（上皮性細胞と筋上皮細胞）から構成され，多彩な組織像を呈する．腺腫様組織は上皮性細胞から，粘液腫様ないしは軟骨様組織は筋上皮細胞に由来すると考えられている．

■ 臨床所見

周囲との癒着はなく可動性良好であるが，経過中に悪性変化を生じる可能性もあるため，良性と判断しても，早期に摘出術を行うのが望ましい．通常，疼痛や顔面神経麻痺は伴わない．

MRIでは腫瘍は明瞭に描出されるが（図1），CTでは正常唾液腺組織との境界がわかりにくいことがある（図2）．

■ 超音波所見

境界は明瞭平滑，形状は整である．小さい腫瘍では円形のものが多いが，大きくなると分葉状に発育する．内部エコーはほぼ均質で低〜等エコー，後方エコーの増強が認められる（図3）．腫瘍の可動性は良好であることを確認する．

腫瘍内の血流は，粘液腫状や軟骨腫様組織の部分を避けるように血管が走行するため，ドプラ像における血流シグナルは全体的に疎であることが多い（図4）．

腫瘍内の多彩な組織像を反映した超音波像および血流シグナルとなるため，1つの断面だけでなく，複数の断面で腫瘍の全体像を十分に観察することが重要である．

■ 病理所見

腫瘍の割面は平滑で白色から黄白色を呈する（図5）．

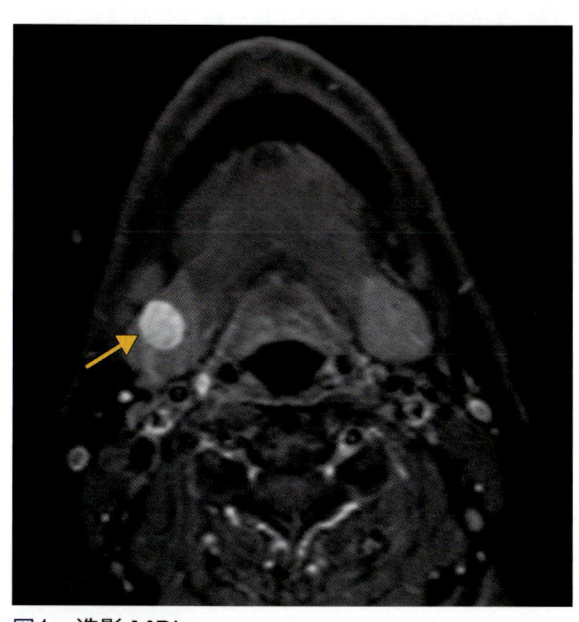

図1　造影MRI
右顎下腺多形腺腫．右顎下腺内に形状整，境界明瞭な腫瘍（→）を認める．

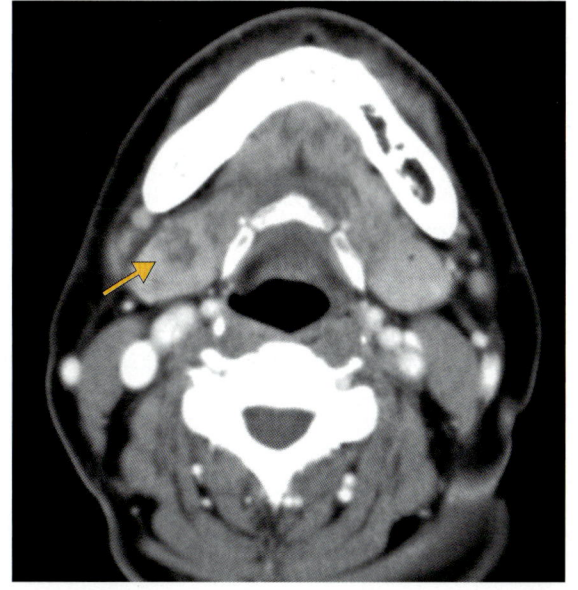

図2　造影CT
右顎下腺多形腺腫（図1と同一症例）．右顎下腺内に腫瘍（→）を認める．MRIに比べると正常唾液腺組織との境界はわかりにくい．

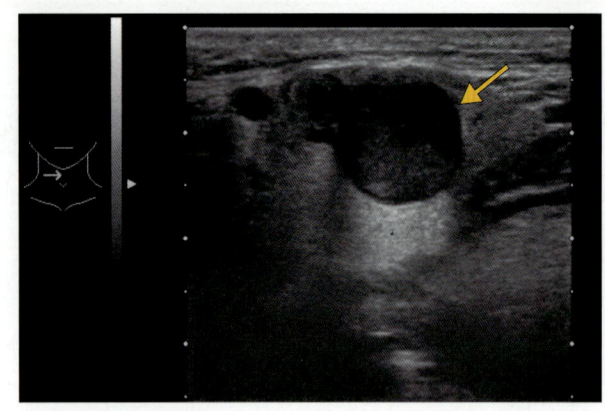

Ⅱ 疾患各論

図3 Bモード像
右顎下腺多形腺腫（図1, 2と同一症例）. 形状整, 境界明瞭平滑, 内部エコー均質な腫瘍（→）で, 後方エコーは増強している.

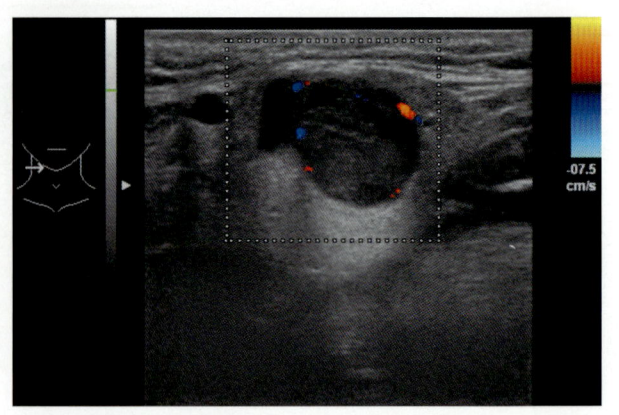

図4 カラードプラ像
右顎下腺多形腺腫（図1～3と同一症例）. 腫瘍内部の血流は疎である.

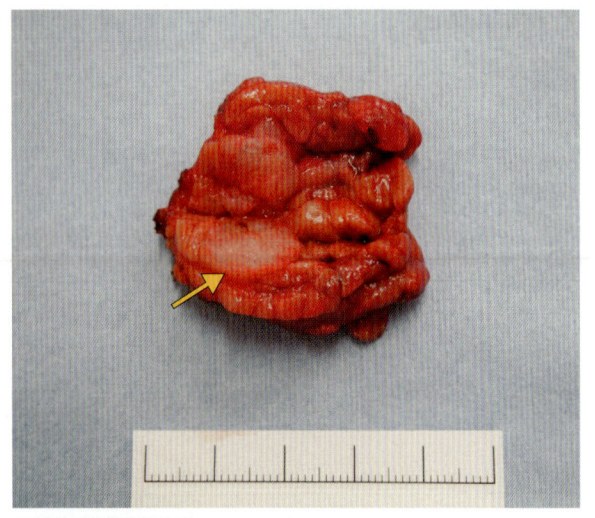

図5 摘出顎下腺
図1～4と同一症例. 顎下腺内に腫瘍（→）を認める.

上皮細胞が管状, 索状に増殖し, 粘液腫様や軟骨様領域が混在する多彩な組織像を示す.

■ 鑑別のポイント

耳下腺では, 同じく頻度の高い Warthin 腫瘍（p58）との鑑別を常に考える必要がある. また, 耳下腺, 顎下腺ともに, 一見良性多形腺種のようにみえるが部分的な形状不整, 境界不明瞭, 内部エコー不均質といった所見を呈する低悪性度の唾液腺悪性腫瘍や多形腺腫由来癌との鑑別が重要となる.

文　献
1) 古川まどかほか：耳下腺腫瘍の超音波診断および超音波ガイド下穿刺吸引細胞診. 口腔咽頭科 22：73-78, 2009

2）基底細胞腺腫（basal cell adenoma）

■ 疾患概念

基底細胞腺腫は, 導管上皮系細胞と筋上皮・基底細胞系細胞の両者からなる良性腫瘍で, 古い分類では単形腺腫（monomorphic adenoma）のなかに位置づけられていた. 多形腺腫に比べると頻度は少ない. 病理組織学的には, 主として2種類の細胞（上皮性細胞と筋上皮細胞）から構成されるが, 多形腺腫のような多彩な組織像はみられないのが特徴である.

■ 臨床所見

多形腺腫と同様に, 被膜に覆われ, 周囲への浸潤はみられず可動性良好な腫瘍である. 通常, 疼痛や顔面神経麻痺は伴わない. 多形腺腫に比べて細胞成分が多く, 充実部分と嚢胞部分を伴うことの多い腫瘍である. MRI（図6）, 造影 CT（図7）を示す.

■ 超音波所見

境界は明瞭平滑, 形状は整である. 小さい腫瘍では円形のものが多いが, 大きくなると分葉状に発育するところは, 多形腺腫と共通している. 内部エコーはほぼ均質で, 低～等エコー, 後方エコーの増強が認められる（図8）. 腫瘍の可動性は良好であることを確認する.

腫瘍内の血流は, 多形腺腫と違い基質部分は乏しく細胞成分が多いため, ドプラ像における血流シグナルは豊富であることが多い（図9）.

■ 病理所見

腫瘍は全体に被膜に包まれ, 周囲組織への浸潤は認められない（図10）. 類基底細胞が明瞭な基底膜で覆

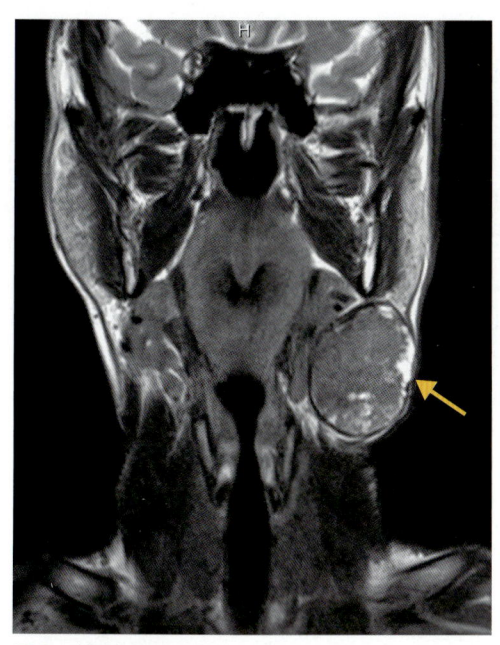

C 唾液腺（耳下腺・顎下腺） 1．腫瘍性病変

図6　造影 MRI
左耳下腺基底細胞腺腫．左耳下腺内に腫瘍（→）を認める．正常唾液腺組織との境界は明瞭である．

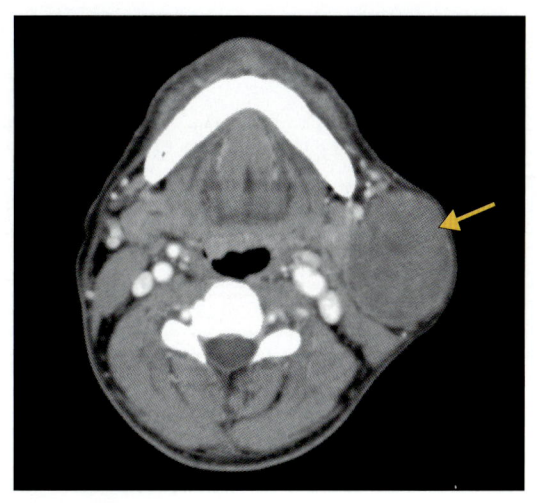

図7　造影 CT
左耳下腺基底細胞腺腫．左耳下腺内に腫瘍（→）を認める．正常唾液腺組織との境界はほぼ明瞭である．

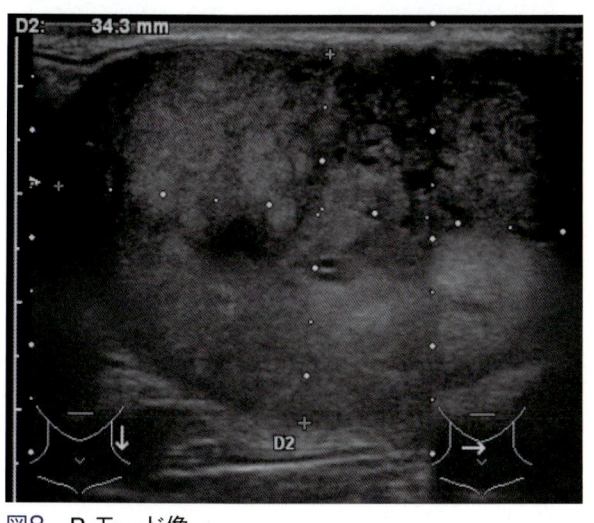

図8　B モード像
左耳下腺基底細胞腺腫．形状整，境界明瞭平滑，内部エコー均質で，後方エコーは軽度増強している．

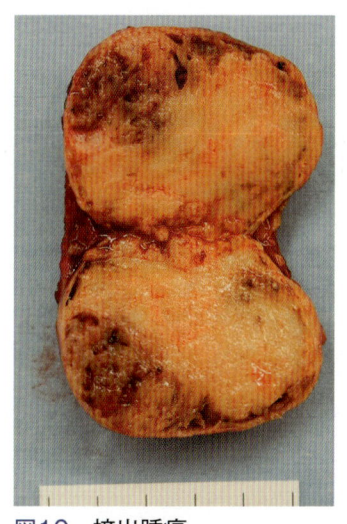

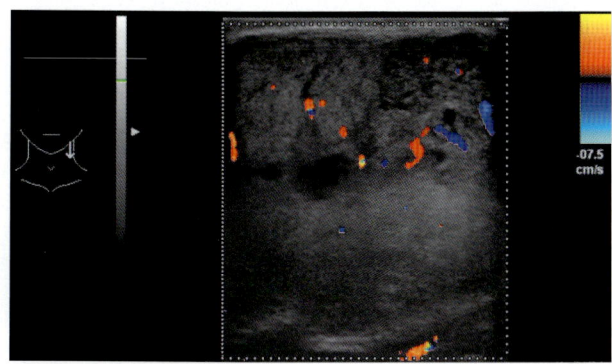

図9　カラードプラ像
左耳下腺基底細胞腺腫．腫瘍内部の血流はやや豊富である．

図10　摘出腫瘍
腫瘍は被膜に覆われ，割面はほぼ平滑である．

われて索状に増殖し（nuclear palisading），多形腺腫のような粘液腫様ないし軟骨様の基質産生は認めない．

■ 鑑別のポイント

多形腺腫に比べて細胞成分が多いため，内部エコーは低くなり血流が全体に豊富な傾向がある．部分的な形状不整や被膜浸潤があると低悪性度癌の可能性があるため，腫瘍の全体像をみて判断することが重要である．

文　献
1) 古川まどかほか：耳下腺腫瘍の超音波診断および超音波ガイド下穿刺吸引細胞診．口腔咽頭科 **22**：73-78，2009

Ⅱ　疾患各論

3) Warthin 腫瘍

■ 疾患概念

　Warthin 腫瘍のほとんどは耳下腺に生じ，良性腫瘍では多形腺腫に次いで多い．充実部分と囊胞部分とが混在することの多い腫瘍である．

■ 臨床所見

　50 歳以上の男性に好発し，多発性，両側性にみられることも多い．
　多形腺腫に比べて，軟らかく可動性良好な腫瘤として触知される．通常疼痛や顔面神経麻痺は伴わないが，感染や炎症の影響を受けやすいため，臨床症状が修飾されることがある．MRI（図11），造影 CT（図12）でも腫瘍は描出されるが，超音波診断ではより詳細に観察できる．
　PET-CT で FDG の集積が認められることが多く，悪性腫瘍や癌のリンパ節転移との鑑別が必要になるが，その場合，超音波検査が非常に有用である．

■ 超音波所見

　境界は明瞭平滑，形状は整である．内部エコーは多形腺腫に比べて全体に低エコーで，注意深く観察すると，囊胞部分や非常に繊細な線状高エコーが認められる．小さい腫瘍では楕円形のものが多く，後方エコーの増強が認められる（図13）．腫瘍の可動性は良好なものが多い．
　腫瘍内の充実部分の血流は多形腺腫に比べて多く，ドプラ像では細かい血流シグナルが認められる（図14）．

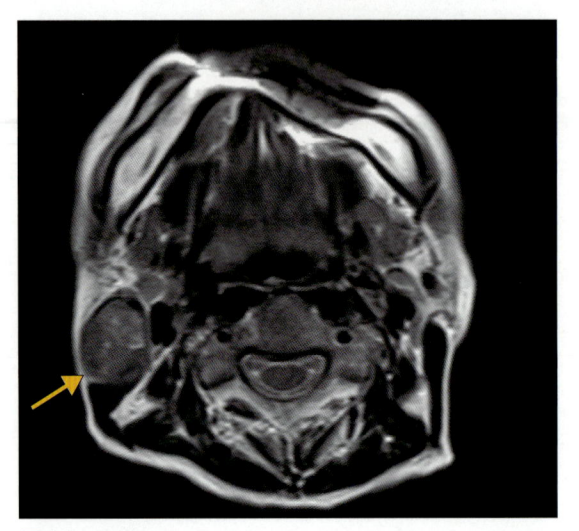

図11　MRI
右耳下腺 Warthin 腫瘍．右耳下腺内に腫瘍（→）を認める．

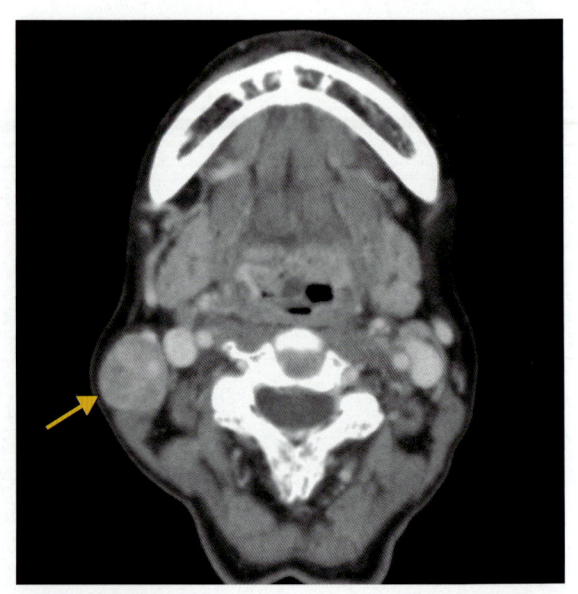

図12　造影 CT
図 11 と同一症例．右顎下腺内に腫瘍（→）を認める．

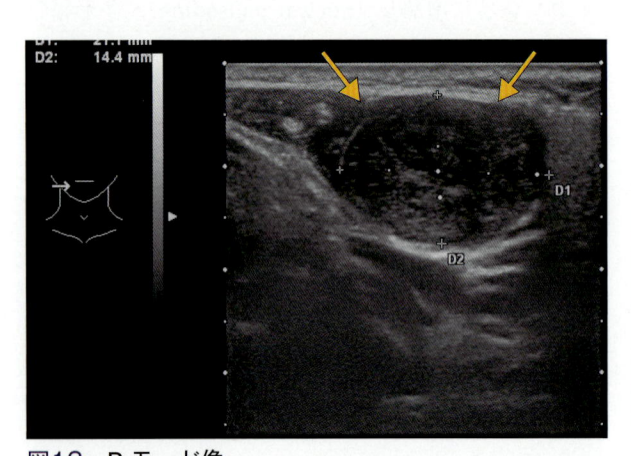

図13　B モード像
図 11，12 と同一症例．右耳下腺 Warthin 腫瘍（→）．形状整，境界明瞭平滑，内部エコー均質で，後方エコーは増強している．

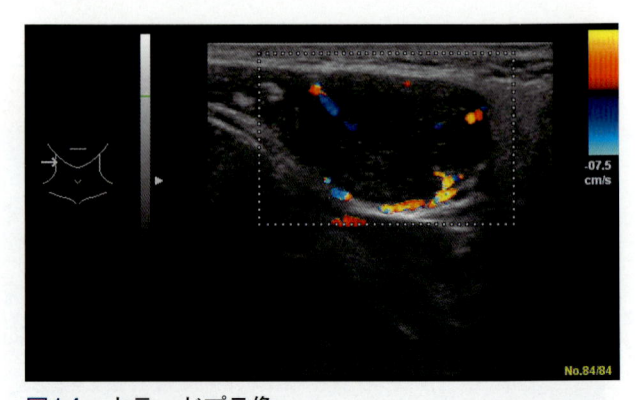

図14　カラードプラ像
図 11〜13 と同一症例．右耳下腺 Warthin 腫瘍．腫瘍内部の血流は疎である．

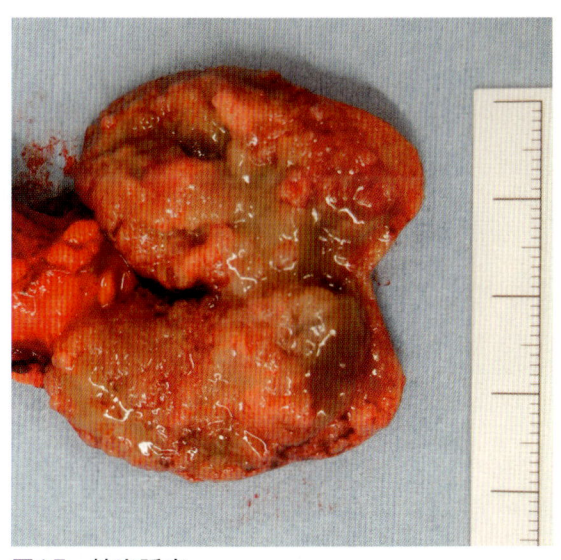

C 唾液腺（耳下腺・顎下腺） 1．腫瘍性病変

図15 摘出腫瘍
図11～14と同一症例．腫瘍は薄い被膜に覆われ，割面は赤褐色の充実部分と粘性の液を有する囊胞部分が混在している．

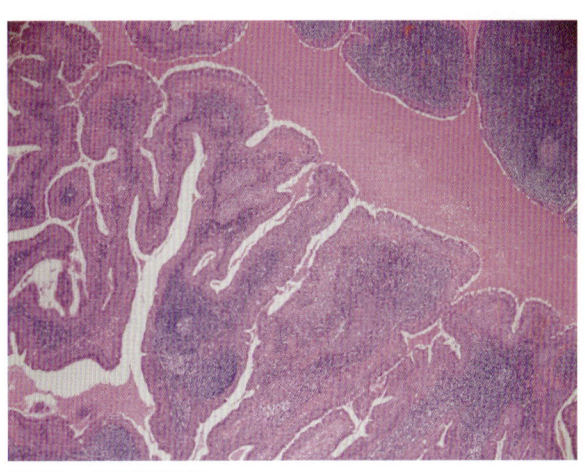

図16 病理組織像
HE染色，弱拡大．種々の大きさの囊胞形成が特徴で，その内腔に向かって乳頭状に腫瘍細胞が増殖し，間質にはリンパ球が認められる．細胞成分が多く，粘液腫様や軟骨様領域はみられない．

■ 病理所見

腫瘍は全体に薄い被膜に包まれ，割面は赤褐色の充実部分と粘稠な液体を有するさまざまな大きさの囊胞部分が混在して不整である．周囲組織への浸潤は認められない（図15）．腫瘍細胞は，好酸性顆粒状の細胞質を有するオンコサイトである．高円柱状細胞とその下の立方形細胞が腔に面して2列に並ぶ二層性が特徴である．間質にはリンパ性組織が豊富である（図16）．

■ 鑑別のポイント

多形腺腫や，低悪性度の唾液腺悪性腫瘍のほか，リンパ節腫脹，特に悪性リンパ腫との鑑別が問題となることがある．リンパ節門の構造や，リンパ節門から流入するような血流分布が確認できれば，悪性リンパ腫を疑う必要がある．

文 献
1) 古川まどかほか：耳下腺腫瘍の超音波診断および超音波ガイド下穿刺吸引細胞診．口腔咽頭科 **22**：73-78，2009

b 悪性腫瘍

■ 疾患概念

悪性腫瘍は耳下腺腫瘍の20～35％を占める．2005年WHO分類で唾液腺悪性腫瘍は23種類の組織型に分類され，さらに組織型のなかにはさまざまな悪性度を有するものがあり疾患分類は複雑である．病理組織学的悪性度は臨床的悪性度をほぼ反映しており，治療前に悪性であることと，その悪性度を見極めることが重要である．悪性度は通常，低，中，高悪性度の3段階に分類される．

■ 臨床所見

高悪性度の腫瘍では，急激な増大傾向があり，また，周囲組織への浸潤のため，可動性不良，皮膚の発赤，疼痛，顔面神経麻痺，頸部リンパ節転移といった随伴症状を伴うものが多く，画像上も悪性腫瘍として診断できるものが多い．

一方，低～中等度の悪性度のものでは，被膜を有し，周囲組織への浸潤がないか，あっても軽度のため，臨床所見上も，画像上も，良性腫瘍との鑑別が困難なことがしばしばある（図1，2）．超音波診断では，腫瘍の形状，境界，内部の所見や血流分布を詳細に観察できるため，いくつかの悪性腫瘍を疑わせる部分的な所見を捉えることができる．

■ 超音波所見

高悪性度の腫瘍では，被膜を有さず，周囲に浸潤するものが多く，境界不明瞭，形状不整である．一方，低～中悪性度の腫瘍では，被膜を有し，境界は明瞭なものが多いが，部分的に境界不明瞭で形状不整なもの，内部エコーが不均質なものは悪性腫瘍を疑う所見

Ⅱ　疾患各論

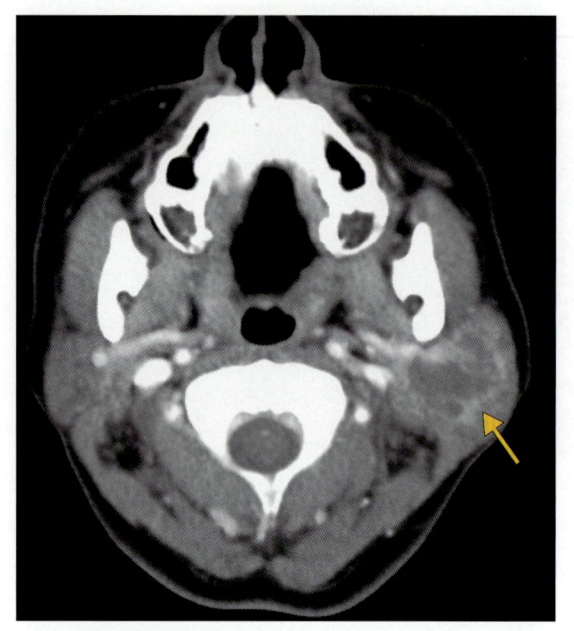

図1　腺様嚢胞癌症例の造影 CT
左耳下腺にやや境界不明瞭で，部分的に造影効果の認められる腫瘍（→）を認める．

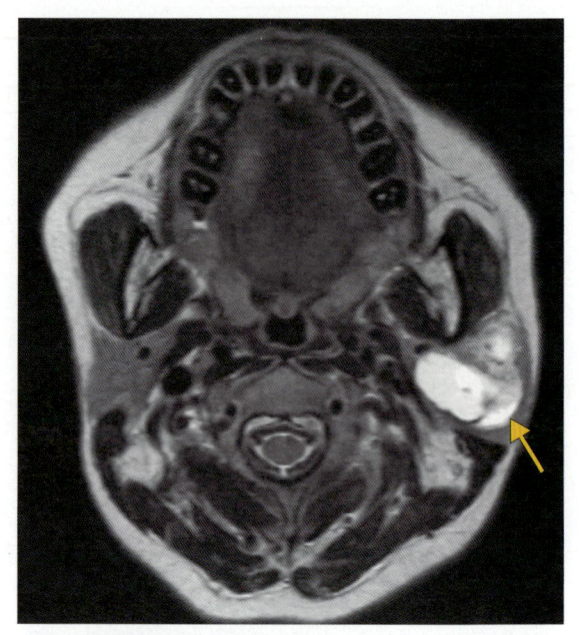

図2　腺様嚢胞癌症例の MRI
図1と同一症例．左耳下腺に充実部分と嚢胞状部分が混在する腫瘍（→）を認める．

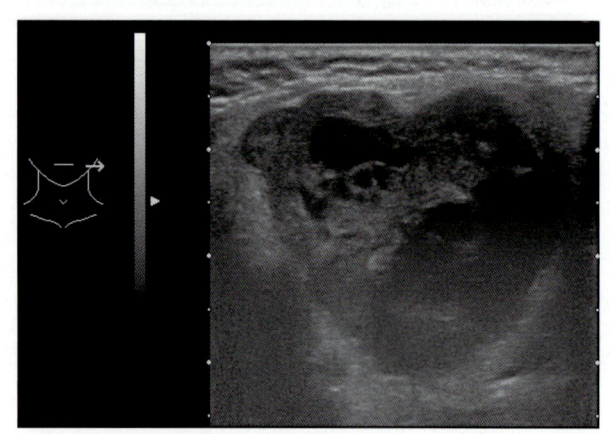

図3　左耳下腺腺様嚢胞癌症例の B モード像
図1，2と同じ症例．境界はほぼ明瞭だが，形状不整，内部エコー不均質で，嚢胞状の部分を含む腫瘍である．

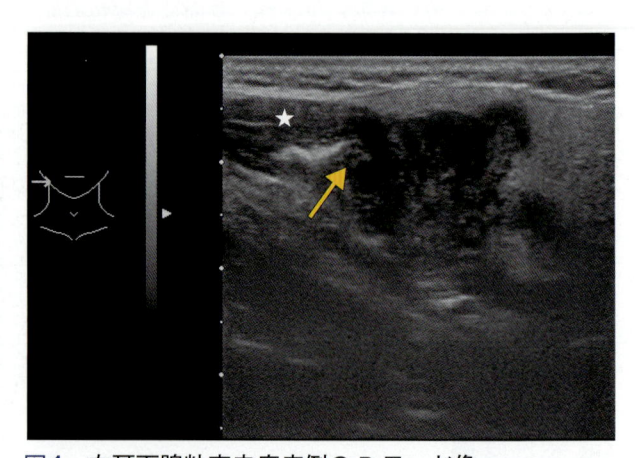

図4　右耳下腺粘表皮癌症例の B モード像
境界一部不明瞭，形状不整，内部エコー不均質で，胸鎖乳突筋（★）への浸潤を認める（→）．

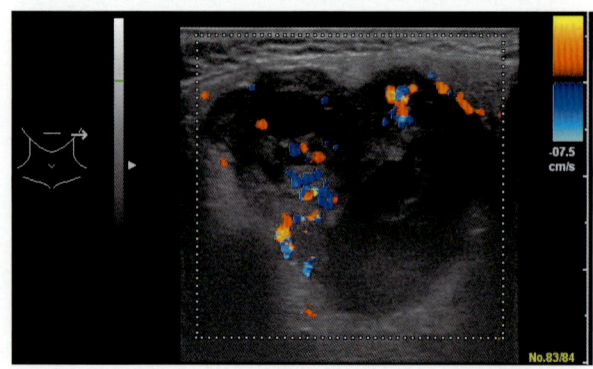

図5　左耳下腺腺様嚢胞癌症例のカラードプラ像
図1～3と同一症例．腫瘍内の充実部分および被膜の一部に沿った血流シグナルを認める．

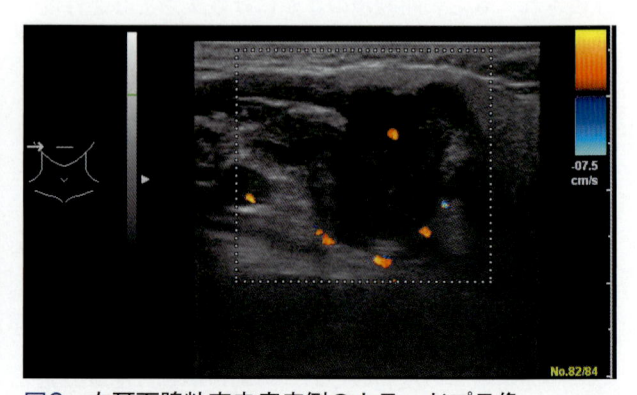

図6　右耳下腺粘表皮癌症例のカラードプラ像
図4と同一症例．腫瘍内の一部および被膜の一部に沿った血流シグナルを認める．

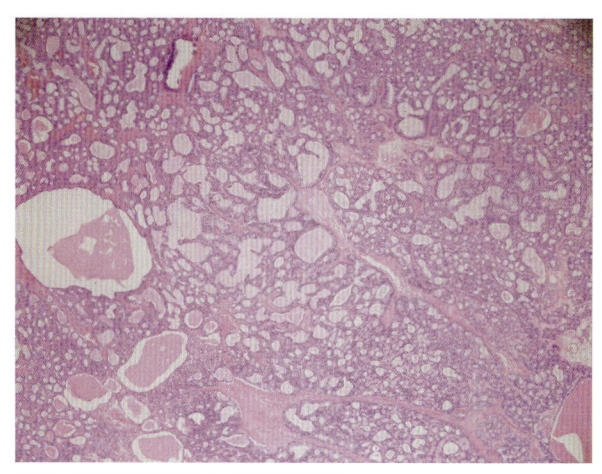

図7 腺様嚢胞癌の病理組織像
HE染色，弱拡大．図1～3，5と同一症例．導管上皮様細胞と腫瘍性筋上皮細胞が大小の充実性胞巣を形成している．胞巣内に大小の腔がみられる篩状の胞巣が特徴的な像として観察される．

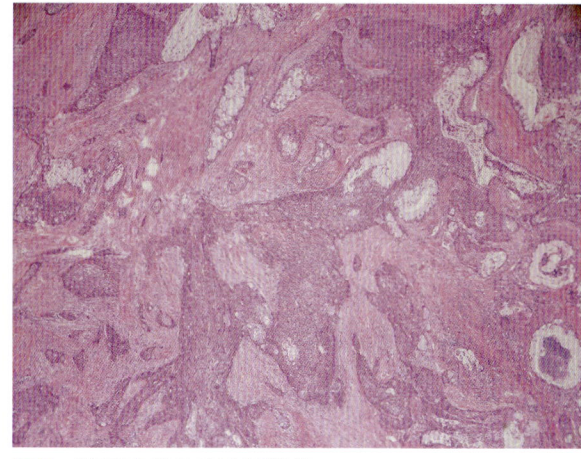

図8 粘表皮癌の病理組織像
HE染色，弱拡大．図4，6と同一症例．粘液産生細胞，類表皮細胞およびこれらの細胞より小型で形態的にどちらにも属さない中間細胞からなる．大小さまざまな管腔を構築している．

といえる（図3，4）．部分的な所見を捉えるためには，1つの断面だけでなく，複数の断面で腫瘍の全体像を十分に観察することが重要である．カラードプラ法では，腫瘍の浸潤部分の先端で血流シグナルが認められることが多い（図5，6）．

■ 病理所見

耳下腺癌は病理組織学的に多くの種類に分類されており，それぞれ特徴的な病理像を呈する（図7，8）．さらに，組織型によっては，同一組織型のなかで，さらに悪性度分類がなされる．

■ 鑑別のポイント

高悪性度の腫瘍では炎症症状を伴うものがあり，この場合単純な炎症性変化との鑑別を要する．一方，低悪性度の腫瘍では，良性腫瘍との鑑別が難しいものがある．頻度は良性腫瘍が圧倒的に多いため，良性腫瘍の診断・治療の際に，低悪性度腫瘍の存在を常に考えることが重要になってくる．

文　献

1) 古川まどかほか：耳下腺腫瘍の超音波診断および超音波ガイド下穿刺吸引細胞診．口腔咽頭科 22：73-78，2009
2) 日本頭頸部癌学会（編）：頭頸部癌取扱い規約（第5版），金原出版，東京，2012

2 非腫瘍性病変

a 唾石症（sialolithiasis）

■ 疾患概念

唾石とは，唾液腺内部や導管内に生じる結石を指し，この唾石ができたために起こる疾患を，唾石症と呼ぶ（図1）．

唾石で最も多いのは，炭酸カルシウムを主成分とする石で，細菌塊や粘液などの周囲にカルシウムが沈着してできるとされている（図2）．治療のため摘出した結石を割ってみると，沈着したカルシウムが年輪のようにみえることがある．

唾石症のほとんどは顎下腺に生じるが，ごく少数例は耳下腺にも生じる．唾石は砂粒状の小さなものから数cmに及ぶものや，多発するものまでさまざまである．通常一側性である．

■ 臨床所見

唾石による唾液の通過障害のため，摂食時に激痛とともに顎下部が腫れ，しばらくすると徐々に症状が消退するのが特徴である．酸味の強いものを食べた時は特に症状が顕著となる．長期間唾石が存在すると徐々に唾液分泌機能が低下し，唾液腺が萎縮すると毎食ごとの疼痛は軽減する．

唾石症に典型的な症状があれば，口腔内の視診や触

II　疾患各論

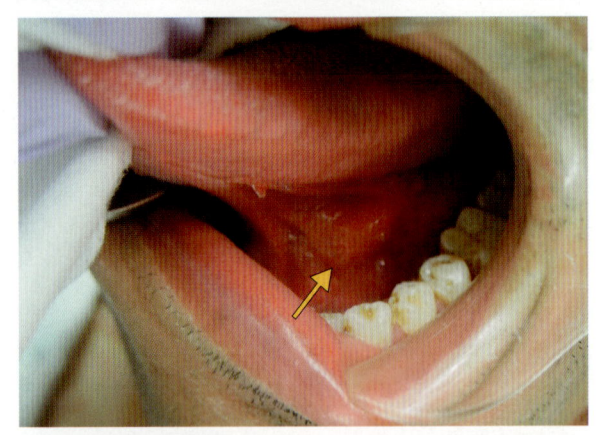

図1　唾石症の所見
左口腔底の粘膜下に顎下腺管に沿った硬い隆起を認め（→），その周囲粘膜は発赤，腫脹し，圧痛を認める．

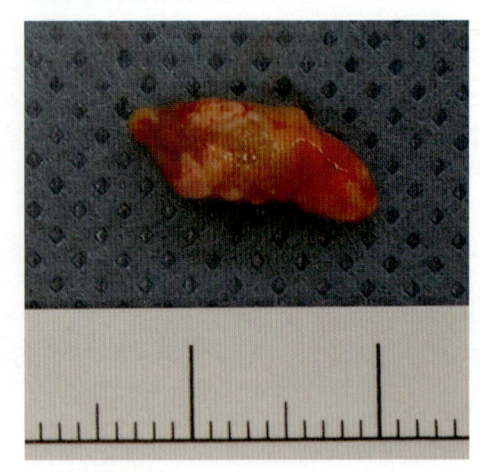

図2　唾石

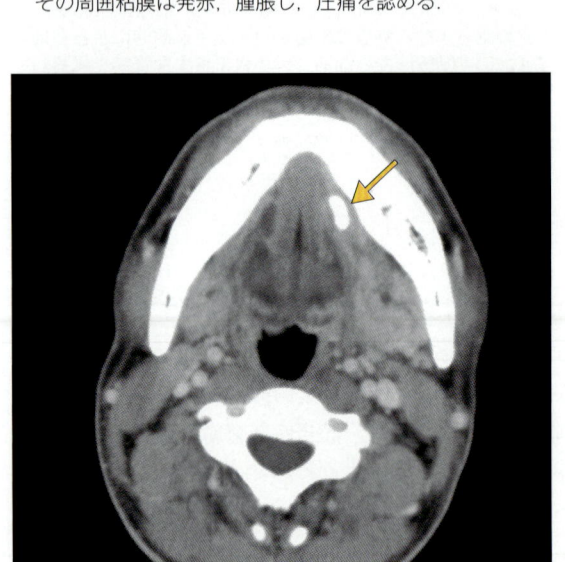

図3　CT
左口腔底に唾石（→）が描出される．

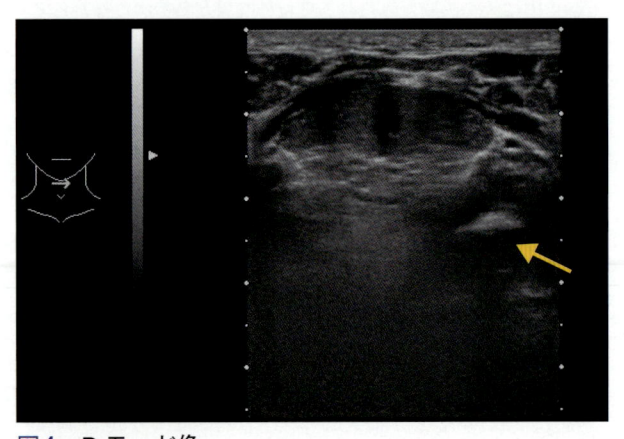

図4　Bモード像
左口腔底に唾石（→）が音響陰影を伴う高エコーとして描出される．

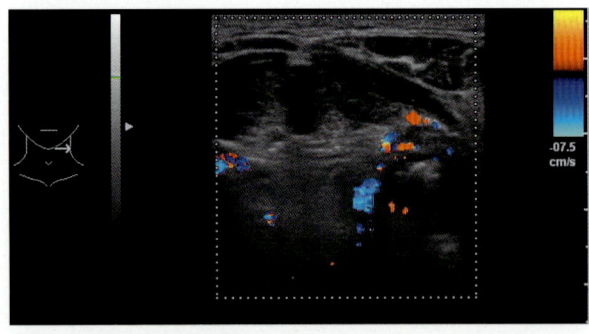

図5　カラードプラ像
唾石周囲は炎症を伴い，血流が増加している．

診により唾石の存在を疑うことができる．CTは非常に細かい唾石も描出可能であり，唾石の存在診断および唾石が存在する部位や個数を確定するのに有用である（図3）．

■ 超音波所見

　顎下腺の唾石では，顎下部から口腔底を見上げるように観察することで，導管の拡張や唾石を描出できる．石灰化を伴う唾石は，強い高エコーを呈し音響陰影を伴う（図4）．唾石周囲の組織は炎症を伴って腫脹していることが多い（図5）．耳下腺の唾石診断では，耳下部から頬部で耳下腺管の走行に沿って観察する．

　患側の唾液腺は，唾液の流出障害によって導管の拡張を伴う腫脹をきたすが，慢性期に入ると萎縮した唾液腺として観察される．

■ 病理所見

　唾石の病理像は，カルシウムの沈着を示す層板状の構造を示す．

■ 鑑別のポイント

　石灰化が弱い唾石や砂状の細かい唾石の場合，超音

波では描出が困難な場合があるので注意を要する．唾石の有無を，まず超音波検査でスクリーニングし，唾石が疑わしいが判断に迷う場合はCTで確認を行うことが望ましい．

また，舌下腺癌や口腔底癌が口腔底で顎下腺管を閉塞することがあり，臨床症状が顎下腺唾石症と類似するため，慎重な鑑別を要する．

文献
1) 樋口香里ほか：顎下腺腫瘍の超音波像．頭頸部外 3：147-153，1993

b 耳下腺嚢胞（parotid cyst）

■ 疾患概念

唾液腺の嚢胞には，大きく分けると2種類ある．

頻度が高いのは，唾液腺がうまく分泌，排泄されずにたまる貯留嚢胞で，ガマ腫もそのうちの1つである．貯留嚢胞は，大唾液腺だけでなく，口腔粘膜に散在する小唾液腺にも生じる．通常嚢胞壁に上皮を含まない．

もう1つの種類は，これは胎生期の鰓裂に由来する鰓性嚢胞であり，リンパ上皮性嚢胞ともよばれる．第1鰓嚢胞は耳下腺に接して発生するため，耳下腺腫瘍との鑑別が重要である．嚢胞壁が上皮細胞に裏打ちされた真性嚢胞で，皮下にリンパ組織を有する病理像が特徴的である．

本項ではこの真性嚢胞である鰓嚢胞について述べる．

■ 臨床所見

鰓嚢胞は小児期にみつかることが多い疾患であるが，成人になって初めて気づくことも少なくない．嚢胞性腫瘤であるが，耳下腺深部に発生すると，硬い耳下腺被膜に覆われ，下顎骨，乳様突起や胸鎖乳突筋に挟まれるため，波動を触れない弾性硬の腫瘤として触知されることが多い．CTでは境界明瞭な低濃度域としてみられ，造影剤で嚢胞壁が造影される（図1）．MRIでは境界明瞭な腫瘤像で，T1強調像にて低信号，T2強調像にて高信号を呈する（図2）．

■ 超音波所見

超音波では，境界明瞭な嚢胞性腫瘤が描出される．嚢胞内に浮遊物の動きが確認されることがある（図3）．カラードプラ法では，血流は嚢胞壁のみに認められる（図4）．

■ 病理所見

通常，嚢胞壁は周囲組織への浸潤を伴わず，比較的容易に剥離可能である．感染の既往があると癒着の可能性がある．嚢胞壁の内側は，上皮に覆われスムーズであるが，皮下リンパ組織により細かい顆粒状を呈する（図5）．病理組織学的にも，重層扁平上皮に裏打ちされ，皮下にリンパ組織を認める真性嚢胞である（図6）．

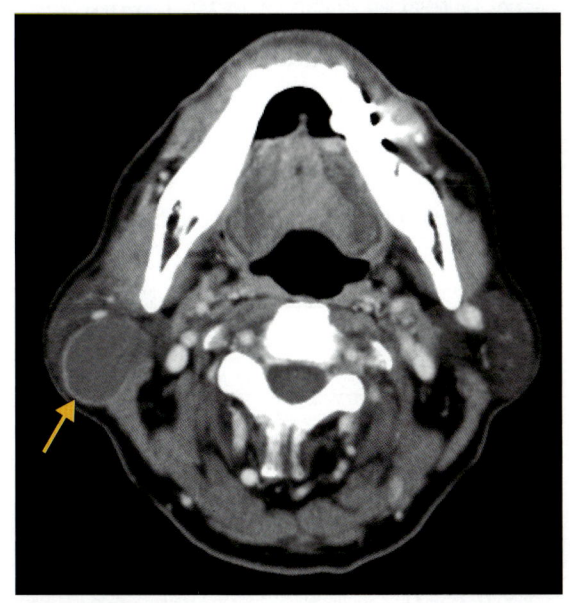

図1　造影CT
右耳下腺深部に嚢胞（→）を認める．嚢胞壁が造影されている．

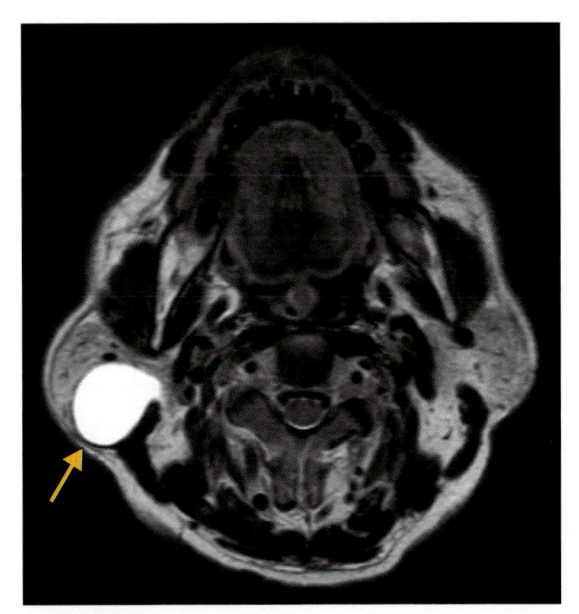

図2　MRI
T2強調像で右耳下部に嚢胞（→）を認める．

II　疾患各論

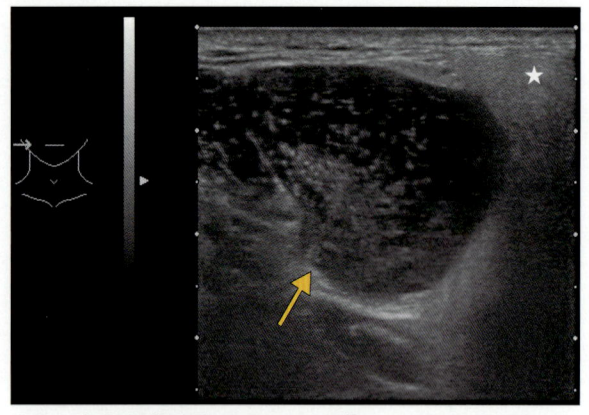

図3　右耳下部嚢胞のBモード像
右耳下腺組織（★）に接して，境界明瞭な嚢胞性腫瘤（→）を認める．嚢胞内に浮遊物の点状エコーが確認される．

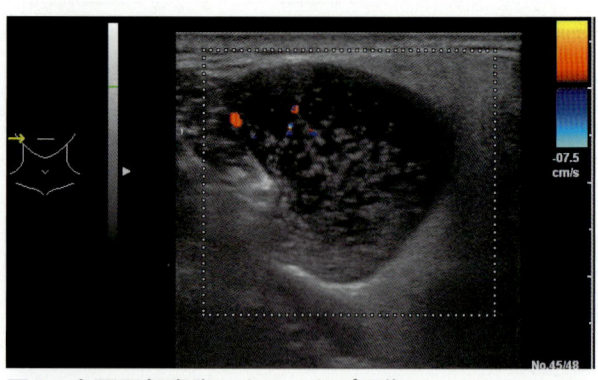

図4　右耳下部嚢胞のカラードプラ像
嚢胞壁には血流シグナルを認める．嚢胞内部は浮遊物の動きが観察される．

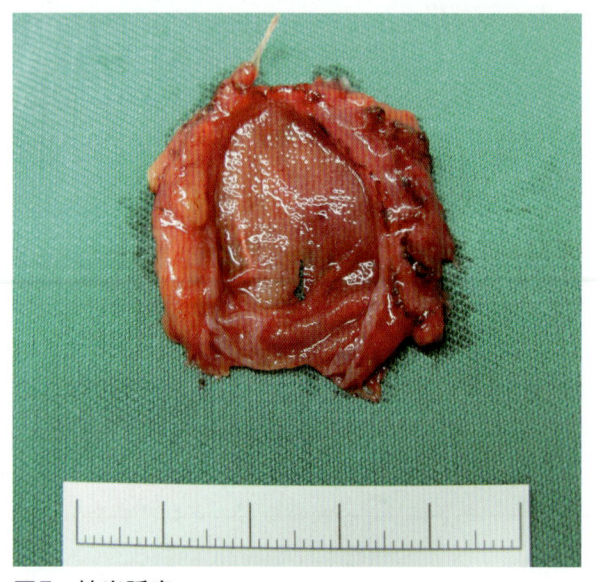

図5　摘出腫瘤
摘出後切開し，内腔壁をみたところ．嚢胞壁の内腔面は，上皮下のリンパ性組織のため顆粒状となっている．

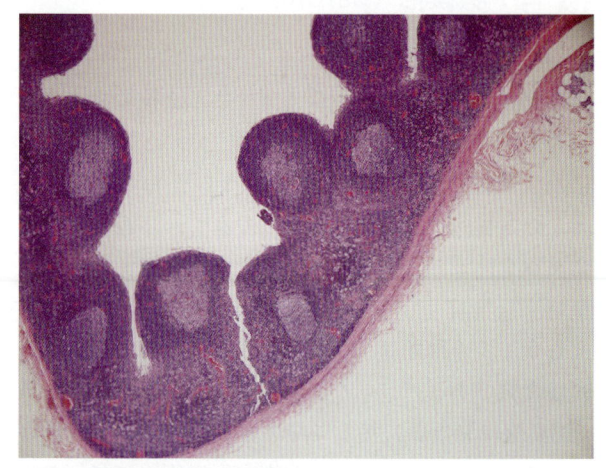

図6　嚢胞壁の病理組織像
HE染色，弱拡大．重層扁平上皮に覆われた内層と，それを取り囲むリンパ組織の外層からなる．

■ 鑑別のポイント

唾液分泌障害による貯留嚢胞，唾液腺腫瘍，悪性リンパ腫，癌のリンパ節転移，鰓原性癌などとの鑑別が重要である．鰓原性嚢胞では，嚢胞壁の構造が明確であることが多い．

文　献

1) Upile T et al : Branchial cysts within the parotid salivary gland. Head Neck Oncol **4** : 24, 2012
2) 中島雄介ほか：耳下腺に発生したリンパ上皮性嚢胞の1例．日口外誌 **48** : 408-411, 2002

C 急性化膿性唾液腺炎，膿瘍（acute suppurative sialadenitis, abscess）

■ 疾患概念

脱水症状などで唾液分泌が低下すると，口腔の細菌が導管より逆行性に侵入し，化膿性唾液腺炎となる．さらに炎症が進行すると，唾液腺周囲に炎症が波及するとともに，唾液腺内外に膿が貯留し，膿瘍を形成する．流行性耳下腺炎（ムンプス）に続発することもある．衰弱した人や高齢者に多い疾患である．

■ 臨床所見

一側の唾液腺が腫脹し，疼痛や熱感を伴う．罹患唾液腺は全体に硬くなり，圧痛を示す．表層の皮膚の発赤および浮腫を伴う．罹患唾液腺を圧排すると，唾液腺管の開口部から排膿がみられる．治療は，抗菌薬投与が必要で，明らかな膿瘍が形成されている場合には

切開排膿が必要となることもある．

■ 超音波所見

　一側の唾液腺がびまん性に腫脹し，唾液腺導管の拡張を認めることが多い．炎症が周囲組織に波及すると唾液腺全体が境界不明瞭となる（図1）．唾液腺実質の内部エコーは，炎症の初期にはびまん性に高エコーとなるが，唾液腺内部に炎症性の液体成分が増えるとその部分は低エコーとなる（図2）．さらに，膿瘍を形成し組織壊死が進行すると高・低エコーが混在する不均質なエコー像を呈するようになる．拡張した導管周囲の血流が炎症に伴い増加する（図3）．

■ 病理所見

　非特異的炎症像として，唾液腺組織内に多核白血球の浸潤，充血，炎症性間質浮腫，組織壊死が認められる．

■ 鑑別のポイント

　流行性耳下腺炎，化膿性リンパ節炎のほか，唾液腺腫瘍，悪性リンパ腫などとの鑑別が問題となることがある．

文　献

1) 切替一郎：Ⅲ 口腔・咽頭科学　各論第3章　唾液腺の疾患，新耳鼻咽喉科学，改訂11版，野村恭也（監修），加我君孝（編），南山堂，東京，2013
2) 窪　厚子ほか：急激な経過をとった急性化膿性耳下腺炎の剖検例．東京女子医大誌 30：2628-2630，1960

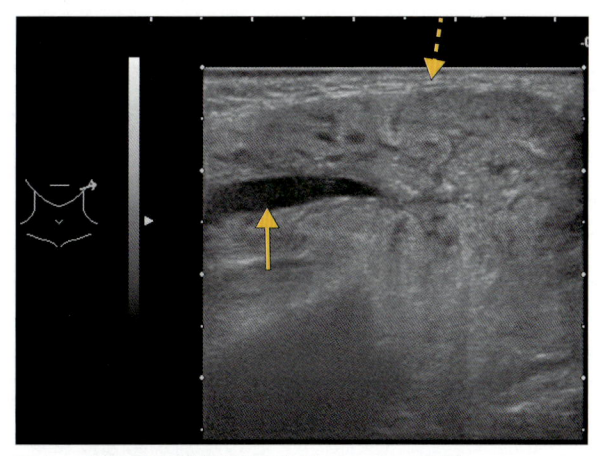

図1　左急性化膿性耳下腺炎のBモード像
耳下腺管の拡張（→）を認める．耳下腺はびまん性に腫脹し，耳下腺被膜の境界がやや不明瞭となっている（点線→）．

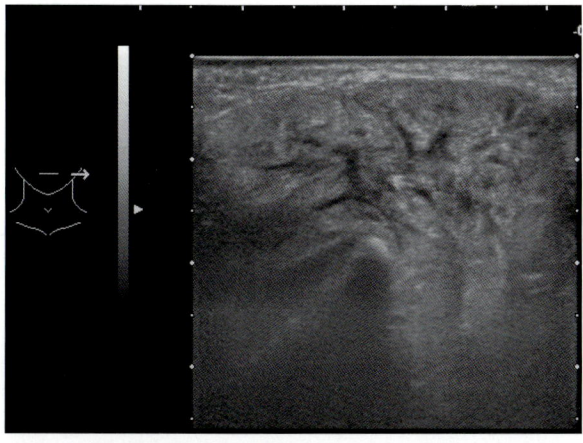

図2　左急性化膿性耳下腺炎のBモード像
図1と同一症例．耳下腺の内部エコーは，低・高エコーが混在し不均質となっている．

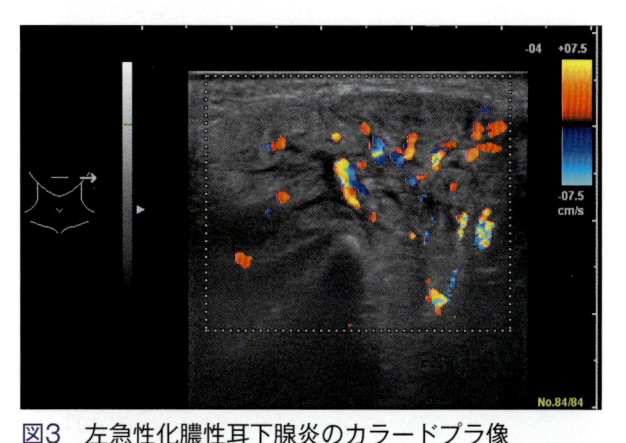

図3　左急性化膿性耳下腺炎のカラードプラ像
図1，2と同一症例．拡張した導管周囲の血流シグナルが豊富である．

d ガマ腫（ranula）

■ 疾患概念

炎症や外傷によって口腔底の顎下腺管，舌下腺管が閉塞または損傷し唾液の流出障害が起こり，導管への唾液貯留や，舌下腺からの唾液漏出によって生じる偽嚢胞である．通常，左右どちらかに偏在するが，正中を越えて反対側の口腔底に広がるものもある．

口腔底に限局した舌下型が多いが，顎舌骨筋を越えて顎下部に進展するもの（顎下型）や，両方にまたがる舌下・顎下型もみられる．

■ 臨床所見

20〜30歳代の女性に好発する．内容物は淡黄色の粘稠性物質が多い．口腔底の粘膜下に唾液が貯留する偽嚢胞が形成され，大きくなると菲薄化した粘膜を通して，粘膜下に淡青色で透明感のある嚢胞状腫瘤が確認できる．MRIのT2強調像で，液体貯留を示す高信号の領域が確認できる（図1）．

■ 超音波所見

境界明瞭平滑な嚢胞状腫瘤で，形状は通常整であるが，舌下間隙をぬって広がる場合は不整形を呈する（図2）．超音波で嚢胞状腫瘤の連続性を確認しながら全体像を把握することが重要である．

■ 病理所見

導管の閉塞が主体の粘液停滞によるガマ腫では嚢胞壁は単層立方上皮に覆われるが，舌下腺や管の損傷による粘液溢出によるガマ腫は嚢胞壁に上皮を有さず，肉芽組織からなる．

■ 鑑別のポイント

リンパ管腫，血管腫，脂肪腫などとの鑑別が問題となることがある．

文献

1) 中原はるか：特集 口腔内病変をどう診るか 特徴的な病変 がま腫．JOHNS 23：1791-1794，2007

e Sjögren 症候群（Sjögren's syndrome）

■ 疾患概念

抗SS-A/Ro抗体，抗SS-B/La抗体などの自己抗体が存在することから自己免疫疾患と考えられるが，その直接的な原因は不明である．涙腺の涙分泌，唾液腺の唾液分泌などを障害する．40〜60歳代の中年女性に好発する．関節リウマチや全身性エリテマトーデスをはじめとする自己免疫疾患の合併が全体の1/3程度ある．また，本症患者は悪性リンパ腫（唾液腺のMALTリンパ腫）を発症することが多いことが報告されている．

■ 臨床所見

目の乾燥（ドライアイ），口の乾燥が主症状である．病状の活動期には唾液腺導管の拡張が著明で，唾液腺全体が腫脹する．唾液腺腫脹がある場合，腫瘍性疾患との鑑別が必要になる．CTでは唾液腺内に拡張した導管が描出される（図1）．

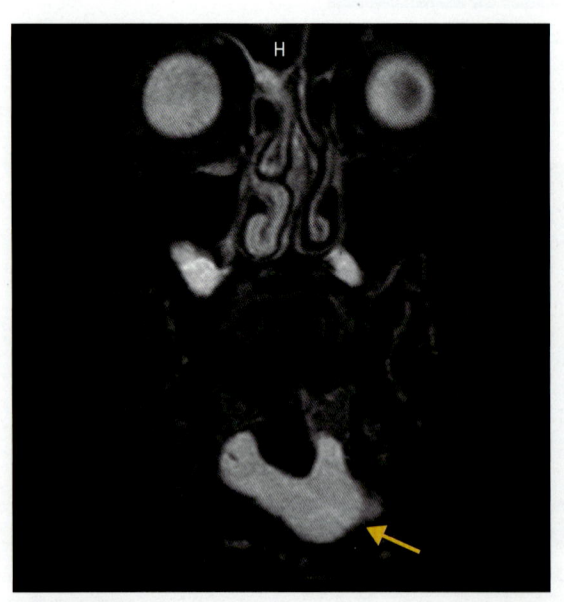

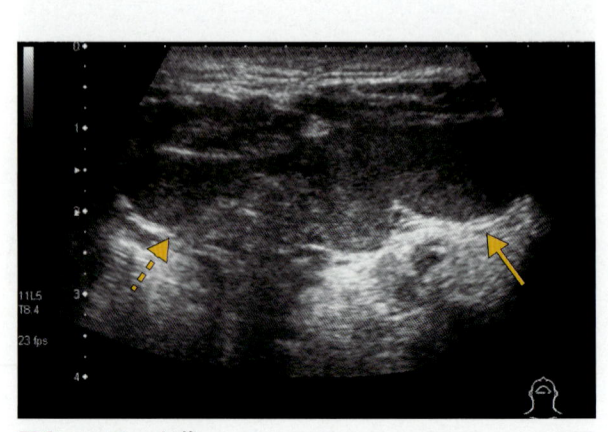

図1 MRI
T2強調像で，口腔底に，境界明瞭，均一な高信号（→）がみられる．

図2 Bモード像
左口腔底を主体に境界明瞭な嚢胞状の腫瘤（→）を認める．一部右側にも連続性に広がっている（点線→）．

C 唾液腺（耳下腺・顎下腺） 2. 非腫瘍性病変

■ 超音波所見

Sjögren 症候群に特有な唾液腺組織や導管の変化を捉えることができる．導管の拡張が著しいと，病状の活動期には，嚢胞状導管拡張像が観察される（図2, 3）．唾液腺組織の破壊が進行すると，最終的には唾液腺全体が萎縮する．

■ 病理所見

唾液腺内の腺房組織の萎縮・消失や導管の拡張が認められる（図4）．導管周囲には巣状の炎症細胞浸潤がみられ，この浸潤細胞はTリンパ球が主体とされている．

■ 鑑別のポイント

IgG4 関連疾患に位置づけられる Mikulicz 病との鑑別が必要とされている．

経過中に悪性リンパ腫を合併することがあり，注意を要する．

文　献

1) 谷口敦夫：シェーグレン症候群の治療，a) 腺症状，シェーグレン症候群の基礎と臨床，片山一朗（編），医薬ジャーナル社，大阪，p 102-109, 2003

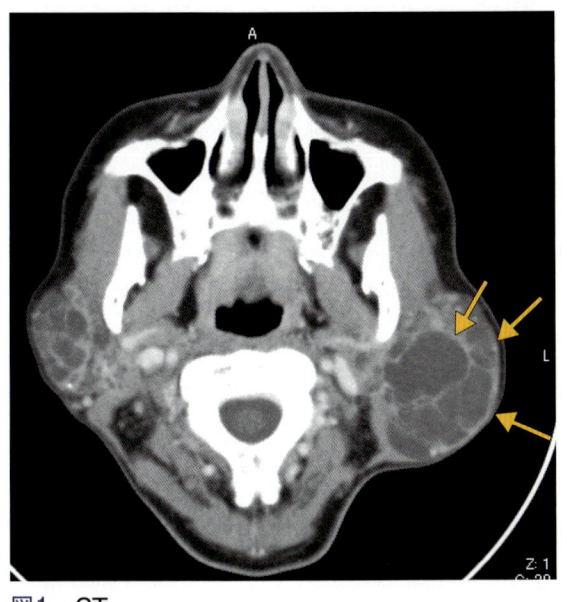

図1　CT
両側耳下腺内に導管の拡張による嚢胞状の部分（→）がみられる．

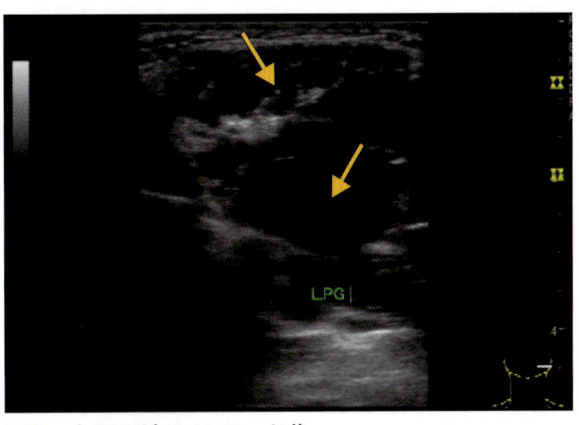

図2　左耳下腺のBモード像
著しい唾液腺導管の拡張（→）がみられる．

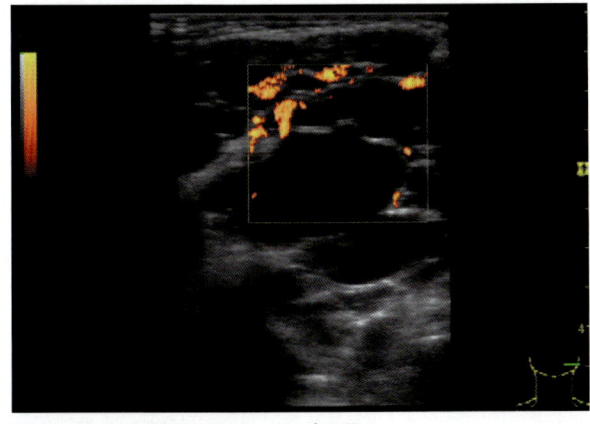

図3　左耳下腺のパワードプラ像
拡張した導管の壁に血流がみられる．

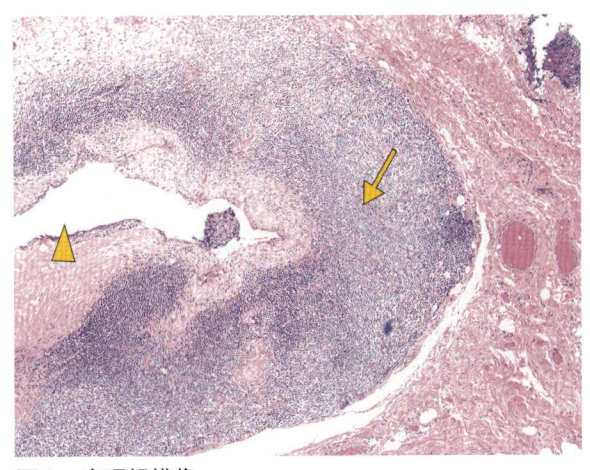

図4　病理組織像
HE染色，弱拡大．導管周囲に炎症細胞浸潤（→）が認められ，導管（▲）は拡張している．

f IgG4 関連疾患

■ 疾患概念

IgG4 関連疾患は，腫瘤形成部分に IgG4 陽性形質細胞の浸潤を認め，多彩な臓器でさまざまな症状を呈する疾患である．血清 IgG4 高値（135 mg/dL 以上）を特徴とするが原因は不明である．頭頸部領域では，涙腺に生じる Mikulicz 病と，顎下腺に生じる Küttner 腫瘍（慢性硬化性唾液腺炎）があげられる．

■ 臨床症状

病変部にリンパ球と IgG4 陽性形質細胞の浸潤をきたし腫瘤状となる．Mikulicz 病では，両側性の涙腺，耳下腺，顎下腺が腫瘤上に腫脹する．Küttner 腫瘍では，片側または両側の顎下腺の一部または全体が硬く腫脹する．いずれの疾患も腫脹している部分は無痛性で硬い．

■ 超音波所見

腫瘤状に硬くなった部に一致して，腺組織の一部または全体が低エコーを呈する（図1）．正常腺組織との境界は不明瞭で，びまん性変化として認められることが多い．低エコーの部位では，正常腺組織部位に比べて血流が豊富に認められる（図2）．

■ 病理所見

リンパ球浸潤と線維化のため，腺組織全体が硬く変化することが多い（図3）．病変部にリンパ球と形質細胞の浸潤を認める（図4）．形質細胞が IgG4 陽性であることが免疫染色によって確認できる（図5）．

■ 鑑別のポイント

Sjögren 症候群や，そのほかの非特異的慢性炎症との鑑別が問題になることが多く，病理組織学的にも鑑別困難な場合もある．血清 IgG4 が高値を呈し，組織学的に IgG4 陽性形質細胞が確認されること，抗 SS-A/Ro 抗体，抗 SS-B/La 抗体といった自己抗体が検出されないことで確定診断がつくとされている．

また，顎下腺の場合，顎下腺腫瘍との鑑別が重要である．顎下腺腫瘍は正常顎下腺組織とある程度境界を持って腫瘍が存在するのに対し，IgG4 関連疾患では顎下腺内に病変がびまん性に存在することで超音波像にて鑑別できることが多い．顎下腺内のびまん性病変に加えて顎下腺周囲のリンパ節が異常に腫大している場合は，悪性リンパ腫の可能性も考えなくてはならない．

文　献

1) 山本元久ほか：ミクリッツ病における疾患独立性の意義—Revival of interests in Mikulicz's disease—．日臨免誌 **29**：1-7，2006
2) John S et al：Mechanisms of disease：IgG4-related disease. N Engl J Med **366**：539-551，2012
3) 高橋裕樹ほか：IgG4 関連疾患のこれからの展開　1 IgG4 関連疾患の臨床的意義．日本医事新報 **4694**：18-21，2014

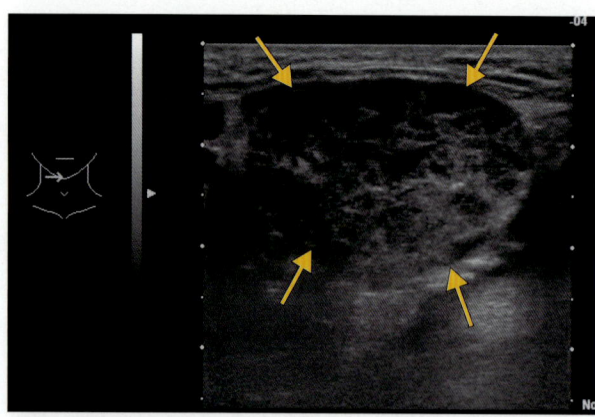

図1　右顎下腺の B モード像
顎下腺内（→）にびまん性に低エコー域を認める．
［古川まどか：顎下腺　甲状腺超音波診断ガイドブック，改訂第 2 版，乳腺甲状腺超音波医学会 甲状腺用語診断基準委員会（編），南江堂，東京，p118，2012］

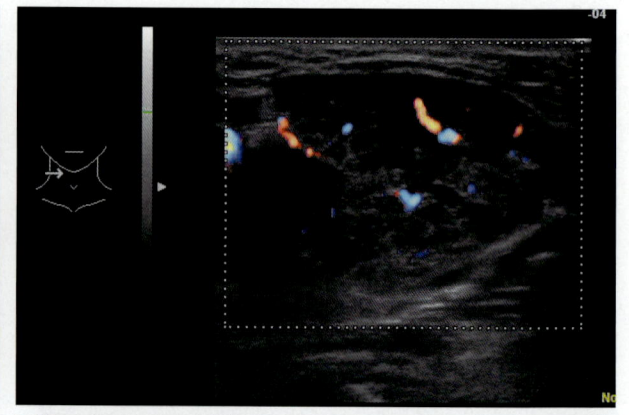

図2　パワードプラ像
顎下腺内部の低エコー域には正常腺組織部位に比べて血流が豊富に認められる．
［古川まどか：顎下腺　甲状腺超音波診断ガイドブック，改訂第 2 版，乳腺甲状腺超音波医学会 甲状腺用語診断基準委員会（編），南江堂，東京，p118，2012］

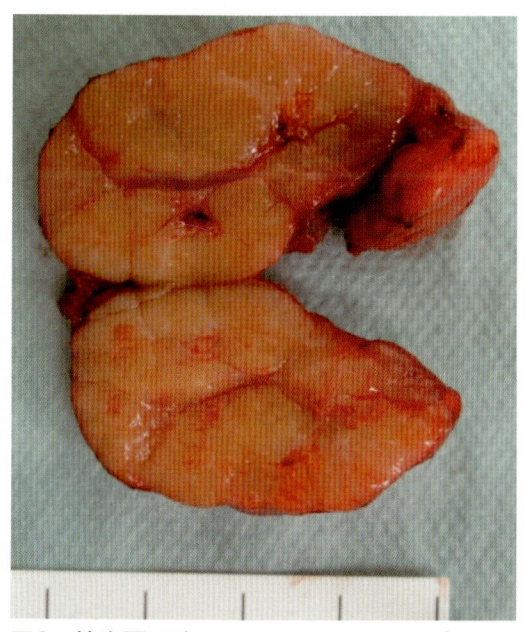

C 唾液腺（耳下腺・顎下腺） 2. 非腫瘍性病変

図3 摘出顎下腺
顎下腺全体が硬く腫脹している．
［古川まどか：顎下腺　甲状腺超音波診断ガイドブック，改訂第2版，乳腺甲状腺超音波医学会 甲状腺用語診断基準委員会（編），南江堂，東京，p 118，2012］

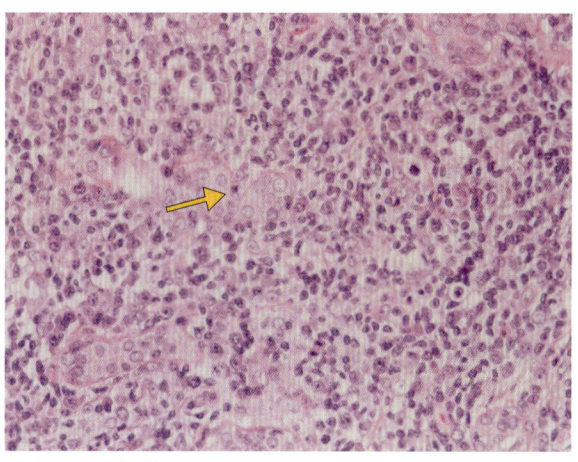

図4 病理組織像
HE染色，強拡大．リンパ球のほか，形質細胞（→）の浸潤を認める．
［古川まどか：顎下腺　甲状腺超音波診断ガイドブック，改訂第2版，乳腺甲状腺超音波医学会 甲状腺用語診断基準委員会（編），南江堂，東京，p 118，2012］

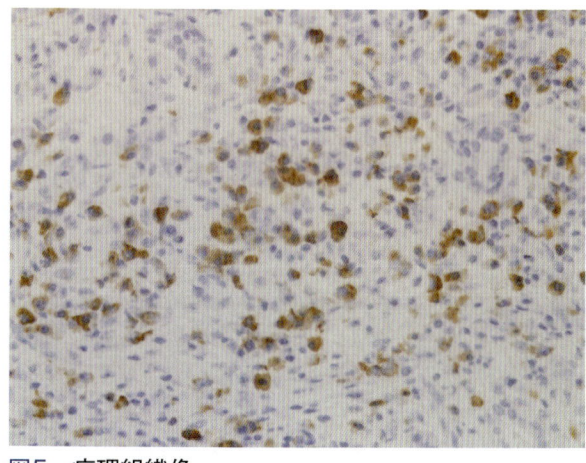

図5 病理組織像
免疫染色，IgG4，強拡大．形質細胞はIgG4陽性である．

Ⅱ　疾患各論

g 反復性耳下腺炎（recurrent parotitis）

■ 疾患概念
　反復性耳下腺炎の原因は，現在のところ明らかではないが，耳下腺の先天性異常（導管拡張症），耳下腺のなかで作られた唾液の停滞のほか，アレルギー反応，ウイルス感染，内分泌異常が関与していると推定されている．

■ 臨床所見
　5～10歳の学童期に好発する．疼痛を伴う耳下腺の反復性腫脹を特徴とし，数週間～数年おきに急性発作を繰り返す．腫脹は通常一側性だが，両側性あるいは交互に腫脹する場合もある．腫脹は耳下腺に限局する．数年間にわたり何回も繰り返すが，ほとんどが学童期～思春期頃までに自然治癒する．

■ 超音波所見
　一側の耳下腺がびまん性に腫脹し，唾液腺導管の拡張が多発性小囊胞状所見として認められるのが特徴である．導管拡張部以外の唾液腺実質における内部エコーは低エコーとなる（図1）．カラードプラ法では，耳下腺実質の血流増加を認める（図2）．

■ 病理所見
　拡張した唾液腺管末梢と，その周囲にリンパ球浸潤を伴うのが特徴的病理組織像とされている．

■ 鑑別のポイント
　流行性耳下腺炎（ムンプス）と発症時の症状が似ているため，両者の鑑別が臨床では重要となる．初診では判断できない場合も多く，血液検査で判断することも多い．
　超音波像では，反復性耳下腺炎が導管拡張を伴うのに対し，流行性耳下腺炎（ムンプス）では，原則として唾液腺導管の拡張を伴わないことが鑑別のポイントとなる．

文　献
1) 野崎宏子ほか：反復性耳下腺炎の超音波像．日小放誌 **8**：204-205，1992
2) 深澤　満：流行性耳下腺炎と反復性耳下腺炎の鑑別における超音波検査の有用性．外来小児科 **5**：21-25，2002

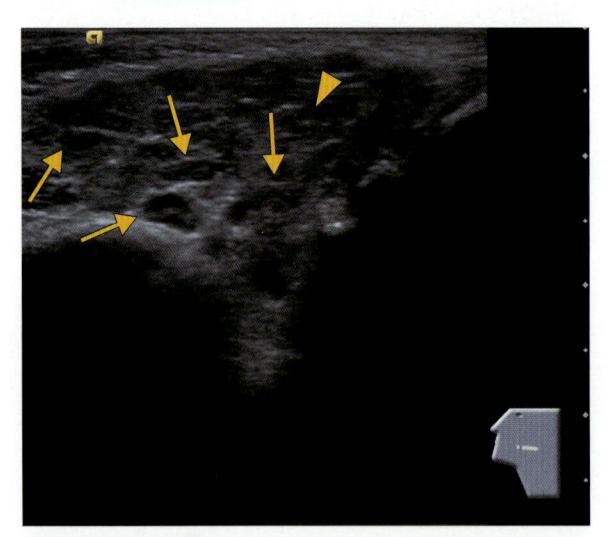

図1　Bモード像
耳下腺内導管の拡張（→）を認める．耳下腺実質（▲）のエコーも低エコーである．

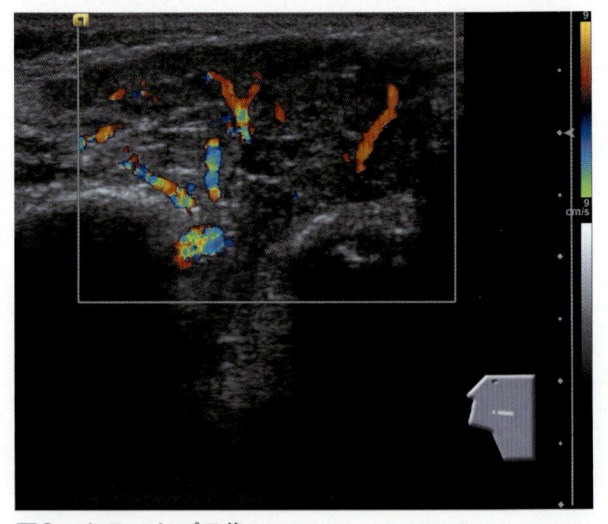

図2　カラードプラ像
耳下腺実質部の血流は亢進している．

D リンパ節

▪1▪ 正常リンパ節
(normal lymph node)

正常リンパ節は，楕円形で，リンパ門から動静脈が流出入し，リンパ節の辺縁の数ヵ所から輸入リンパ管が流入し，リンパ門から1本の輸出リンパ管が流出する（図1）[1-6]．

■ 超音波所見

楕円形，境界明瞭，低エコーである．小児では，内部均質な楕円形であるが，成人ではリンパ門に脂肪沈着しているため高輝度である．この脂肪沈着は，周囲脂肪織と連続している（図2, 3）．

■ 超音波検査でのリンパ節観察のポイント

観察項目を表1に示す．

検査時，探触子は強く押しあてないように心がける．炎症があれば，リンパ節に疼痛や圧痛を伴っていることが多く，カラードプラ・パワードプラ法では，

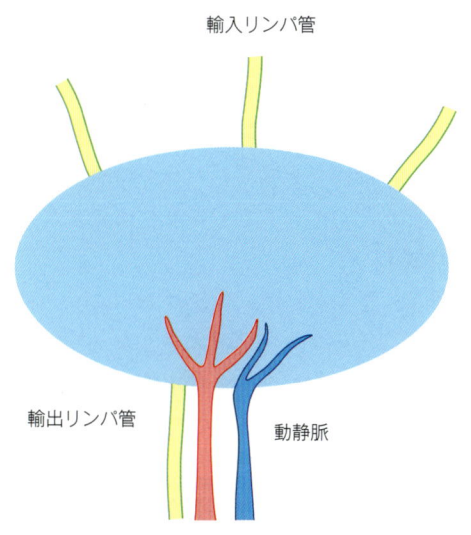

図1　正常リンパ節の構造
楕円形で，リンパ門から動静脈が流出入する．リンパ管はリンパ節の辺縁から数本の輸入リンパ管が流入して，リンパ門から1本の輸出リンパ管が流出する．

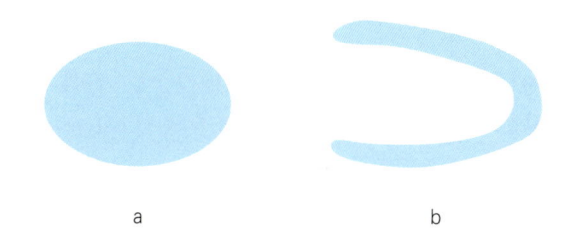

図2　正常リンパ節の加齢変化
a：若年者のリンパ節では楕円形で，脂肪沈着がない．
b：中年以降リンパ門に脂肪沈着がある．この脂肪沈着は，周囲の脂肪織と連続している．

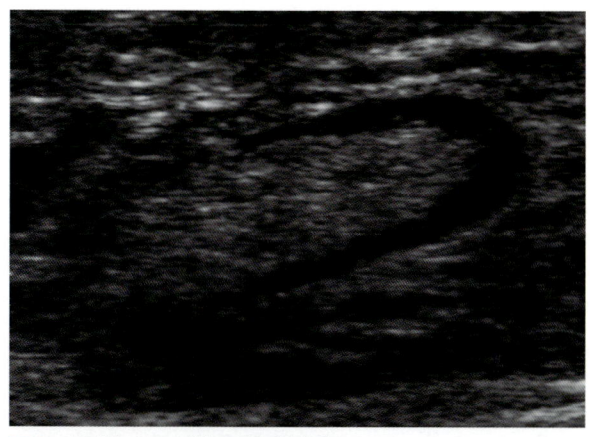

図3　正常リンパ節の超音波像
Bモード像．中高年ではリンパ門に大量の脂肪沈着があり，リンパ節実質は細くなっている．

表1　超音波検査での観察項目

Bモードでの観察	
1. 大きさ	
2. 形状	●円形，楕円形，不整形 ●長径/短径
3. 境界	●明瞭/不明瞭
4. 内部エコー	●エコーレベル　高/等/低 ●均質/不均質
5. 随伴所見	●融合の有無 ●リンパ管描出の有無
カラードプラ・パワードプラでの観察	
1. 血流の多寡	
2. 血流流出入の位置	●リンパ門から/リンパ節の辺縁から

探触子を強く押しすぎると血流が少なく描出されるためである.

リンパ節は血流速度が遅いため,カラードプラ・パワードプラ法で観察するときは,繰り返し周波数(pulse repetition frequency:PRF)は低めに設定する.また,カラーゲインは高めに設定する.

文献

1) Shirakawa T et al : Color/power Doppler sonographic differential diagnosis of superficial lymphadenopathy : metastasis, malignant lymphoma, and benign process. J Ultrasound Med 20 : 525-532, 2001
2) 白川崇子ほか:リンパ節.臨放 43 : 1392-1395, 1998
3) Vassallo P et al : Differentiation of benign from malignant superficial lymphadenopathy : the role of high resolution US. Radiology 183 : 215-220, 1992
4) Na DG et al : Differential diagnosis of cervical lymphadenopathy ; usefulness of color Doppler sonography. Am J Roentgenol 168 : 1311-1316, 1997
5) 白川崇子ほか:リンパ節の質的診断 超音波update フローイメージングの新たなる展開.臨画像 24 : 598-601, 2008
6) Ahuja A et al : Power Doppler sonography of cervical lymphadenopathy. Clin Radiol 56 : 965-969, 2001

2 反応性リンパ節腫大
(reactive lymphadenopathy)

■ 疾患概念

ウイルス感染,細菌感染,炎症(非感染症も含む)によって所属リンパ節が腫大する免疫系の生体防御反応である.

■ 臨床所見

ウイルス感染(かぜ症候群など)ではリンパ節腫大をきたすことが多い.ウイルス感染のうち,高度リンパ節腫大をきたすものは,風疹ウイルス,Epstein-Barr(EB)ウイルスである.

細菌感染では,感染部位の所属リンパ節が腫大する.例えば,手足の外傷では腋窩リンパ節,鼠径リンパ節が腫大する.反応性リンパ節腫大は圧痛を伴うことが多い.

膠原病や自己免疫疾患など,感染ではない炎症でも所属リンパ節が腫大する.

■ 超音波所見

ウイルス感染,細菌感染,炎症による所属リンパ節腫大の超音波所見は,特異性なく,どれも同じ所見である.リンパ節内で正常リンパ球が増殖しており,正常リンパ節が相対的に大きくなり,血流亢進した状態である(**表1**)[1-6].

楕円形で,多くが長径/短径は2.0以上,境界明瞭,低エコーである.リンパ節が大きくなっても,もともと存在していたリンパ門からの血流の流出入が増加するのみで,リンパ門以外からの血管の流出入は2〜8%にすぎない(**図1〜3**)[1-6].

同程度の感染症や炎症が起きた場合,高齢者よりも若年者で反応性リンパ節腫大が起きやすい.特に小児では,悪性疾患(悪性リンパ腫,白血病,転移性リンパ節腫大)と間違わないよう,臨床症状にも注意を要する.

表1 所属リンパ節腫大の超音波所見

Bモード	反応性リンパ節腫大	転移性リンパ節腫大
形状	●楕円形(oval)	●円形(round) ●楕円形(oval) ●不整形(irregular)
長径/短径	●大 多くは長径/短径>2	●小 転移巣が小さければ大
境界	●境界明瞭	●境界明瞭 ●境界不明瞭
内部エコー	●均一・均質(homogeneous)	●均一・均質(homogeneous) ●不均一・不均質(heterogeneous)

注)周囲脂肪織と連続してリンパ門に脂肪沈着の場合は,「不均質」といわない.

D　リンパ節　2. 反応性リンパ節腫大

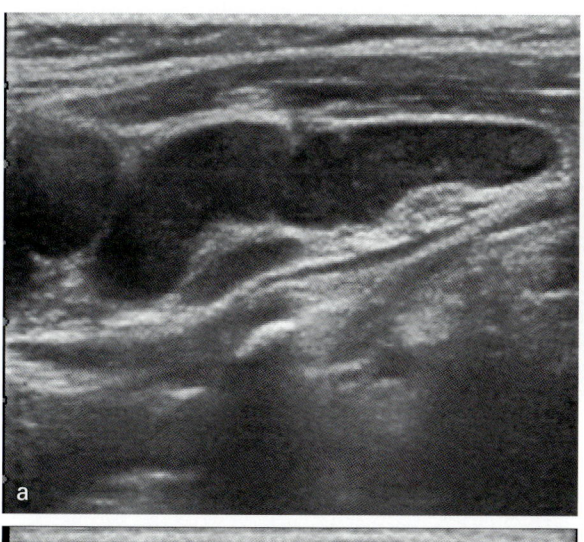

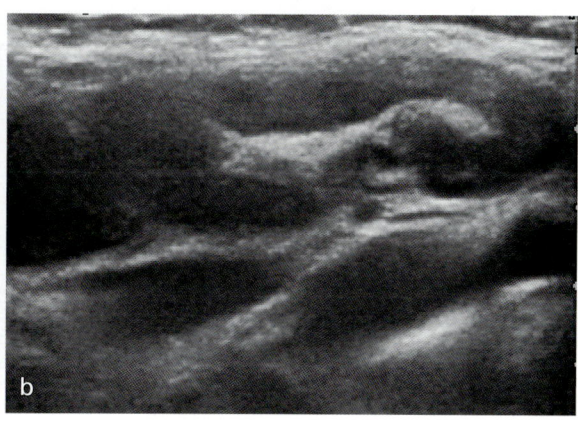

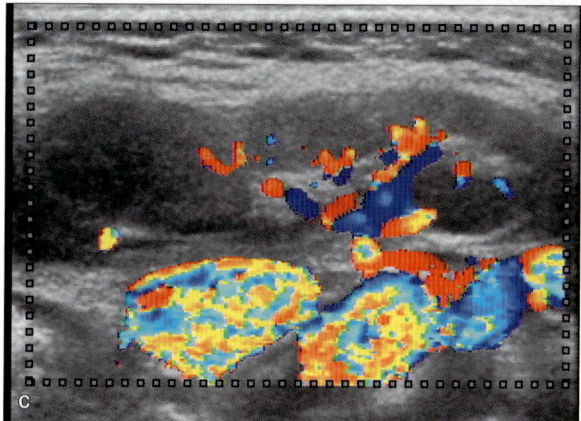

図1　EBウイルスによる頸部反応性リンパ節腫大
a：Bモード像．多発リンパ節腫大が集簇している．どれも楕円形である．
b：Bモード像．最大リンパ節腫大，細長い扁平な形状（32×12 mm，長径／短径 2.7）である．
c：カラードプラ像．リンパ門からのみ動静脈が流出入する．

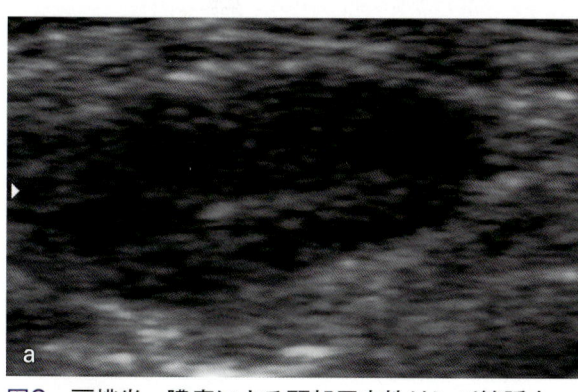

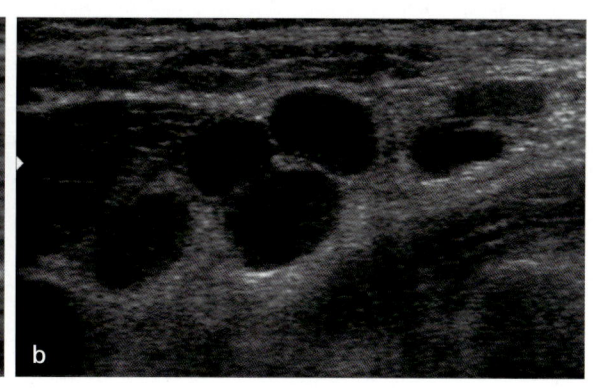

図2　扁桃炎，膿瘍による頸部反応性リンパ節腫大
　図1のウイルス感染による反応性リンパ節腫大と，図2の細菌感染による反応性リンパ節腫大に特異性はない．
a：Bモード像．境界明瞭，低エコー，細長い扁平な形状（17×8 mm，長径／短径 2.0）である．
b：Bモード像．円形のリンパ節が多発集簇している．この画像だけでは転移性リンパ節腫大と鑑別困難である．しかし，図aの最大のリンパ節は扁平な形状なので反応性リンパ節腫大を考える．

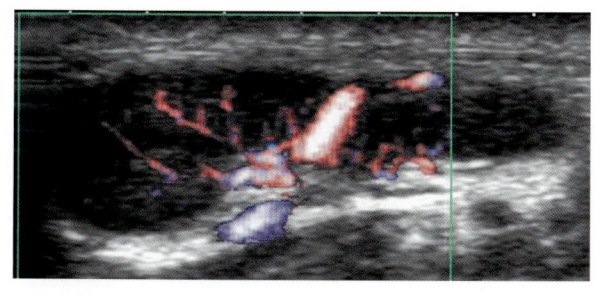

図3　下肢蜂窩織炎（細菌感染）による鼠径部反応性リンパ節腫大
　カラードプラ像．楕円形．リンパ門からのみ，動静脈が流出入する．

Ⅱ　疾患各論

■ 鑑別のポイント
表1に示す．また，腫大したリンパ節に圧痛を伴うことが多い．

文　献
1) Shirakawa T et al : Color/power Doppler sonographic differential diagnosis of superficial lymphadenopathy : metastasis, malignant lymphoma, and benign process. J Ultrasound Med 20 : 525-532, 2001
2) 白川崇子ほか：リンパ節．臨放 43：1392-1395, 1998
3) Vassallo P et al : Differentiation of benign from malignant superficial lymphadenopathy : the role of high resolution US. Radiology 183 : 215-220, 1992
4) Na DG et al : Differential diagnosis of cervical lymphadenopathy ; usefulness of color Doppler sonography. Am J Roentgenol 168 : 1311-1316, 1997
5) 白川崇子ほか：リンパ節の質的診断　超音波 update フローイメージングの新たなる展開．臨画像 24：598-601, 2008
6) Ahuja A et al : Power Doppler sonography of cervical lymphadenopathy. Clin Radiol 56 : 965-969, 2001

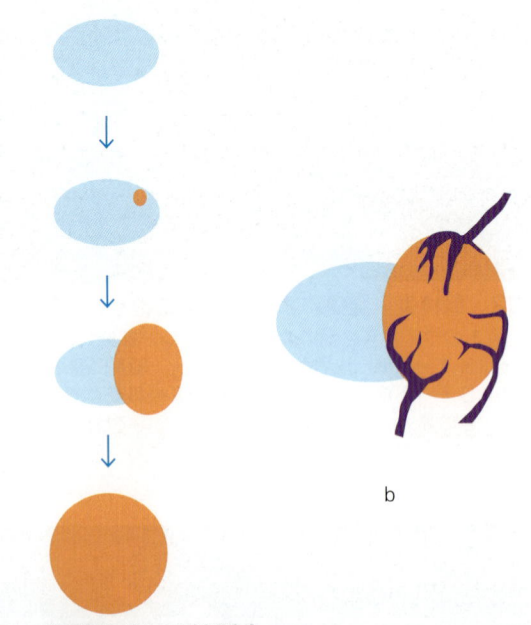

3 転移性リンパ節腫大
(metastatic lymphadenopathy)

■ 疾患概念
　悪性腫瘍は，組織から悪性細胞が剥がれやすい性質を持っている．遊離した細胞は，腫瘍のすぐ近傍に散らばったり，血流やリンパ流に乗って移動したりする．悪性細胞が輸入リンパ管からリンパ節内に入って増殖したリンパ節を転移性リンパ節という．

■ 臨床所見
　リンパ節内で増殖した悪性細胞は，組織を形成する．胃癌の転移なら，転移巣は胃癌組織で，肺癌の転移なら転移巣は肺癌組織で構成されている．悪性組織は線維増生が多く，細胞密度が高いので，触診すると通常のリンパ節よりも硬いことが多い．

■ 超音波所見
　転移巣は，球状の組織を構築していく．ここが，反応性リンパ節腫大でみられる正常リンパ球の組織構築のない増殖と異なる．転移巣が大きくなるといびつな形状になり，さらに転移巣（低エコー部分）がリンパ節の大部分を占拠すると球形に近くなる（「Ⅱ-D-2. 反応性リンパ節腫大」の表1を参照），（図1〜4）[1-9]．
　リンパ節の被膜が破壊されて境界不明瞭な部分があれば，病的である．癌の所属リンパ節なら転移を疑う．全体の形状がいびつなら転移性リンパ節腫大である．
　悪性組織が angiogenesis factor を放出し始めると，リンパ門以外にリンパ節の辺縁から直接腫瘍へ栄養する血管が出現する．リンパ節のリンパ門がどこか不明でも，リンパ節の2箇所以上から血流の流出入があれば，新生血管が存在する．

　また，リンパ節が小さくても多数個が集簇していれば，良性・悪性問わず病的である．

■ 鑑別のポイント
　「Ⅱ-D-2．反応性リンパ節腫大」の表1を参照．
・リンパ管浸潤：リンパ管が太く描出されていれば，病的である．悪性のものでは，腫瘍がリンパ管に充満してリンパ管が太くなっている場合と，リンパ管の一部が腫瘍浸潤で閉塞されたために二次性にリン

図1　転移性リンパ節腫大
a：輸入リンパ管から流れてきた悪性腫瘍は，リンパ節の辺縁に漂着する．転移巣が増殖すると，全体の形状はいびつになり，最終的に転移巣がリンパ節を占拠すると円形に近くなる．
b：転移巣へ向かって新生血管が発達する．

図2 乳癌（invasive ductal carcinoma）の腋窩リンパ節転移
a：Bモード像．円形の多発リンパ節腫大がある．
b：Bモード像．低エコー腫瘤の（向かって）左側が境界不明瞭（→）になっており，転移と考えられる．
c：Bモード像．形状はいびつであり，転移と考えられる．

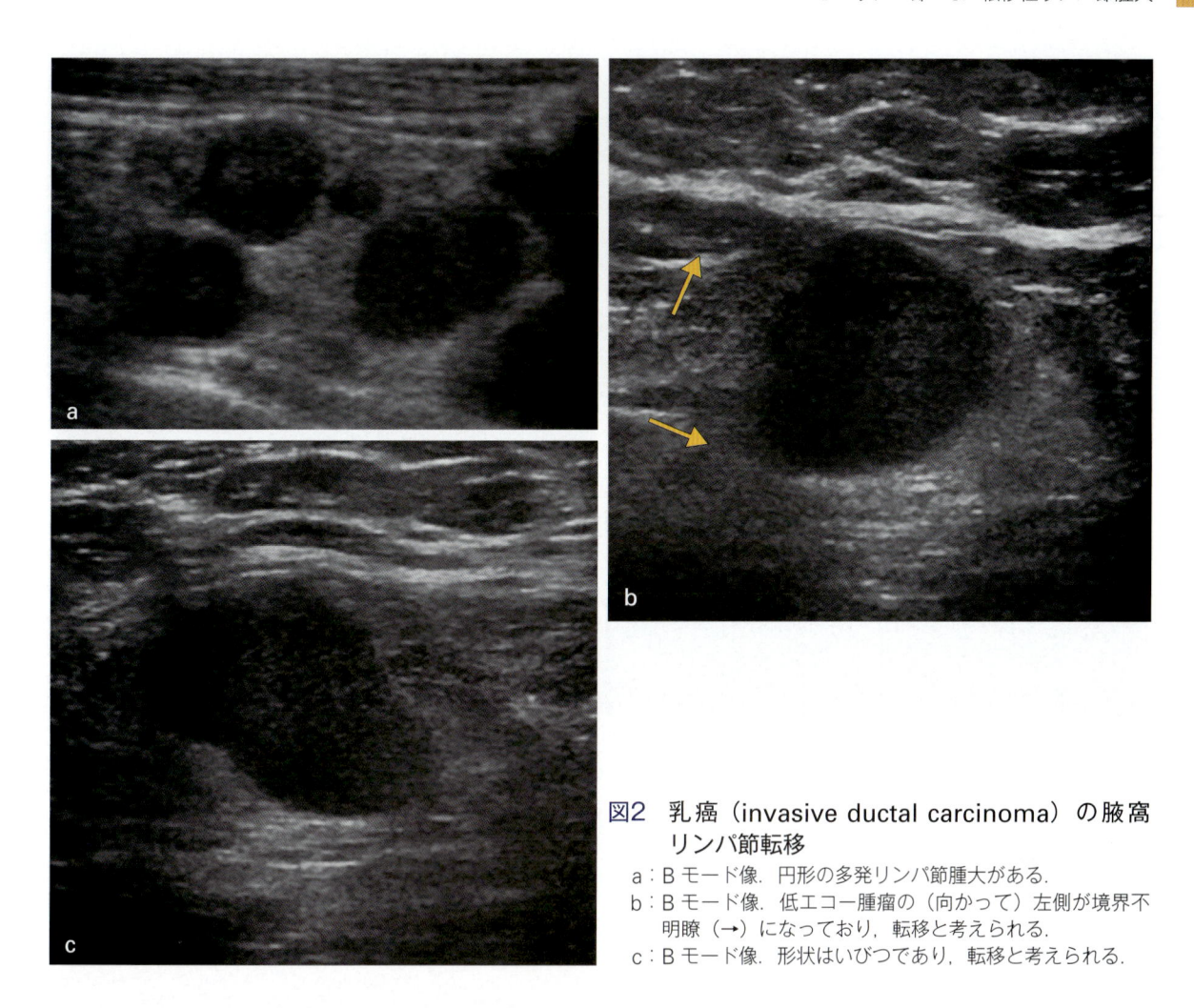

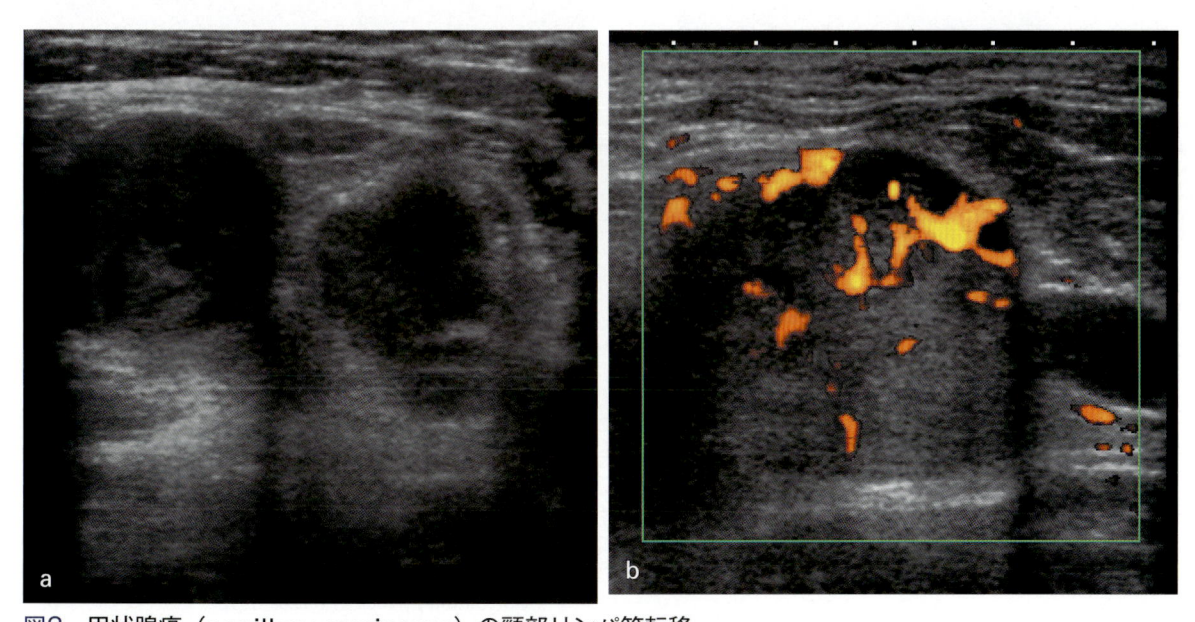

図3 甲状腺癌（papillary carcinoma）の頸部リンパ節転移
a：Bモード像．円形リンパ節腫大がある．画面右側のリンパ節は境界不明瞭で，転移と考えられる．
b：パワードプラ像．リンパ節の多方向から血流が流入している．29×29 mm．

Ⅱ 疾患各論

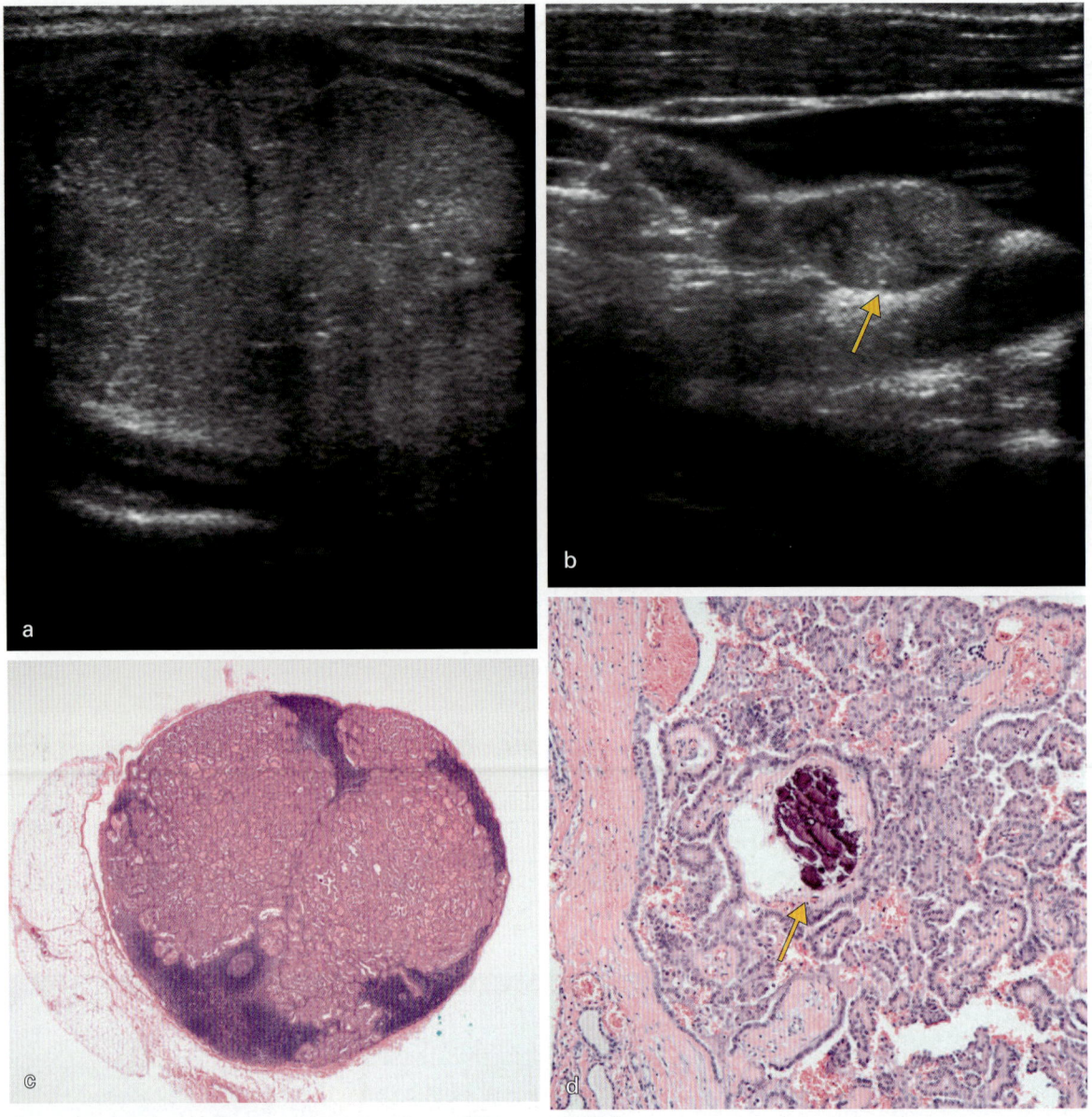

図4 甲状腺癌 (papillary carcinoma) の頸部リンパ節転移
a：Bモード像．甲状腺右葉に点状高エコーを伴った低エコー結節を認める．甲状腺癌．41×23 mm．
b：Bモード像．右頸部に転移性リンパ節腫大（→）がある．14×8 mm．原発巣と同様に，点状高エコーを伴っており，転移性リンパ節腫大と考えられる．
c：病理組織像．HE染色．ルーペ像．転移性リンパ節．
d：病理組織像．HE染色．甲状腺癌（原発巣）．石灰沈着（→）を認める．

パ管拡張する場合がある（図5）．良性のものでは，手術後（外傷）や高度炎症後の癒着によるリンパ管閉塞の二次性拡張が多い．

外傷などの既往なく，悪性腫瘍の所属リンパ節のリンパ管拡張があれば，腫瘍の転移を考える．必ずしも腫大したリンパ節に連続したリンパ管拡張を描出するわけではない．

文 献

1) Shirakawa T et al : Color/power Doppler sonographic differential diagnosis of superficial lymphadenopathy : metastasis, malignant lymphoma, and benign process. J Ultrasound Med 20 : 525-532, 2001
2) 白川崇子ほか：リンパ節．臨放 43：1392-1395, 1998
3) Vassallo P et al : Differentiation of benign from malignant superficial lymphadenopathy : the role of high resolution US. Radiology 183 : 215-220, 1992
4) Na DG et al : Differential diagnosis of cervical lymphadenopathy ; usefulness of color Doppler sonography. Am J Roentgenol 168 : 1311-1316, 1997
5) 白川崇子ほか：リンパ節の質的診断 超音波 update フローイメージングの新たなる展開．臨画像 24：598-601, 2008
6) Ahuja A et al : Power Doppler sonography of cervical lymphadenopathy. Clin Radiol 56 : 965-969, 2001
7) Choi MY et al : Distinction between benign and malignant

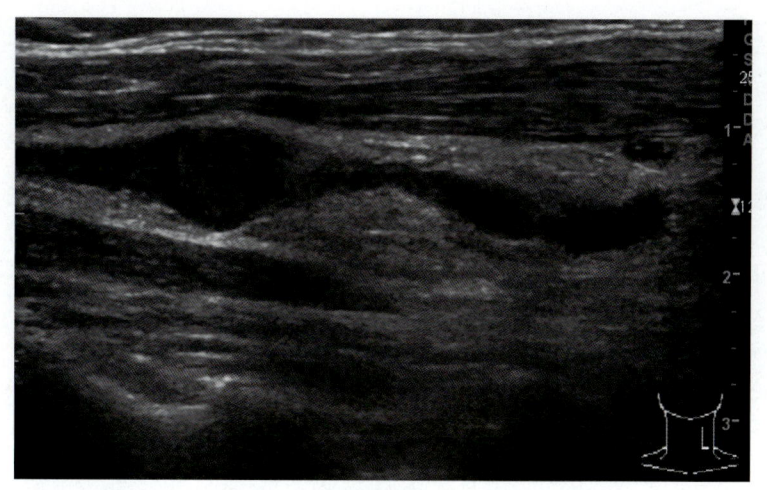

図5 転移性リンパ節のリンパ管浸潤
Bモード像．管状の低エコー像を認める．

causes of cervical, axillary and inguinal lymphadenopathy : value of Doppler spectral waveform analysis Am J Roentgenol 165 : 981-984, 1995
8) Giovagnorio F et al : Color Doppler sonography in the evaluation of superficial lymphomatous lymph nodes. J Ultrasound Med 21 : 403-408, 2002
9) 白川崇子，宮本幸夫：カラードプラ検査，超音波検査によるリンパ節の診断．乳房画像診断最前線，南江堂，東京，p 34-38，2013

4 悪性リンパ腫
(malignant lymphoma)

■ 疾患概念
リンパ球由来の悪性腫瘍で，悪性化したリンパ球が無制限に増殖する．リンパ節やリンパ節以外の臓器に腫瘤を形成する疾患である[1]．

a リンパ節に発生する悪性リンパ腫
(nodal lymphoma)

■ 臨床所見
リンパ節の多発腫大が出現する．

■ 超音波所見
円形や楕円形に腫大したリンパ節が多発する．悪性化したリンパ球が無制限に増殖するが，転移性リンパ節のような組織の構築がないので，転移性リンパ節よりも，楕円形に近い．融合すればいびつな形になる．

血流は豊富である．リンパ門以外の多方向から流入する頻度は，転移性リンパ節腫大と反応性リンパ節腫大の中間である（図1）．

■ 鑑別のポイント
ひとつひとつのリンパ節は転移性リンパ節，反応性リンパ節腫大の中間の形状であるが，悪性リンパ腫では多発していること，融合していることが多い．

悪性リンパ腫はHodgkinリンパ腫と非Hodgkinリンパ腫に大別され，非Hodgkinリンパ腫は免疫学的性状によりT細胞リンパ腫，B細胞リンパ腫，NK細胞リンパ腫に分けられる．超音波検査上では，これらを鑑別できない．

Ⅱ　疾患各論

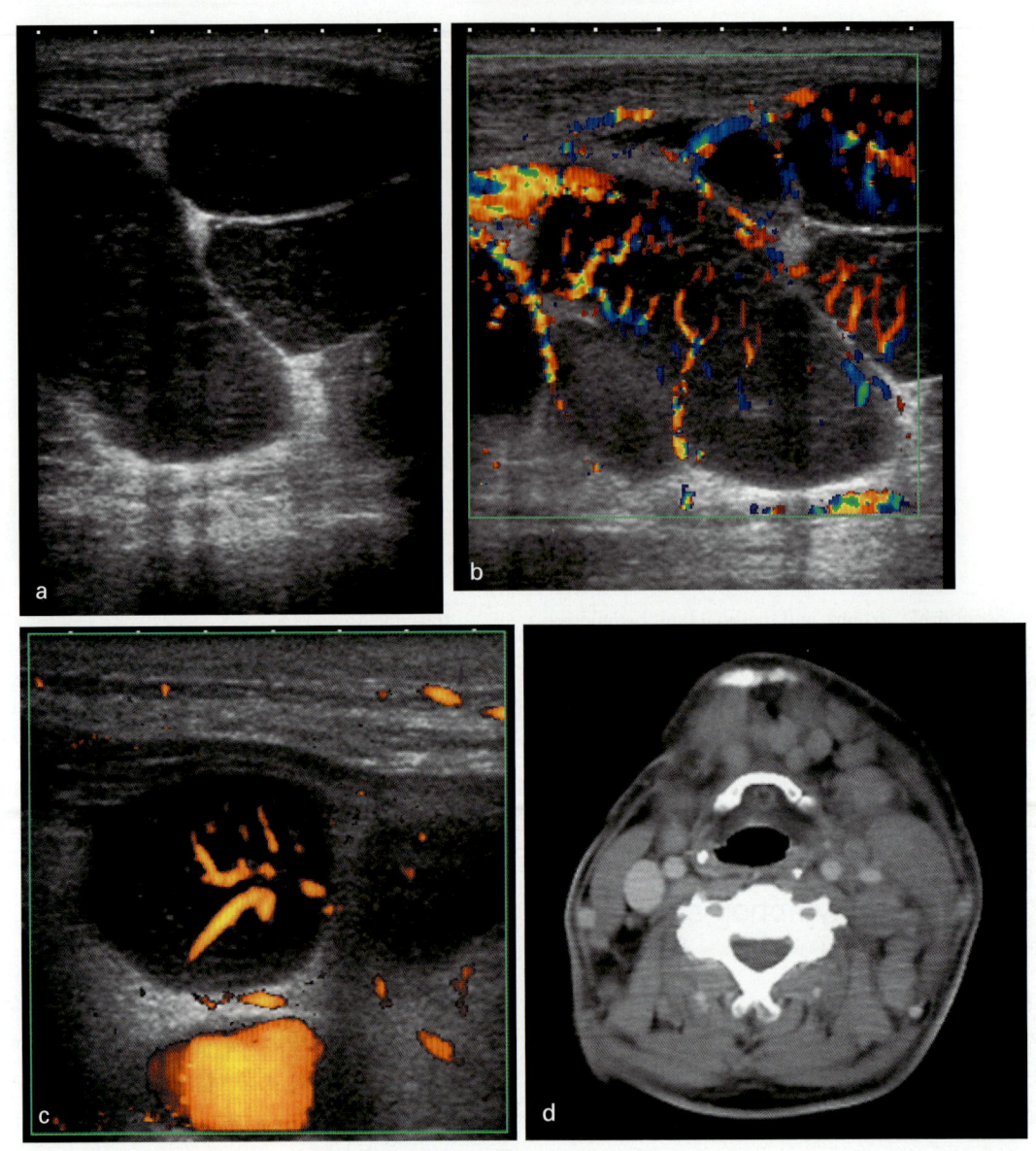

図1　頸部：節内悪性リンパ腫，濾胞性リンパ腫
　a：Bモード像．多数個のリンパ節腫大を認める．融合したリンパ節を認める．
　b：カラードプラ像．血流豊富で，リンパ節の多方向から血流の流出入を認める．
　c：パワードプラ像．リンパ門からのみ血流の流出入するリンパ節も存在する．
　d：頸部CT．左頸部〜オトガイに多発リンパ節腫大を認める．

b 節外悪性リンパ腫（extranodal lymphoma）

■ 臨床所見
リンパ節以外の臓器に発生した悪性リンパ腫である．

■ 超音波所見
腫瘍浸潤域は境界不明瞭な低エコー域を認める．血流豊富である（図1）[2-10]．

■ 鑑別のポイント
癌腫と比較して，内部構造均質のため，低エコーのことが多い．

文　献
1) 矢崎義雄（総編集）：内科学，第10版，朝倉書店，東京，2013
2) Shirakawa T et al : Color/power Doppler sonographic differential diagnosis of superficial lymphadenopathy : metastasis, malignant lymphoma, and benign process. J Ultrasound Med **20** : 525-532, 2001
3) 白川崇子ほか：リンパ節．臨放 **43** : 1392-1395, 1998

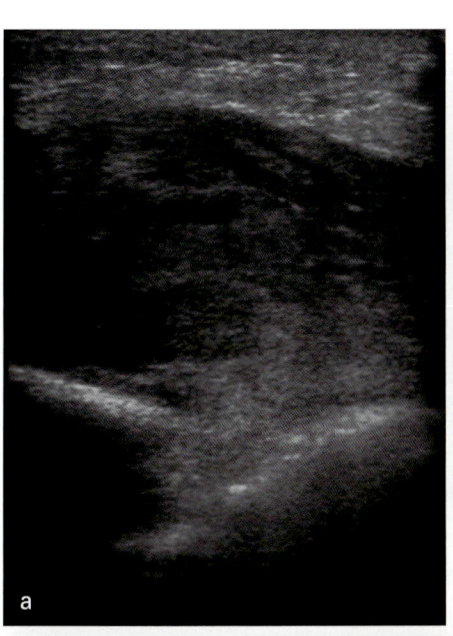

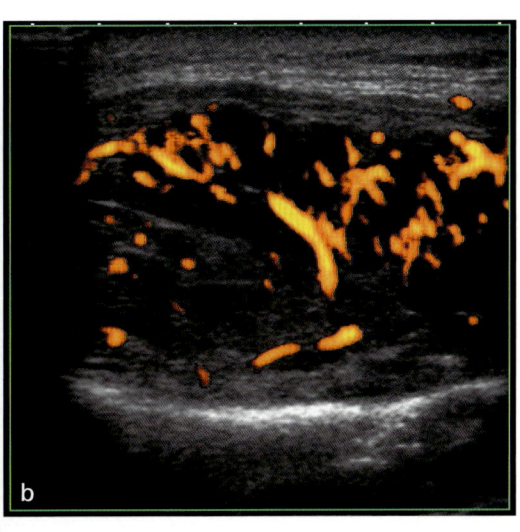

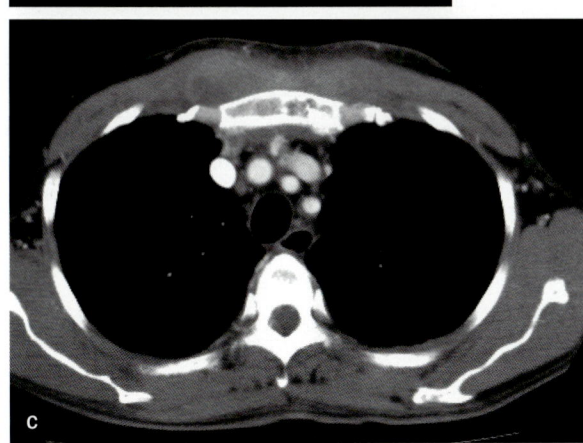

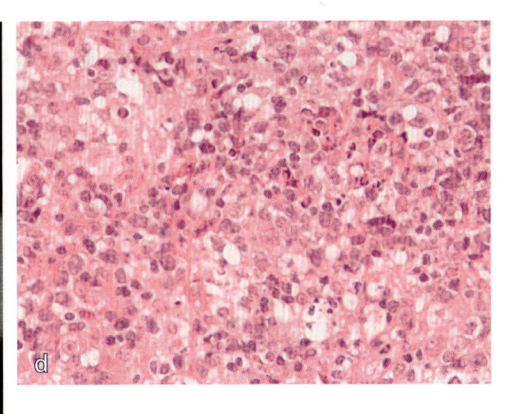

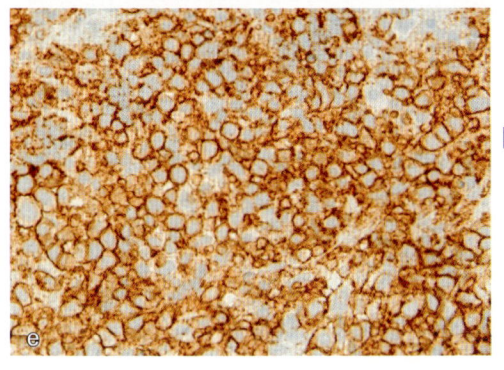

図1　前胸壁軟部組織：節外悪性リンパ腫（びまん性大細胞型B細胞リンパ腫）
a：Bモード像．内部不均質な低エコー腫瘤を認める．
b：パワードプラ像．血流豊富である．
c：胸部CT．前胸壁に造影効果を有する軟部腫瘤を認める．
d：病理組織像．HE染色．びまん性に増殖する大型のリンパ球由来の腫瘍細胞，類円形の核と明瞭な核小体を有する．
e：病理組織像．免疫染色．CD 20抗原陽性細胞である．

4) Vassallo P et al : Differentiation of benign from malignant superficial lymphadenopathy : the role of high resolution US. Radiology **183** : 215-220, 1992
5) Na DG et al : Differential diagnosis of cervical lymphadenopathy ; usefulness of color Doppler sonography. Am J Roentgenol **168** : 1311-1316, 1997
6) 白川崇子ほか：リンパ節の質的診断　超音波 update フローイメージングの新たなる展開．臨画像 24 : 598-601, 2008
7) Ahuja A et al : Power Doppler sonography of cervical lymphadenopathy. Clin Radiol **56** : 965-969, 2001
8) Choi MY et al : Distinction between benign and malignant causes of cervical, axillary and inguinal lymphadenopathy : value of Doppler spectral waveform analysis Am J Roentgenol **165** : 981-984, 1995
9) Giovagnorio F et al : Color Doppler sonography in the evaluation of superficial lymphomatous lymph nodes. J Ultrasound Med **21** : 403-408, 2002
10) 白川崇子，宮本幸夫：カラードプラ検査，超音波検査によるリンパ節の診断，乳房画像診断最前線，南江堂，東京，p 34-38, 2013

5 結核性リンパ節炎
（リンパ節結核）(tuberculous lymphadenitis)

■ 疾患概念

肺外結核の1つである．結核菌（*Mycobacterium tuberculosis*），ウシ型菌（*Mycobacterium bovis*, *Mycobacterium africanum*）による感染症である．肺外結核には，結核性リンパ節炎，粟粒結核，結核性髄膜炎，腸結核がある．肺病変がないにもかかわらず，肺外病変のみ存在することも多々ある．

■ 臨床所見

頸部，鎖骨上窩に認めることが多く，リンパ節腫大が1個〜多数個出現する．他の感染性リンパ節炎，反応性リンパ節炎には圧痛があるが，結核性リンパ節炎では無痛性であることが特徴的である．

■ 超音波所見

円形や楕円形のリンパ節腫大を多数個認める．まれに単発のこともある．境界不明瞭なことが多い．反応性リンパ節腫大に比較して長径／短径が小さい（球形に近い）．血流豊富でリンパ門以外の多方向から血流が流入することが多い．

■ 鑑別のポイント

悪性リンパ腫との鑑別は困難なことが多い（図1）[1-3]．
菊池病との鑑別は，結核では境界不明瞭なリンパ節がある．境界不明瞭なリンパ節がない場合，結核では無痛性であることが参考になる．

文　献

1) Shirakawa T et al : Color/power Doppler sonographic differential diagnosis of superficial lymphadenopathy : metastasis, malignant lymphoma, and benign process. J Ultrasound Med **20** : 525-532, 2001
2) Ahuja A et al : Power Doppler sonography of cervical lymphadenopathy. Clin Radiol **56** : 965-969, 2001
3) Park JH et al : Sonographic diagnosis of tuberculous lymphadenitis in the neck. J Ultrasound Med **33** : 1619-1626, 2014

D　リンパ節　6. 急性化膿性リンパ節炎

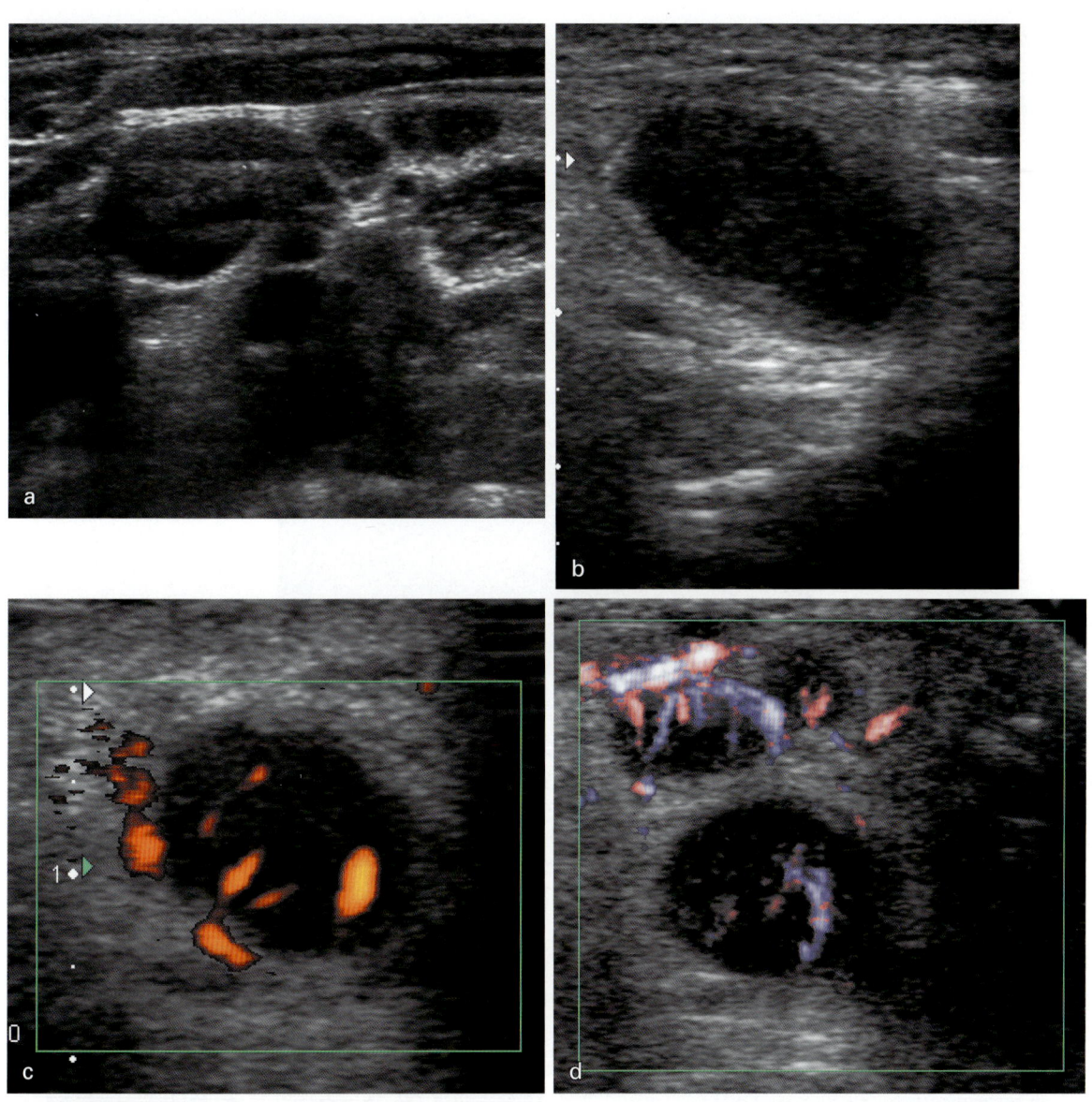

図1　結核性リンパ節炎（リンパ節結核）
左頸部に多発性リンパ節を認める．無痛性である．
a：Bモード像．円形や楕円形の多発リンパ節腫大を認める．
b：Bモード像．境界不明瞭なリンパ節を認める．11×6 mm．
c：パワードプラ像．リンパ節の多方向から血流の流出入がある．
d：パワードプラ像．5 mmの小さなリンパ節であるが血流豊富である．

6 急性化膿性リンパ節炎
（pyogenic lymphadenitis）

■ 疾患概念

　腫大したリンパ節内に膿性物質が貯留した状態である．大量の細菌感染や，乳幼児や免疫力が低下した状態で発症しやすい．

■ 臨床所見

　高度リンパ節腫脹，圧痛，皮膚の発赤を伴う．血中白血球増多など，細菌感染症の血液検査データを呈する．膿瘍が大きくなると，膿瘍部分に血行性に抗菌薬が運搬されないので，切開排膿が必要になる[1]．

Ⅱ 疾患各論

■ 超音波所見

　腫大したリンパ節を認め，同部に圧痛を伴う．活発な炎症があると境界不明瞭になる（図1）．腫大したリンパ節も，その周囲も血流は増加する．化膿したリンパ節の周囲には反応性腫大したリンパ節を多数みることが多い．
　大量の膿瘍が貯留するとリンパ節の被膜が破裂し，周囲に膿瘍が波及する（図2）．

■ 鑑別のポイント

　1～数個の化膿したリンパ節（境界不明瞭なことが多い）と，その周囲の反応性リンパ節腫大が存在する．

文　献

1) 尾尻博也：頭頸部の臨床画像診断学，南江堂，東京，p 280-281，2005

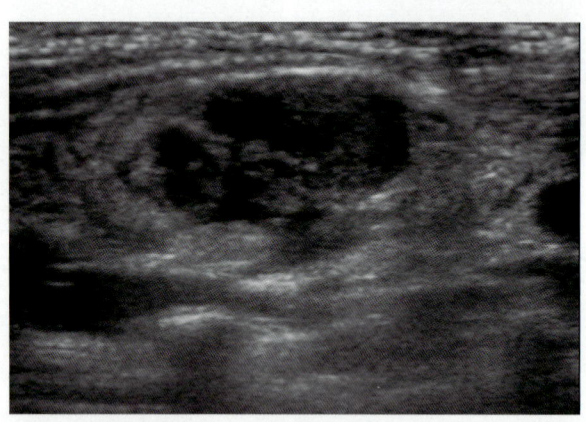

図1　急性化膿性リンパ節炎
Bモード像．楕円形，境界不明瞭，低エコーの腫大したリンパ節を認める．低エコー域周囲には帯状の等エコー域が取り囲み境界不明瞭である．17×7 mm．

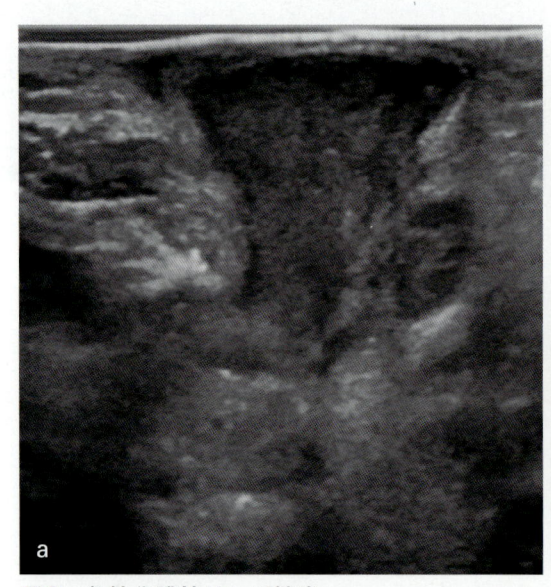

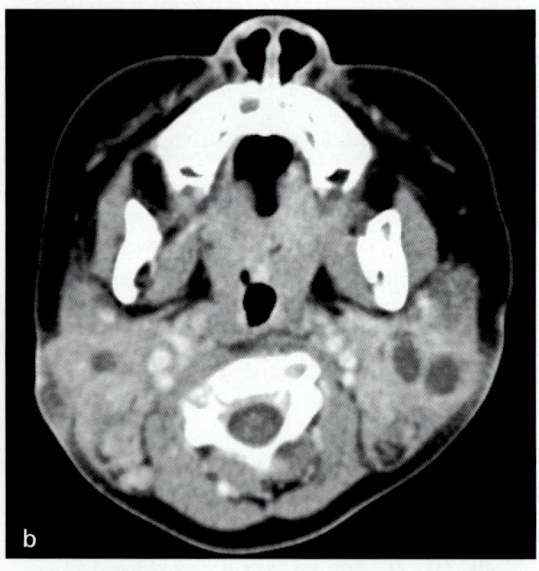

図2　急性化膿性リンパ節炎
a：Bモード像．腫大したリンパ節の被膜破裂により，膿がリンパ節外へ流出している．
b：造影CT．左右頸部に造影剤が到達していない膿瘍が多発している．

7. ネコひっかき病
(cat scratch disease)

■ 疾患概念
化膿性リンパ節炎の1つである．ネコが保有する *Bartonella henselae*（グラム陰性小桿菌の1つ）によって起こる感染症である．保菌ネコ（ときにイヌ）のひっかき傷や咬傷で感染し，皮膚病変と所属リンパ節の腫脹をきたす[1]．

■ 臨床所見
保菌ネコによる受傷後，3～10日後に受傷部位の皮膚に発赤を伴う丘疹，ときに水疱や膿疱が出現し，その後，所属リンパ節の圧痛を伴う腫脹が出現する．リンパ節腫脹は，ときに鶏卵大以上にもなる．

■ 超音波所見
リンパ節腫大は20 mm～鶏卵大と大きな低エコー腫瘤として観察される．血流は豊富である．
ネコによるひっかき傷，咬傷のある四肢の腋窩や鼠径部にリンパ節腫大が出現する．

■ 鑑別のポイント
患者は，ペット猫に日常的にひっかかれているので，「ネコにひっかかれた」とむしろ訴えないことが多い．超音波検査時に患側四肢のひっかき傷を確認することが肝要である．

文献
1) 矢崎義雄（総編集）：内科学，第10版，朝倉書店，東京，2013

8. 菊池病
（壊死性リンパ節炎，亜急性壊死性リンパ節炎）(Kikuchi disease)

■ 疾患の概念
原因不明のリンパ節炎で，病変の主体がリンパ球または組織球の増殖である．壊死は二次的な変化である．英文誌では"Kikuchi disease"というのが一般的である．

■ 臨床所見
10歳代～30歳代の女性に好発する表在リンパ節の腫脹で，自発痛，圧痛を伴う．頸部リンパ節に発症することが大部分（80％以上）である．予後良好で，多くは1～3ヵ月で自然治癒する[1]．

■ 超音波所見
楕円形，境界明瞭，低エコーなリンパ節が頸部に多数個発生する（図1）[2]．壊死部分は，周囲よりもさらに低エコーに描出される．その部分にはカラードプラ・パワードプラ法で血流を認めない．ただし，超音波検査では壊死巣を描出しないことが多い．血流が豊富なことも多い（図2）．

■ 鑑別のポイント
若年女性の頸部リンパ節に好発する．結核，悪性リンパ腫との鑑別が必要になる．

文献
1) 矢崎義雄（総編集）：内科学，第10版，朝倉書店，東京，2013
2) Youk JH et al : Sonographic features of axillary lymphadenopathy caused by Kikuchi disease. J Ultrasound Med 27 : 847-853, 2008

Ⅱ 疾患各論

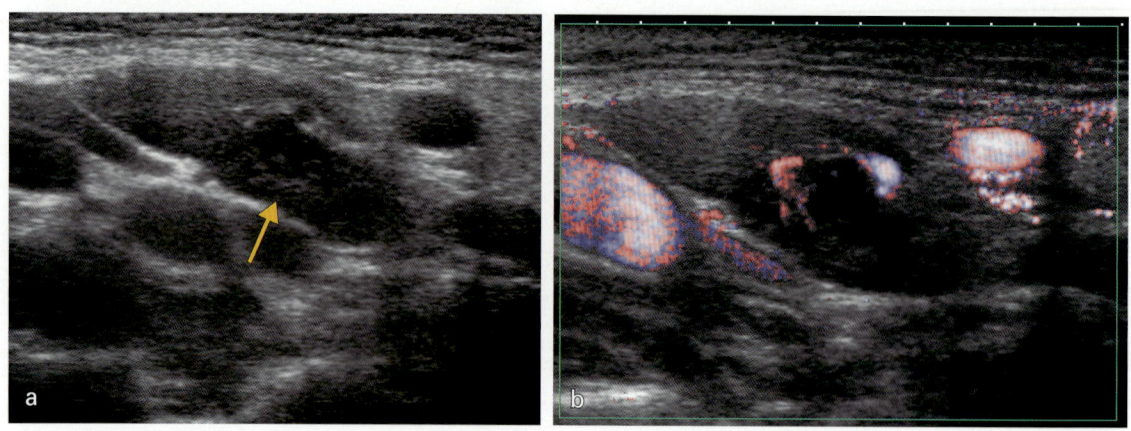

図1 菊池病
a：Bモード像．大小さまざまな多発するリンパ節を認める．中央の楕円形リンパ節腫大の内部に周囲よりもさらに低エコー域（→）が観察される．
b：パワードプラ像．低エコー域には血流シグナルを認めない．

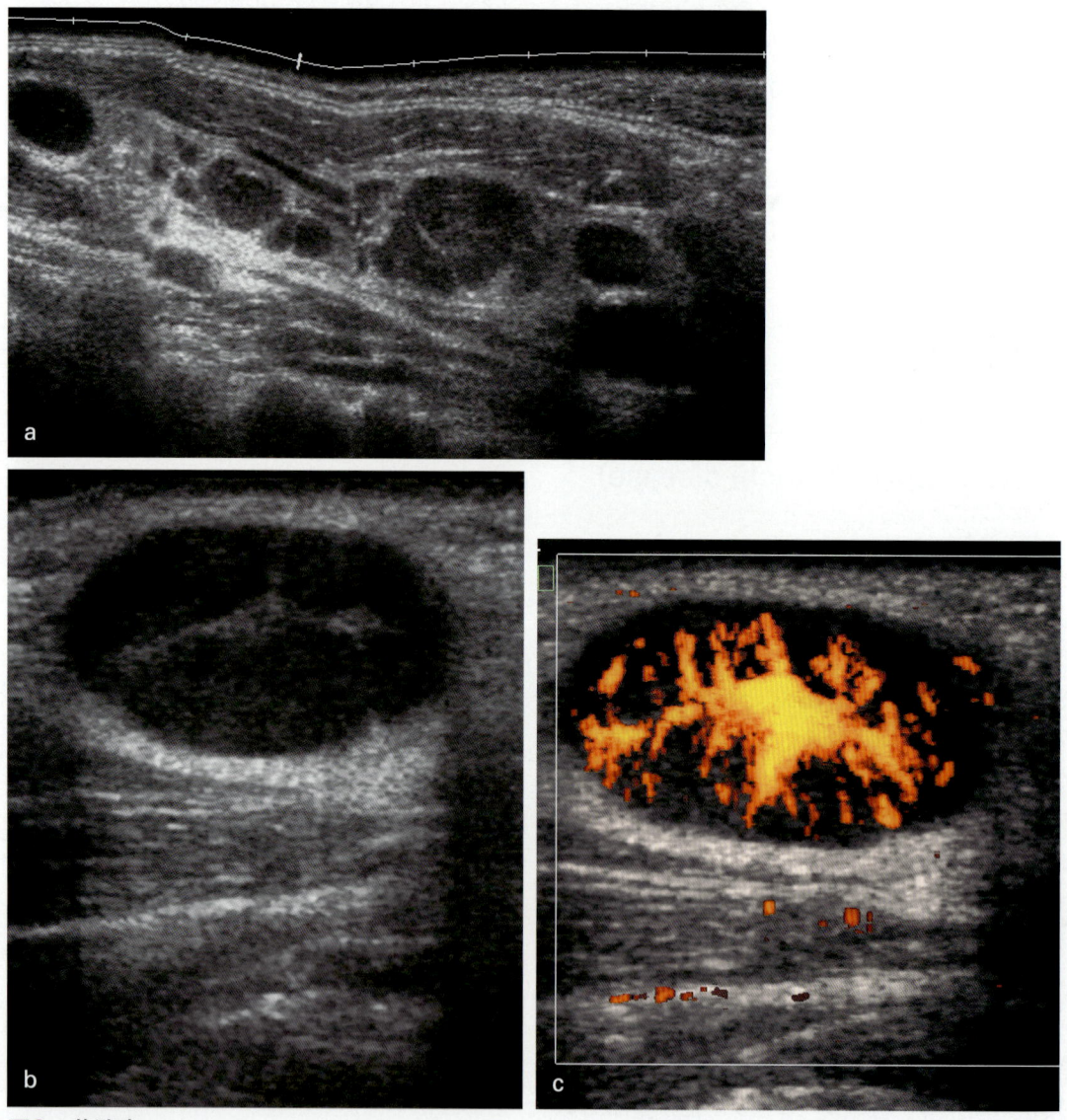

図2 菊池病
a：Bモード像．大小さまざまなリンパ節が多発している．
b：Bモード像．楕円形，境界明瞭，低エコーのリンパ節腫大を認める．20×11 mm．
c：パワードプラ像．血流豊富である．リンパ門からのみ血流が流出入している．

E 末梢神経系

1 神経鞘腫
(schwannoma)

■ 疾患概念

神経鞘腫は Schwann 鞘起源の被膜を有する末梢神経の代表的腫瘍である．主に四肢，体幹，頭頸部などの軟部に孤立性に認められることが多い．

頸部領域では，迷走神経，交感神経幹由来のものが多い．迷走神経由来か交感神経幹由来かを鑑別するポイントは，頸動脈間隙における AV separation（頸動脈—内頸静脈の離開）の有無であり，迷走神経は頸動脈と内頸静脈の間を走行するので，この神経由来の腫瘍では AV separation がみられる．一方，交感神経は頸動脈と内頸動静脈の間ではなく頸動脈の背側に存在するため，交感神経由来の腫瘍では上記血管全体を前方に圧排し，AV separation をきたす傾向は少ない[1]．

■ 臨床所見

症状は，頸部腫瘤を自覚するも通常は無症状のことが多い．発症年齢は 20〜60 歳代と幅広くみられ，性差はほとんど認められない．悪性化は非常にまれであるが，組織学的にも悪性神経鞘腫の診断は困難なことが多い（図1）．

■ 超音波所見[2]

腫瘤の形態は，円形ないし卵円形を示し，境界明瞭なものが大部分で，後方エコーは増強する．内部エコーは，病理組織像とある程度の相関が認められる．高エコー領域は Antoni A 型組織*と変性をきたした Antoni B 型組織*で，低〜無エコー領域は通常の Antoni B 型組織を示す．腫瘤の中心部が高エコーで周囲が低エコーを示すターゲットサイン（Target sign）を示すものも比較的多くみられ，中心部の高エコー領域は Antoni A 型組織に一致する（図2）．

MRI では境界明瞭で，T1 強調像で脊髄と比較して低〜等信号，T2 強調像では高信号を示し，造影 MRI で強い増強効果がみられる（図3）．一般に比較的均一に造影されるが，嚢胞変性や出血・壊死性変化により不均一な増強を示す症例も少なくない（図3）．

カラードプラ・パワードプラ法にても血流シグナルの多寡はさまざまである．腫瘤辺縁での神経との連続性に関しては，半数以上で描出される．一般に，神経の超音波像は，帯状の低エコー，ないしはその内部に神経束の隔壁を反射源としたいくつかの横走する線状

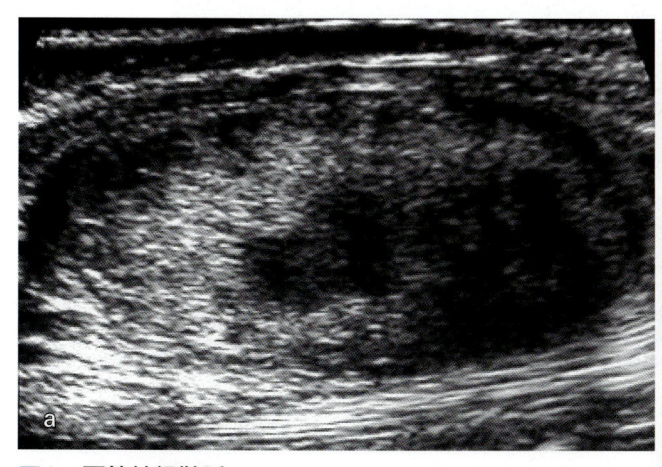

図1 悪性神経鞘腫
　a：B モード像．
　b：カラードプラ像．
　卵円形の内部不均質な腫瘤性病変を認め，カラードプラでは腫瘤辺縁から内部に血流の増生が目立つ．

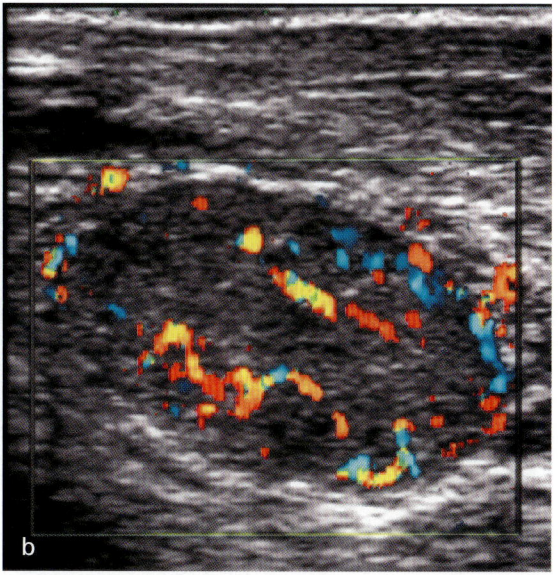

Ⅱ 疾患各論

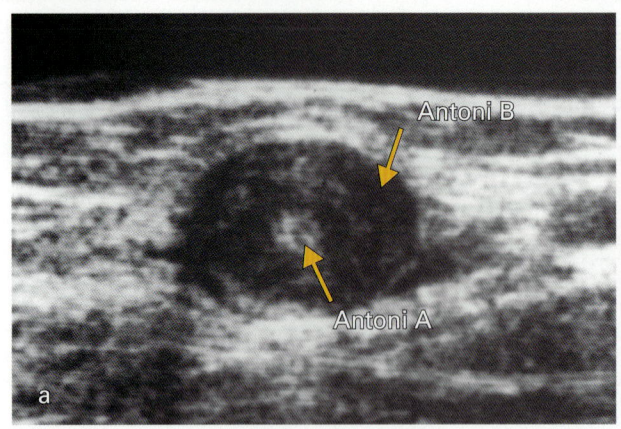

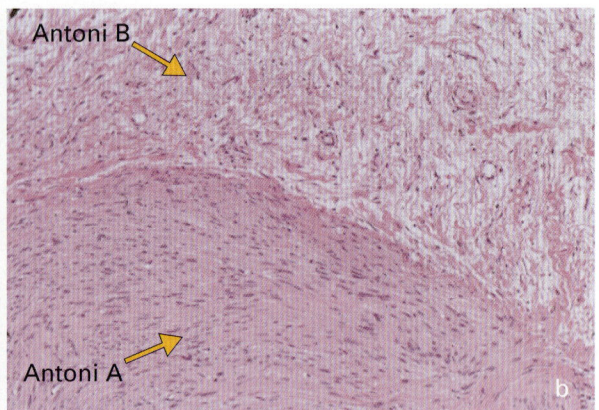

図2 内部エコーと病理組織像との相関
a：Bモード像.
b：病理組織像.

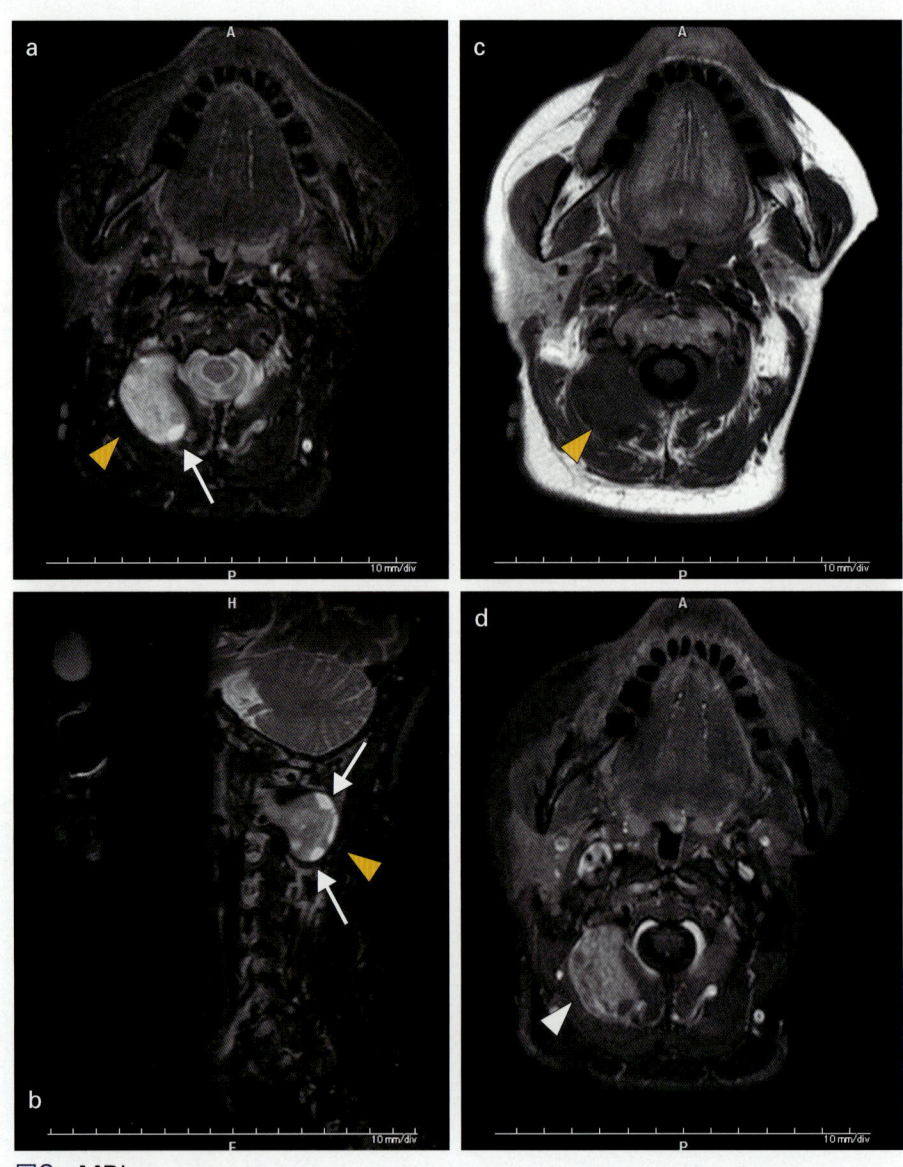

図3 MRI
a：T2強調像（横断像）.
b：T2強調像（矢状断像）.
c：T1強調像（横断像）.
d：造影T1強調像（横断像）.

右C1／2椎間孔内から側頸部にダンベル状の境界明瞭な腫瘤性病変（▲）を認める．T1強調像では筋肉と等信号．T2強調像では中間信号〜高信号で，島状に囊胞変性（→）を反映するような著明な高信号を認める．造影にて不均一な強い造影効果（△）を認める．

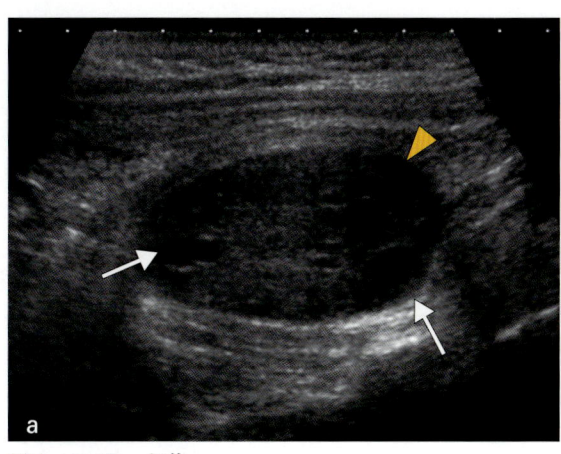

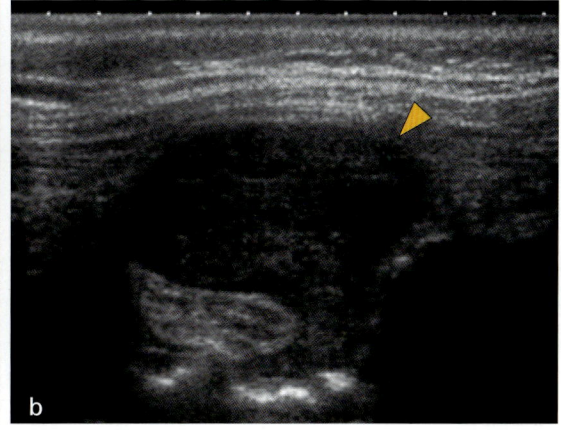

図4 Bモード像
a：縦断像.
b：横断像.
C1／2神経根管内から頸部に膨隆性のダンベル状の低エコー腫瘤（▲）を認める．内部にいくつかの無エコーを示す嚢胞変性（→）を認める．

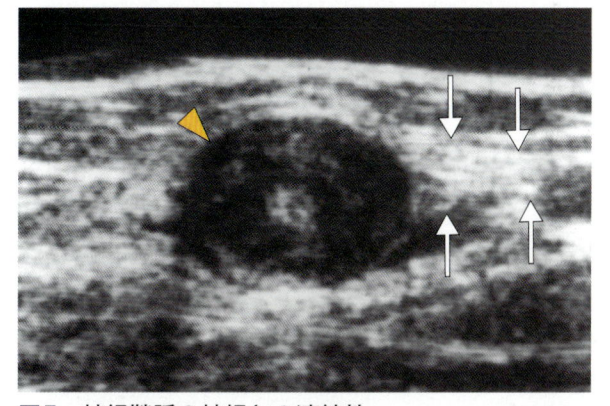

図5 神経鞘腫の神経との連続性
腫瘤（▲）はターゲット状の内部エコーを示し，腫瘤辺縁には内部線状高エコー（→）を示す帯状の神経の連続性を認める．

高エコーを示す構造として描出される（図4）．したがって，楕円形の腫瘤で腫瘤辺縁に神経を疑わせる構造が連続して認められた場合（図5）には，神経鞘腫の可能性が高いと考えられる[3,4]．

＊：神経鞘腫は，組織学的にAntoni A型とAntoni B型の2つの形態の組織に区別され，両者は交互に混在してみられるが，その比率は個々の腫瘍でさまざまである．

Antoni A型は紡錘形細胞が密に増殖し，束を作りながら直走または蛇行し渦巻き状を呈したり，不規則に交錯したりする．細胞核は折れ曲がったり彎曲したりするものが多く，しばしば柵状配列をとり，球状の類臓器構造（Verocay体）をつくる．一方，Antoni B型は細胞密度が疎で細胞の分布も不規則か疎で，浮腫状あるいは粘液腫状の基質を持ち，小嚢胞状を呈することもある．血管壁の硝子化や血栓の形成，血鉄素の沈着，黄色腫細胞の集簇，異型核の出現などの二次的変化もしばしばみられる[5]．

■ 病理所見

肉眼的に灰白色の腫瘤で大きいものでは，しばしば嚢胞を有する．嚢胞変性のほかに，腫瘤内部では，出血，石灰化，粘液腫様や硝子変性などの変化が多くみられる．組織学的には，Antoni A型とB型の組織形態に区別され，両者は交互に混在し，その比率は病変により異なる[1]．

■ 鑑別のポイント

鑑別疾患として反応性や転移性リンパ節腫大があげられる．転移性リンパ節の一部を含め多くのリンパ節腫大の場合には，"Fatty hilum"と呼ばれる高輝度を示すリンパ節門領域が遍在性に認められ，同部から血流の出入りが確認でき，鑑別は容易である．一方，Fatty hilumが確認できない転移性リンパ節腫大では，ときに鑑別が困難となるものもあるが，形態が不整，内部がより不均質，血流の増生が著明などの点から鑑別は可能である．

文 献

1) 小西淳二（監修）：甲状腺・頸部の超音波診断，改訂第3版，金芳堂，京都，2012
2) 入江健夫：神経鞘腫．甲状腺超音波ガイドブック，改訂第2版，日本乳腺甲状腺超音波医学会甲状腺用語診断基準委員会（編），南江堂，東京，2012
3) Fornage BD : Peripheral nerves of the extremities : imaging with US. Radiology **167** : 179-182, 1988
4) 舟場 達ほか：神経鞘腫に対する超音波検査法の有用性について．日整外超音波研会誌 **2** : 33-36, 1991
5) 石川栄世ほか（編）：軟部腫瘍アトラス，文光堂，東京，1989

2. 慢性炎症性脱髄性多発根ニューロパチー (CIDP)

■ 疾患概念[1,2]

慢性炎症性脱髄性多発根ニューロパチー (chronic inflammatory demyelinating polyradiculoneuropathy：CIDP) は，2ヵ月以上にわたり緩徐に進行する四肢筋力低下と感覚障害を特徴とする原因不明の末梢神経障害である．自己免疫機序によると考えられているが，特異的自己抗体や疾患誘発抗原は明らかにされていない．神経伝導検査により神経伝導ブロックや伝導遅延などの多巣性脱髄所見を散在性に認めることで診断される．

■ 臨床所見[1]

CIDPは臨床像，経過，発症年齢などから分類される．臨床像が最も重要であり，古典的CIDP (典型的CIDP)，非典型的CIDPがある．古典的CIDPは，① 左右対称性の運動感覚障害多発ニューロパチー，② 近位筋と遠位筋が同様に侵される，③ 四肢腱反射の消失，を特徴とする．特に②が重要であり，これらの徴候を認めるものを典型的CIDPと呼ぶ．一方，遠位優位型，多発単ニューロパチー型，限局型などの亜型を非典型的CIDPと呼ぶ．診断に必須な条件として，電気生理学的検査 (神経伝導検査) による脱髄の証明がある．支持基準として脳脊髄液検査による蛋白細胞解離所見，神経生検による脱髄の病理所見，MRIによる馬尾神経根，神経叢の肥厚と/もしくはガドリニウム造影効果，各種免疫療法による客観的な治療反応を呈することなどがあげられる．definite CIDPの条件としては，電気診断基準がdefinite あるいは電気診断基準がprobable＋支持基準の1項目，電気診断基準がpossible＋支持基準の2項目が存在することである．

CIDPと糖尿病，C型肝炎，悪性リンパ腫，mono-

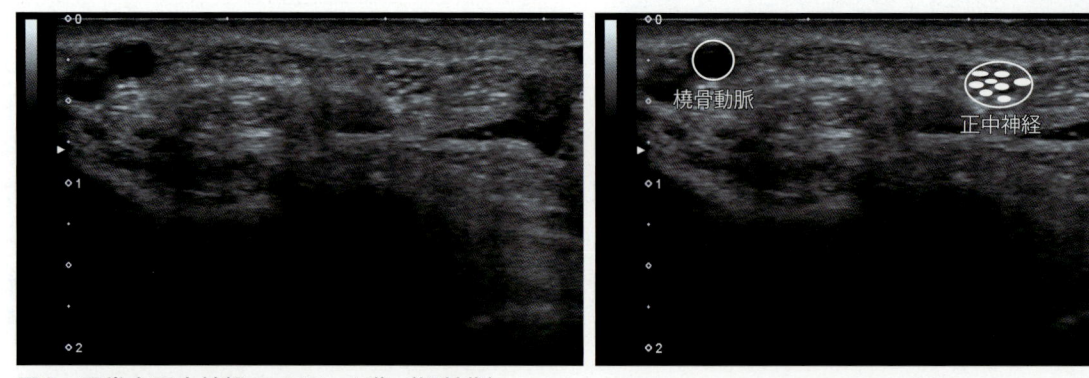

図1 正常右正中神経のBモード像 (短軸像)
内部に神経周膜が散在する高エコーとして描出される (蜂の巣状).

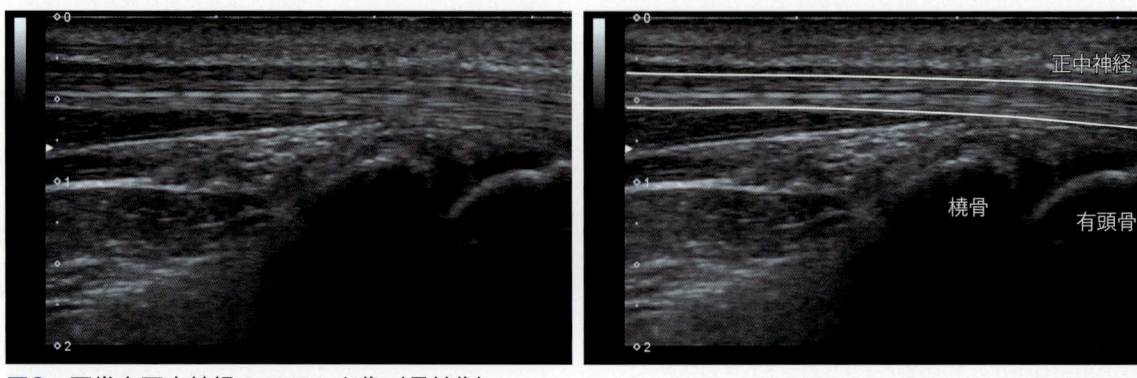

図2 正常右正中神経のBモード像 (長軸像)
内部線状構造物として描出される.

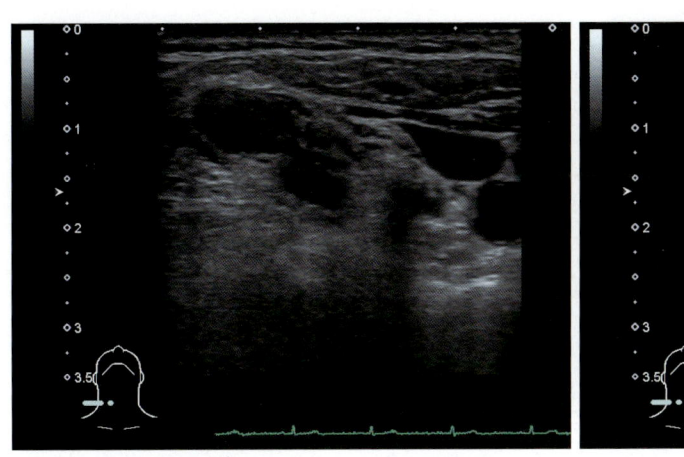

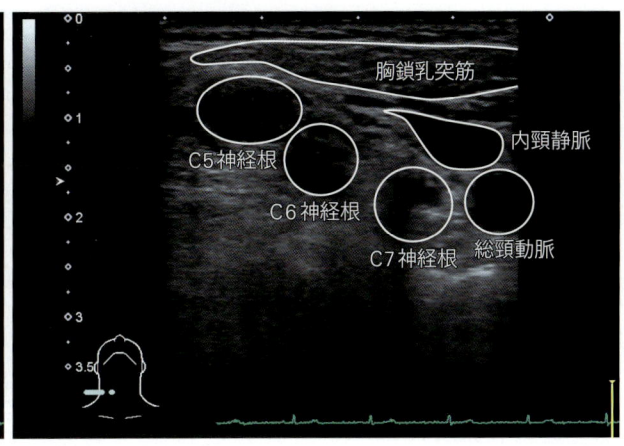

図3 頸部神経根肥厚のBモード像（短軸像）
頸部神経根が全体的に腫大している．

clonal gammopathy of undetermined significance，感染症，HIV 感染症，臓器移植，膠原病，多発性硬化症などとの関連が指摘されている．

■ 超音波所見[3-5]

図1，2に正中神経の超音波像を示す．

CIDP の超音波像としては，頸部神経根，腕神経叢，末梢神経などで神経肥厚像を確認できる．限局性あるいはびまん性の肥厚が観察され，内部は低エコーを呈する．頸部神経根では，短軸像で C5，6，7 神経根が一様に肥厚していることが観察できる（図3）．また，内部に高エコーを認めることがある（図4 矢印）．末梢神経では，通常高エコーでみられる神経周膜が不明瞭になって，蜂の巣状ではなくなる（図5，6）．

■ その他の検査所見

・神経伝導検査：末梢神経脱髄の有無については，遠位潜時延長，伝導速度低下，F 波潜時延長などの伝導遅延と伝導ブロックの存在を確認する．
・髄液検査：「髄液細胞数が 10/mm³ 以下」を必須基準，「髄液蛋白増加」を支持基準としている[1]．髄液蛋白増加のみでは CIDP に特異的ではないため，髄液検査は必須ではないが，CIDP に矛盾しない所見といえる．
・MRI 検査：CIDP において，神経根，馬尾，神経叢の肥厚，ガドリニウム造影効果は診断を支持する補助検査所見として挙げられる（図7，8）．典型的 CIDP では神経根が，非対称性 CIDP では神経叢〜神経幹の肥厚，造影効果が認められる．

■ 鑑別のポイント[4-6]

・Charcot-Marie-Tooth 病（CMT）1A：CIDP よりびまん性であるが，同様の肥厚を呈する．一部位の画像検査では鑑別が困難である．CIDP では多巣性の肥厚を認めることや MRI で造影効果を認めること，臨床経過や家族歴などで鑑別する．
・Guillain-Barré 症候群：先駆する感染症状，進行のパターン，血清抗糖脂質抗体の存在などで鑑別できる．神経肥厚についてもあまり認めない．
・多巣性運動ニューロパチー：感覚障害を認めないこと，神経肥厚は CIDP ほど認めないことから鑑別可能である．

文 献

1) 日本神経学会（監），「慢性炎症性脱髄性多発根ニューロパチー，多巣性運動ニューロパチー診療ガイドライン」作成委員会（編）：慢性炎症性脱髄性多発根ニューロパチー，多巣性運動ニューロパチー診療ガイドライン 2013，南江堂，東京，2013
2) 飯島正博ほか：慢性炎症性脱髄性多発根ニューロパチー．日臨 別冊 神経症候群（第2版）II, p 842-847, 日本臨牀社，大阪，2014
3) Padua L et al : Heterogeneity of root and nerve ultrasound pattern in CIDP patients. Clin Neurophysiol **125** : 160-165, 2014
4) 杉本太路ほか：炎症性ニューロパチーの超音波診断．BRAIN and NERVE **66** : 223-228, 2014
5) Sugimoto T et al : Ultrasonographic nerve enlargement of the median and ulnar nerves and the cervical nerve roots in patients with demyelinating Charcot-Marie-Tooth disease : distinction from patients with chronic inflammatory demyelinating polyneuropathy. J Neurol **260** : 2580-2587, 2013
6) Zaidman CM et al : Ultrasound of inherited vs. acquired demyelinating polyneuropathies. J Neurol **260** : 3115-3121, 2013

II 疾患各論

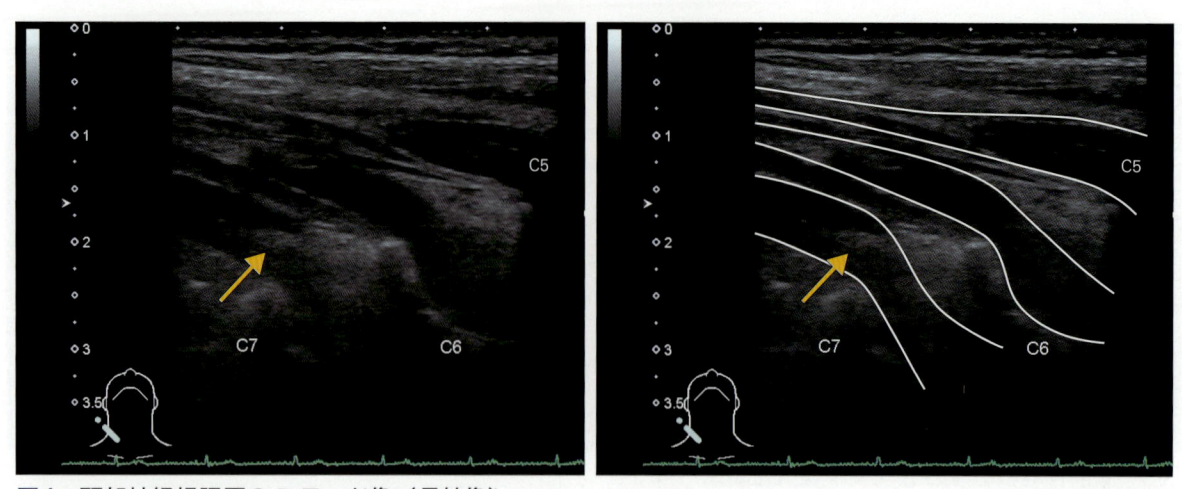

図4 頸部神経根肥厚のBモード像（長軸像）
頸部神経根が全体的に腫大している（→）．

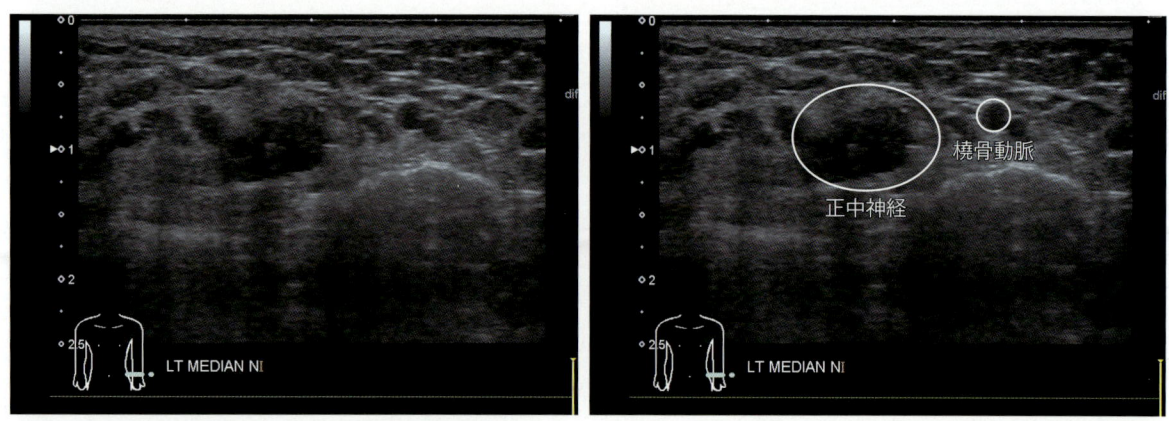

図5 左正中神経肥厚のBモード像（短軸像）
正中神経が全体的に腫大し，内部構造が消失している．

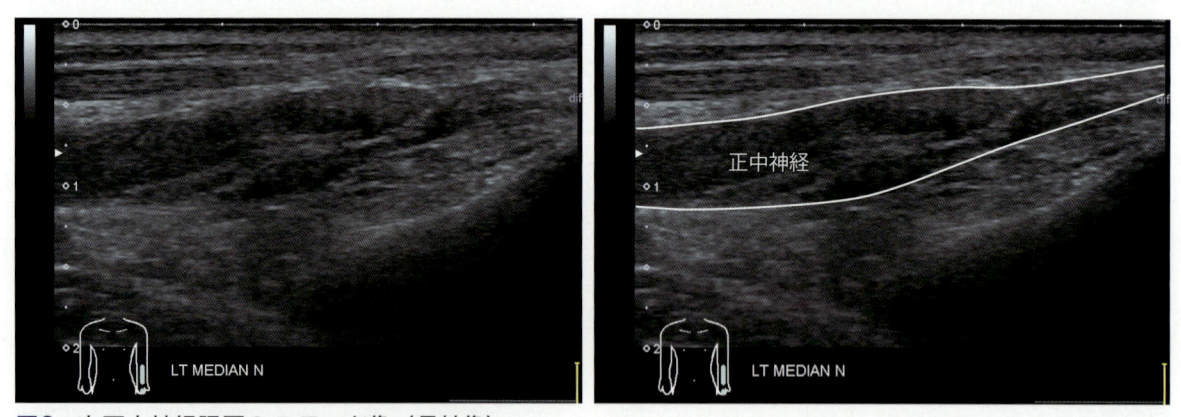

図6 左正中神経肥厚のBモード像（長軸像）
正中神経が全体的に腫大し，内部構造が消失している．

90

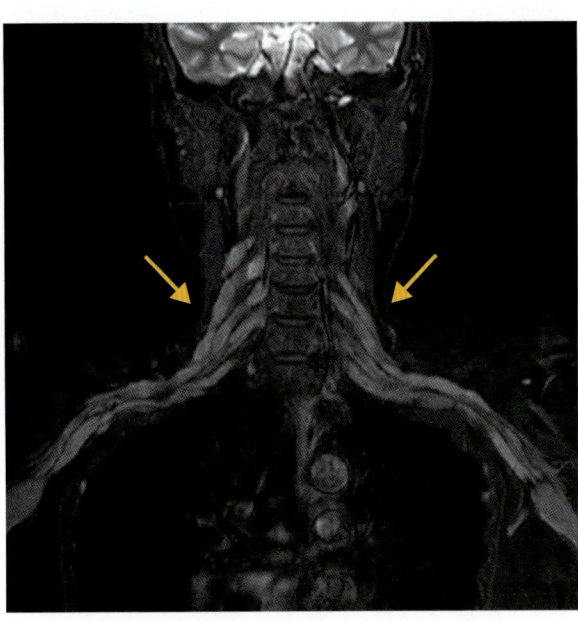

E 末梢神経系　2. 慢性炎症性脱髄性多発根ニューロパチー

図7　頸部 MRI（冠状断像）
全体的に両側神経根の腫大を認めている（→）．

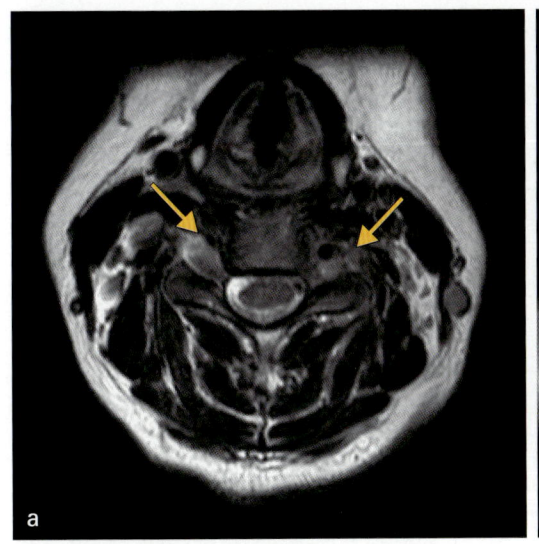

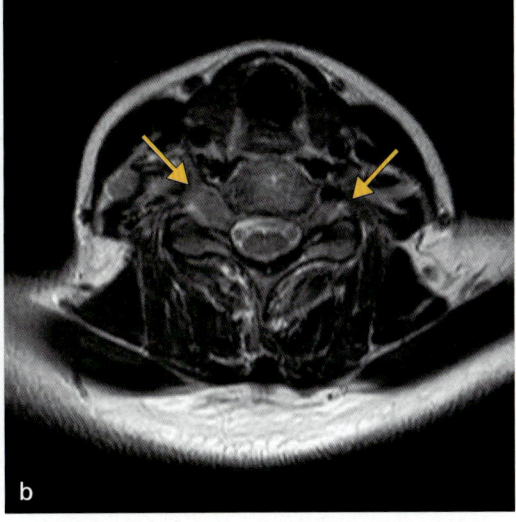

図8　頸部 MRI（水平断像）
全体的に両側神経根の腫大を認めている（→）．

3 神経線維腫症1型
（von Recklinghausen病）

■ 疾患概念

神経線維腫症は，皮膚および神経に生じる多発性の神経線維腫，「カフェオレ斑」と呼ばれる皮膚の色素斑を主徴とする．特に，神経線維腫症1型（neurofibromatosis type 1：NF1）のことを「von Recklinghausen病」と呼ぶ．人口約3,000人に1人の割合を呈し，常染色体優性遺伝形式をとる．NF1遺伝子は17q11.2に座位し，その変異によりNF1が発症する．なお，神経線維腫症には1型と2型があるが，この2つは別の疾患概念である．

【診断基準[1]】
以下の7項目中2項目以上でNF1と診断できる．
① 6個以上のカフェオレ斑
② いずれかのタイプの神経線維腫が2個以上，あるいはびまん性神経線維腫
③ 腋窩や鼠径部の雀卵斑様色素斑
④ 視神経膠腫
⑤ 2個以上のLisch結節
⑥ 蝶形骨異形成や脛骨の偽関節形成などの特徴的骨所見の存在
⑦ 第一度親近者（両親，同胞，子）に同症あり

■ 臨床所見

神経線維腫症1型の主な臨床症状は皮膚症状である．特に，カフェオレ斑と呼ばれる色素斑や大型の褐色斑を認める（図1）．色は淡いミルクコーヒー色から濃い褐色に至るまでさまざまであるが，色素斑内の濃淡はみられない[2]．また，皮膚や皮下組織にできる神経線維腫も特徴である．末梢神経のSchwann細胞由来の良性腫瘍とされているが，神経周膜細胞や神経内膜細胞の増殖も伴う．比較的境界鮮明で，粘液性の間質を持つことが多い．主に皮膚や神経にみられる．

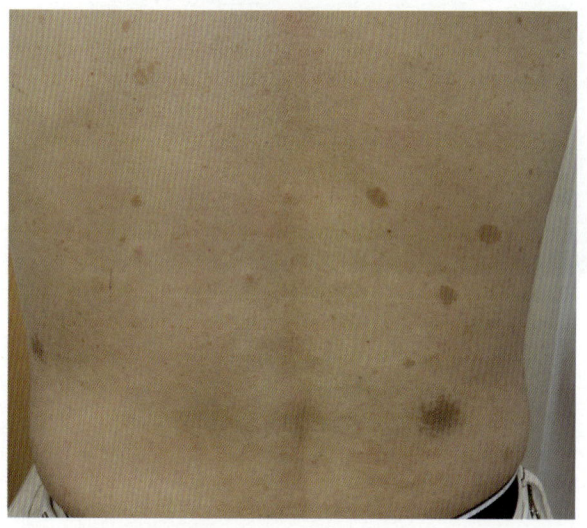

図1 カフェオレ斑

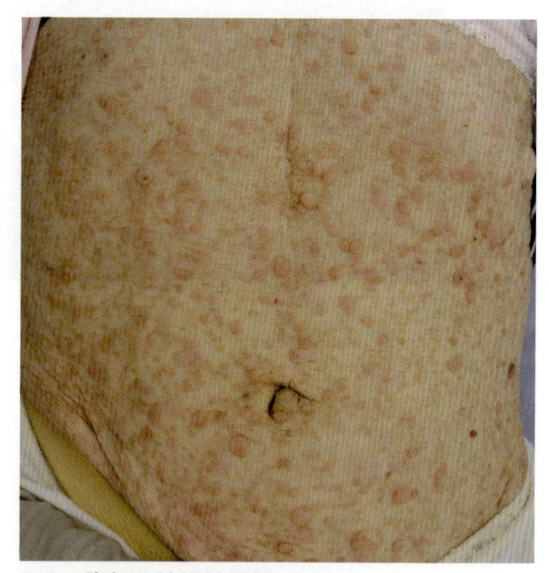

図2 腹部の神経線維腫

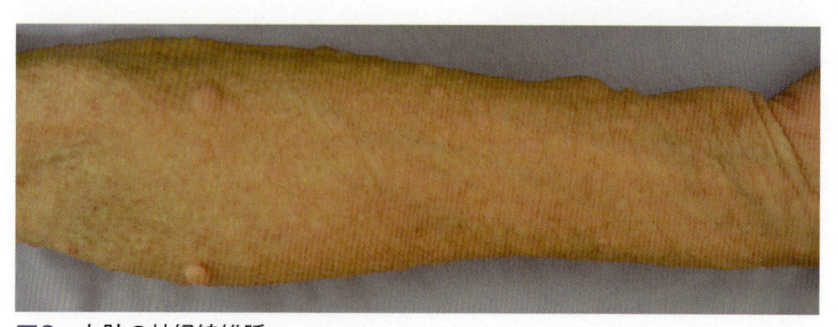

図3 上肢の神経線維腫

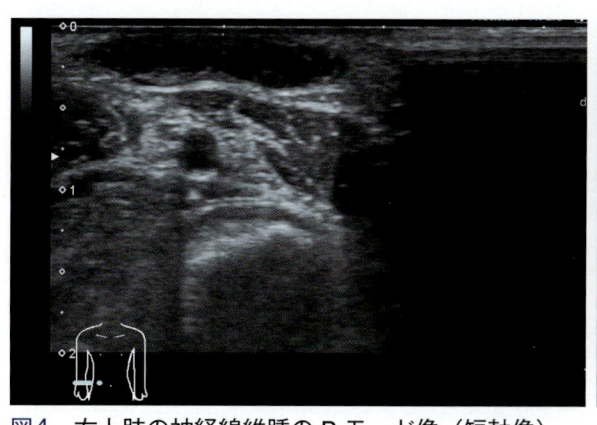

図4 右上肢の神経線維腫のBモード像（短軸像）
表在部に低エコー腫瘤像を認める．

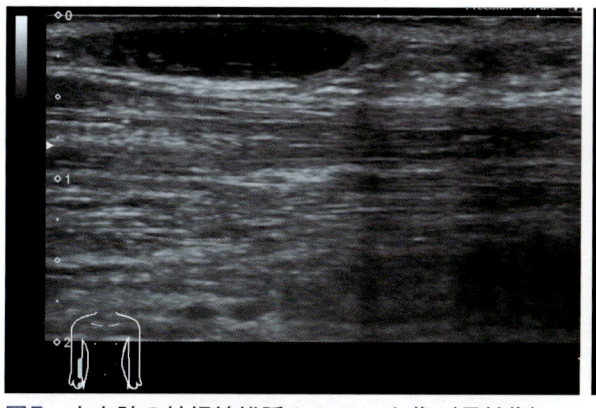

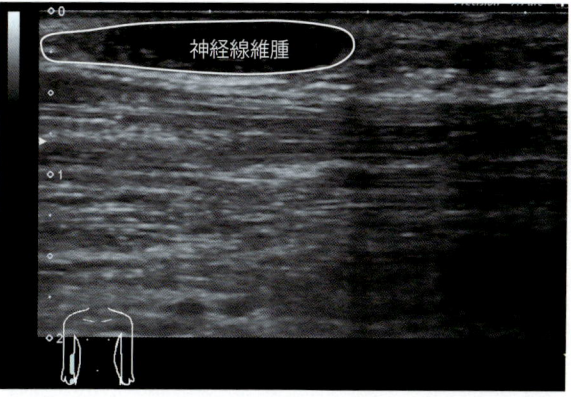

図5 右上肢の神経線維腫のBモード像（長軸像）
表在部に低エコー腫瘤像を認める．

　皮膚の神経線維腫は，正常皮膚色から淡紅色の軟らかな腫瘍で，きわめてゆっくり増大する．圧痛などの自覚症状に乏しい．高齢者では全身に無数の神経鞘腫をみることがある（図2, 3）．神経の神経線維腫は，紡錘形の腫瘍ないし，蛇行して走行する神経の肥厚として観察される．ときに，筋肉内や後腹膜腔内，骨盤腔内，脊髄神経などに大きな腫瘍塊をつくることがある．また，びまん性の神経線維腫がみられることもある．そのほか，骨病変，眼病変，褐色細胞腫，カルチノイド腫瘍，若年性慢性骨髄性白血病なども観察される．

■ 超音波所見[3]

　神経線維腫は腫瘍に被膜がなく，軸索が絡み合って発育し腫瘤を形成する．比較的境界鮮明な低エコー像であり（図4, 5），一部内部高エコー像を呈することがある．神経内に限局するタイプでは，神経と連続する紡錘状の比較的均一な腫瘤像を呈する（図6, 7）．

■ 鑑別のポイント[4,5]

・神経鞘腫：皮下や筋層内に境界明瞭な円形〜卵円形の充実性腫瘍を認める．腫瘍と神経が連続する場合は，腫瘤の両端に線状高エコーの管腔構造を示す神経が描出される．

・ガングリオン：腱鞘に連続性の単房性ないし多房性の囊胞性腫瘤を認める．境界明瞭で辺縁が整であり，囊胞壁の厚さはさまざまである．

・粉　瘤：皮下に認める腫瘤性病変．境界明瞭，内部低エコーを伴った充実部分を示し，後方エコーの増強が特徴的である．

・血管腫：境界明瞭，後方エコーの増強を認める．血流は比較的豊富なことが多い．

・脂肪腫：楕円形または紡錘状の腫瘤．内部等〜低エコー像を呈し，一部輝度の高い横走する線状高エコーを認める．

文　献

1) 太田有史：神経線維腫症1型．日臨　別冊　神経症候群（第2版）Ⅲ．日本臨牀社，大阪，p 553-560, 2014
2) 高梨　昇：神経原性腫瘍を疑うポイントは何か．Medical Technology 41（増刊）: 1562-1563, 2013
3) Neurofibromatosis. Conference statement. National Institutes of Health Consensus Development Conference. Arch

Ⅱ　疾患各論

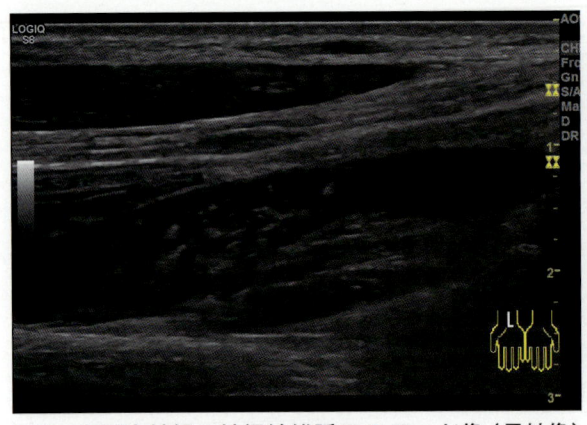

図6　右正中神経の神経線維腫のBモード像（長軸像）
正中神経の内部に低エコー腫瘤像を認める．

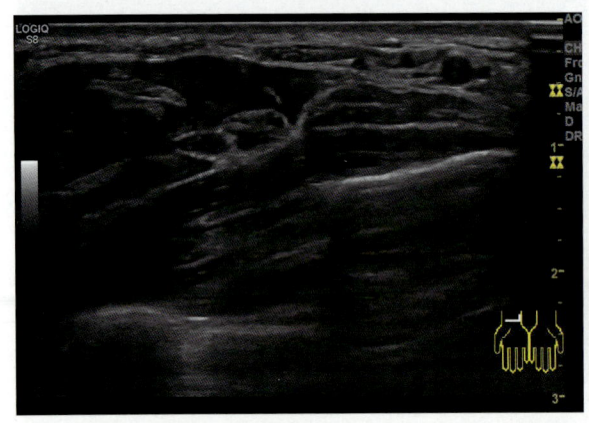

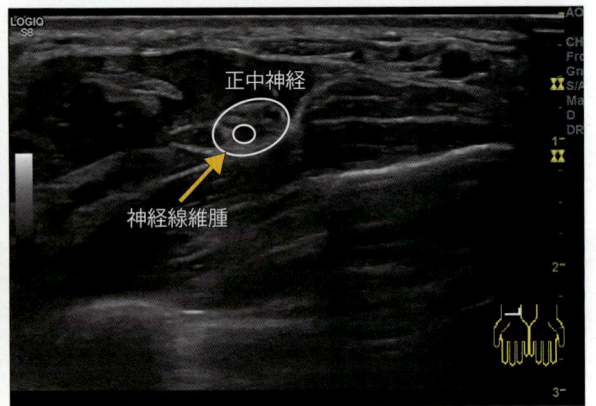

図7　右正中神経の神経線維腫のBモード像（短軸像）
正中神経の内部に低エコー腫瘤像を認める．

Neurol 45：575-578，1988
4) 杉山　髙：表在エコーの実学—乳腺・甲状腺・その他，医療科学社，東京，p 260-275，2008
5) 日本超音波医学会（編）：新超音波医学第4巻—産婦人科，泌尿器科，体表臓器およびその他の領域，医学書院，東京，p 398-406，2000

F 血管系（表在・末梢動静脈）

1. 動脈炎

a 高安動脈炎（Takayasu's arteritis）

■ 疾患概念

高安動脈炎は，大動脈とその主要分枝および肺動脈，冠動脈に狭窄，閉塞または拡張病変をきたす血管炎である[1]．血管炎の新しい分類である Chapel Hill Consensus Conference; CHCC 2012 では，巨細胞性動脈炎とともに大型血管炎に分類されている[2]．病因はいまだ不明であり，わが国の症例数は約 5,000 例である．男女比は 1：9 で女性に多く，女性の好発年齢は 15〜35 歳であるが，男性では明らかではない[3]．

本症は，病変の分布により I〜V 型に分類される（表1）[4]．わが国の報告では，大動脈弓やその分枝に病変を有する I 型，II 型，V 型がそれぞれ 35.9％，17.9％，43.4％と多く，腹部大動脈に病変が限局するIV 型は 1.9％と少ない[5]．

■ 臨床所見

早期の高安動脈炎では，非特異的な症状が中心であり，発熱や頸部痛，倦怠感などが認められる．診断までに時間を要する例も多く，若年女性の不明熱の鑑別疾患にあげられる．

病態が進展すると，大動脈とその分枝の狭窄や閉塞に伴う症状が出現する．

代表的な症状は，頭頸部や上肢の虚血症状であり，めまい，頭痛，視力障害，血圧左右差や，いわゆる脈なしが認められる．そのほかに，腎動脈狭窄や大動脈縮窄に伴う高血圧や，冠動脈狭窄による狭心発作が認められる．また，拡張病変として，大動脈瘤や大動脈弁輪の拡張による大動脈弁閉鎖不全があげられる[1]．

■ 超音波所見

高安動脈炎の典型例では，マカロニサイン（macaroni sign）と呼ばれるびまん性，全周性の壁肥厚が認められる（図1）[6]．本症では，主に弾性動脈が傷害されるため，通常，壁肥厚がみられる範囲は頸動脈球部までとなり，内頸動脈にはみられない．壁肥厚が進行すると血管内腔が狭小化し，閉塞に至る症例もある（図2）．総頸動脈の内腔が狭小化し，内頸動脈の血流が低下した症例では，低下した血流量を補うために，頭蓋の側副血行路を経由した血流が外頸動脈を逆流し，内頸動脈に流入する（図3）．また，鎖骨下動脈が椎骨動脈の分岐部より中枢側で狭窄した症例では，鎖骨下動脈盗血現象が出現し，狭窄の程度に応じて同側の椎骨動脈の逆流成分が増加する．

■ 病理所見

本症では，病変の主座は外膜と栄養血管に沿った中膜に存在するとされ，組織破壊と結合織増生を伴った非特異的炎症がみられる．病変の分布より，栄養血管が重要な役割を担うと考えられている．中膜病変では，弾性線維の断裂・消失と結合織の増殖をきたし，弾性線維を貪食した多核巨細胞が確認される．内膜には反応性に線維性肥厚が生じ，結果的に血管内腔の狭窄・閉塞をきたす[7]．

■ 鑑別のポイント

・動脈硬化症：高安動脈炎が好発する若年女性では，動脈硬化を高度に惹起する基礎疾患（原発性高脂血症など）がない場合は，通常，内膜中膜複合体（intima-media complex：IMC）の肥厚は認められない．年齢に比して，IMC が肥厚し，全周性である場合は，高安動脈炎を疑うきっかけと

表1 高安動脈炎の病型分類（血管造影所見からみた病変の分布により以下に分類される）

I 型	大動脈弓分枝血管
IIa 型	上行大動脈，大動脈弓ならびにその分枝血管
IIb 型	IIa 病変＋胸部下行大動脈
III 型	胸部下行大動脈，腹部大動脈，腎動脈
IV 型	腹部大動脈，かつ/または，腎動脈
V 型	IIb＋IV 型（上行大動脈，大動脈弓ならびにその分枝血管，胸部下行大動脈に加え，腹部大動脈，かつ/または，腎動脈）

I〜V 型に加え，さらに冠動脈病変を有するものには C（＋），肺動脈病変を有するものには P（＋）と付記する．
（文献 4 より引用）

Ⅱ 疾患各論

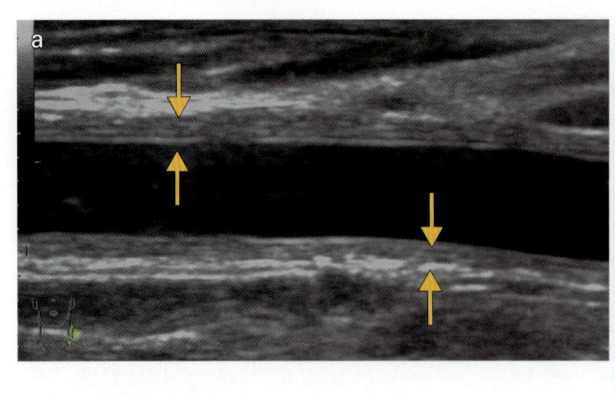

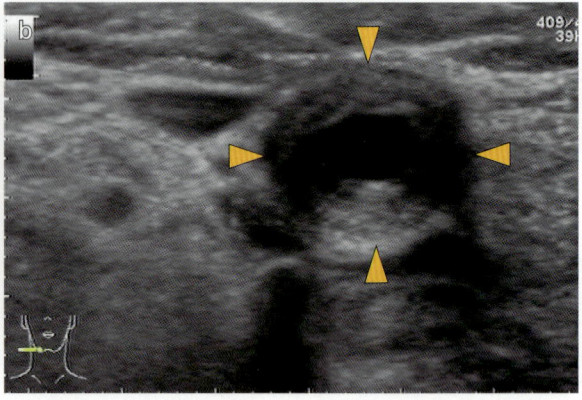

図1 高安動脈炎のBモード像
a：総頸動脈長軸像．b：総頸動脈短軸像．
典型例では，びまん性，全周性に内膜中膜複合体（intima-media complex：IMC）の肥厚が認められ（→），マカロニサイン（macaroni sign）と呼ばれる（▲）．

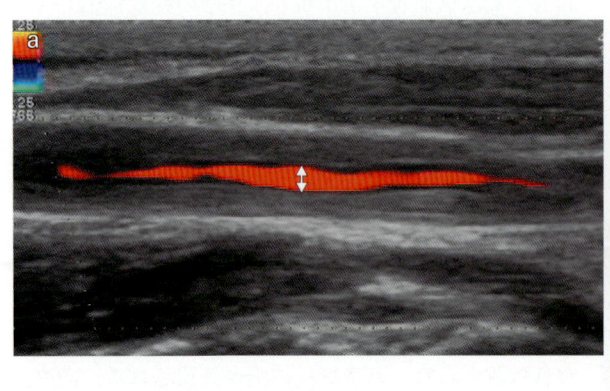

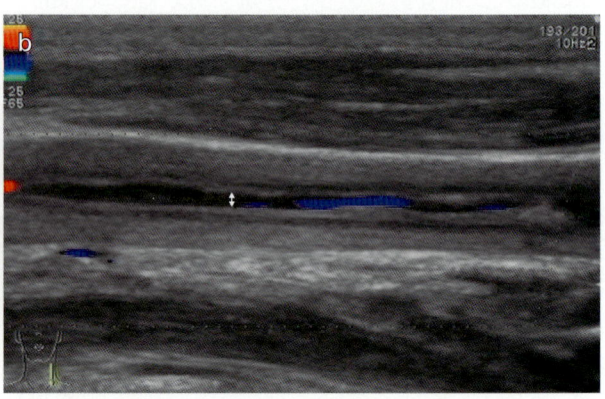

図2 高安動脈炎のカラードプラ像
総頸動脈長軸像．動脈壁の肥厚が進行した症例を示す．図bでは，図aと比べさらに血管内腔（両矢印）の狭小化が進んでいる（図aと図bは別症例）．

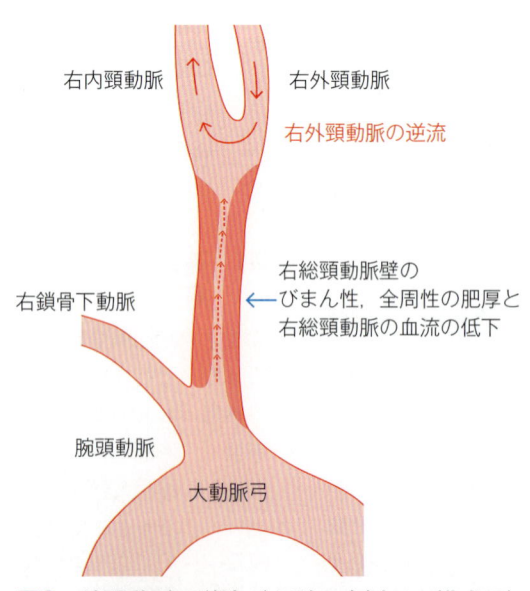

図3 外頸動脈の逆流（Ⅰ型の症例での模式図）
総頸動脈の内腔が狭小化し，内頸動脈の血流が低下した症例では，低下した血流量を補うために，頭蓋の側副血行路を経由した血流が外頸動脈を逆流し，内頸動脈に流入する．

なる．また，高安動脈炎では，原則的には内頸動脈に病変が及ばないことも鑑別のポイントである．中年以降では，動脈硬化の進展に伴い，高安動脈炎の病変と動脈硬化性変化が併存する超音波像がみられる場合がある．

- 巨細胞性動脈炎：日本ではまれな疾患で，発症年齢は50歳以上であることが多い（詳細は次項を参照）．巨細胞性動脈炎では，総頸動脈に病変が存在することがあるため[8]，高齢者で総頸動脈にびまん性，全周性の壁肥厚が認められた場合，巨細胞性動脈炎の可能性も考慮する必要がある．

文献

1) 尾崎承一ほか：循環器病の診断と治療に関するガイドライン（2006-2007年度合同研究班報告）血管炎症候群の診療ガイドライン．Cric J **72**（Suppl Ⅳ）：1253-1346，2008
2) Jennette JC et al : 2012 revised international Chapel Hill consensus conference nomenclature of vasculitides. Arthritis Rheum **65** : 1-11, 2013
3) 難病情報センター．大動脈炎症候群（高安動脈炎），入手先〈http://www.nanbyou.or.jp/entry/290〉，（参照2012-5-22）
4) 豊島 聰ほか：医学・薬学のための免疫学，第2版，東京化学同人，東京，p163，2008
5) Ohigashi H et al : Improved prognosis of Takayasu arteritis over the past decade—comprehensive analysis of 106 patients—. Circ J **76** : 1004-1011, 2012
6) Maeda H et al : Carotid lesions detested by B-mode ultrasonography in Takayasu's arteritis : "macaroni sign" as an indicator of the disease. Ultrasound in Med and Biol **17** : 695-701, 1991
7) 由谷親夫：循環器病理Ⅱ—血管—血管炎症候群の病理．病理と臨床 **21** : 1007-1013, 2003
8) Maksimowicz-McKinnon K et al : Takayasu arteritis and giant cell arteritis : a spectrum within the same disease? Medicine（Baltimore）**88** : 221-226, 2009

b 巨細胞性動脈炎
（giant cell arteritis : GCA）

■ 疾患概念

巨細胞性動脈炎（GCA）は，Chapel Hill Consensus Conference ; CHCC 2012では，高安動脈炎とともに大型血管炎に分類されている[1]．発症年齢は50歳以上であることが多く，病理学上は巨細胞などの浸潤を伴う肉芽腫性炎症が特徴である[1,2]．頭部の動脈，とりわけ側頭動脈に病変が認められることが多く，以前は側頭動脈炎（temporal arteritis）と呼ばれていたが，次第に大動脈やその主要分枝にも病変が認められることが認識され，GCAと呼ばれるようになった[2,3]．

GCAは，欧米では高頻度にみられるが，日本では少ない．1997年のわが国の調査では，1年間の全国病院受療症例数は690人であり，発症時の平均年齢は71.5±10.8歳，男女比は1：1.7であった[4]．

■ 臨床所見

本症の代表的な症状は，側頭動脈の硬結や腫脹，圧痛を伴う頭痛である．また，咀嚼筋や側頭筋の虚血により顎跛行が生じる．眼症状は，最も重要な症状であり，約40％に視力障害，約10～20％に失明が認められる．失明を回避するためには，早急な診断と治療が必要である．リウマチ性多発筋痛症の合併は約30～50％に，大動脈や上肢の動脈の病変は約30％に認められる[4,5]．

■ 超音波所見

本項では，浅側頭動脈病変の超音波所見について述べる．

浅側頭動脈は外頸動脈の終枝であり，下顎骨頸部の高さで起こり，耳介前方を上行し，前頭枝と頭頂枝に分岐する（図1）．浅側頭動脈は，皮膚表面から約4mm深部の体表近くに存在するため，超音波検査で浅側頭動脈を詳細に観察することができる[6]．

実際の検査では，まず，Bモードを用い，耳介前方で浅側頭動脈を短軸像で描出し，末梢側に向かって観察する（図2a）．前頭枝と頭頂枝の両分枝も可能な限り末梢側まで観察する．続いて，長軸像でも同様に観察する（図2b）．Bモードの観察では，血管径や血管壁の厚みを計測し，血管内腔や血管周囲の評価を行う．次に，カラードプラ法を用いて血流評価を行い，狭窄や閉塞の有無を確認する．正常の浅側頭動脈は探触子で容易に圧排されてしまうため，探触子で強く押さえすぎないように注意する[7]．

GCA症例では，浅側頭動脈に全周性の低エコーの壁肥厚像が認められ，"halo sign"と呼ばれる（図3）[8]．この壁肥厚は，組織の炎症を表しており，正常の浅側頭動脈とは異なり，探触子で圧排されず[9]，ステロイド治療により消失する．また，浅側頭動脈の狭窄，もしくは閉塞もしばしば認められる．これらの超音波所見は，感度・特異度が高く，GCAの診断に有用であったと報告されている[10]．また，GCAでは，病変

Ⅱ 疾患各論

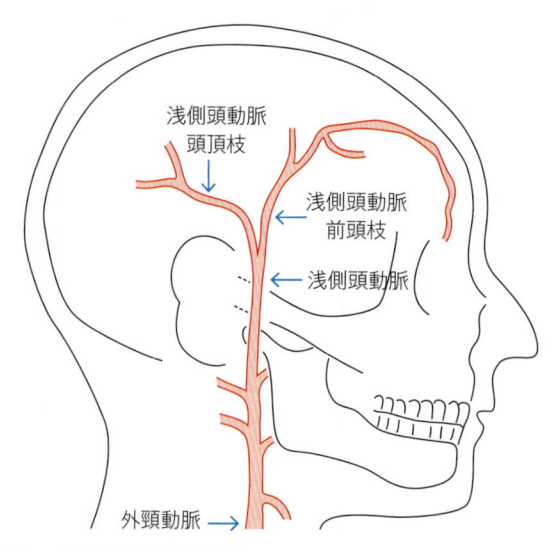

図1 浅側頭動脈の解剖

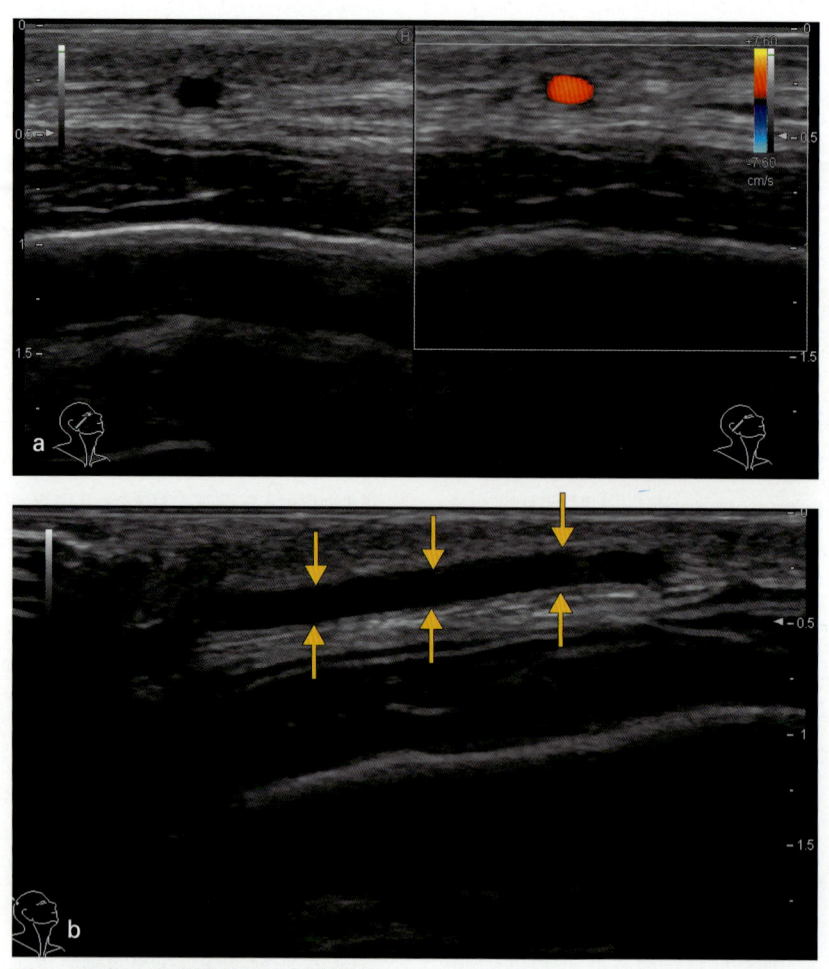

図2 正常の浅側頭動脈の超音波像
a：短軸像．b：長軸像．

が非連続性に存在する場合（skip lesion）があり，生検に適した部位をあらかじめ超音波検査で確認することは，診断率の向上につながる[11]．

■ 病理所見

浅側頭動脈などの筋性動脈では，病変は内弾性板と中膜の内膜寄りを中心に存在する．組織球の増殖や，リンパ球，形質細胞，マクロファージの浸潤が認めら

98

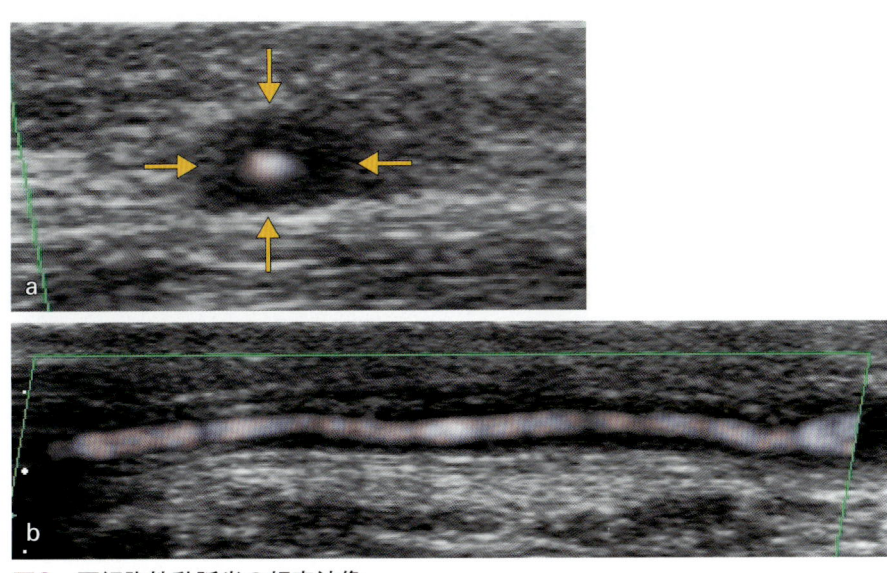

図3 巨細胞性動脈炎の超音波像
　a：浅側頭動脈短軸像．b：浅側頭動脈長軸像．
　血管内腔周囲に，全周性の低エコーの壁肥厚像が認められる．これを halo sign と呼ぶ（→）．

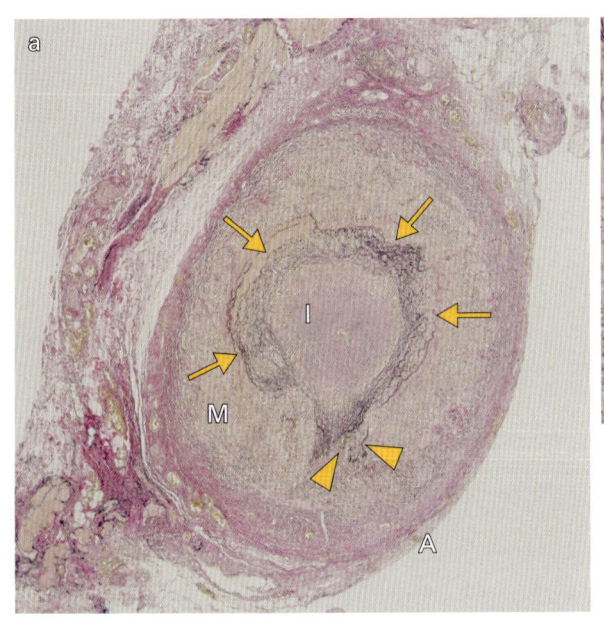

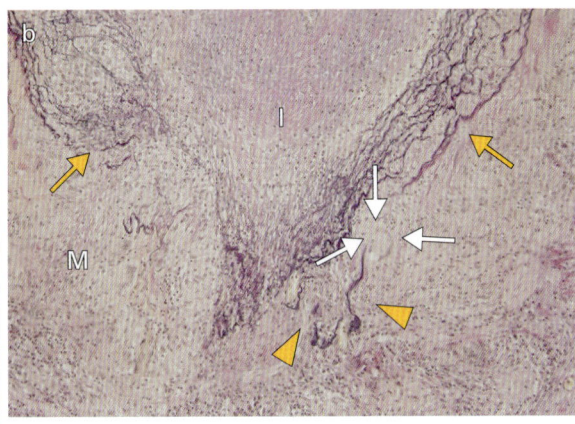

図4 巨細胞性動脈炎症例の浅側頭動脈の病理像
　I：tunica intima　内膜．M：tunica media　中膜．A：tunica adventitia　外膜．
　a：弱拡大像：内弾性板（→）の断裂（▲）がみられ，その一部は消失している．また，内膜は線維性に肥厚し，血管内腔は高度に狭窄している．
　b：強拡大像：中膜を中心に組織球，単核球，形質細胞の浸潤を認め，断裂した内弾性板の近傍に多核巨細胞（白→）が確認される．

れ，内弾性板近傍の中膜に多核巨細胞が出現し，弾性板の貪食像が認められることがある（図4a, b）．内膜では，中膜の炎症に伴い二次的に線維性肥厚が起こり，狭窄の原因となる（図4a）[12]．

■ 鑑別のポイント

・動脈硬化症：高齢者では，頸動脈のみならず，浅側頭動脈にも動脈硬化性変化が認められる場合がある．動脈硬化症では，限局性の壁肥厚や石灰化が認められ，GCAに特徴的な全周性の低エコーの壁肥厚像とは異なる．動脈硬化症では，浅側頭動脈以外の頭部動脈にも，同様の病変が存在することが多い．

文 献

1) Jennette JC et al : 2012 revised international Chapel Hill consensus conference nomenclature of vasculitides. Arthritis Rheum **65** : 1-11, 2013
2) Jennette JC et al : Nosology of primary vasculitis. Curr Opin Rheumatol **19** : 10-16, 2007
3) Czihal M et al : Involvement of the femoropopliteal arteries in giant cell arteritis : clinical and color duplex sonography. J Rheumatol **39** : 314-321, 2012
4) Kobayashi S et al : Clinical and epidemiologic analysis of giant cell (temporal) arteritis from a nationwide survey in 1998 in Japan : the first government-supported nationwide survey. Arthritis Rheum **49** : 594-598, 2003
5) Schmidt WA : Current diagnosis and treatment of temporal arteritis. Curr Treat Options Cardiovasc Med **8** : 145-151, 2006
6) Schmidt WA : Role of ultrasound in the understanding and management of vasculitis. Ther Adv Musculoskelet Dis **6** : 39-47, 2014
7) Miyamoto K et al : Ultrasonography in large-vessel arteritis. Rinsho Byori **62** : 868-875, 2014
8) Schmidt WA et al : Color duplex ultrasonography in the diagnosis of temporal arteritis. N Engl J Med **337** : 1336-1342, 1997
9) Aschwanden M et al : Temporal artery compression sign―a novel ultrasound finding for the diagnosis of giant cell arteritis. Ultraschall Med **34** : 47-50, 2013
10) Schmidt WA : Doppler sonography in rheumatology. Best Pract Res Clin Rheumatol **18** : 827-846, 2004
11) Tsuda K et al : Ultrasonography findings in temporal arteritis. J Med Ultrasonics **39** : 201-203, 2012
12) 由谷親夫：循環器病理Ⅱ―血管―血管炎症候群の病理．病理と臨床 **21** : 1007-1013, 2003

2. 下肢静脈瘤
(varicose veins in the legs)

■ 疾患概念

　下肢の表在静脈が拡張，屈曲蛇行し，瘤（こぶ）を形成している状態である．下肢静脈は，前後脛骨静脈，腓骨静脈とヒラメ静脈や腓腹静脈などの深部静脈と，大小伏在静脈などの表在静脈に分類される．

　静脈は血管内に弁を有しており，筋肉の収縮とともに静脈血が心臓側に押し出される．筋の緊張がゆるんでも，静脈弁の存在により，いったん心臓側に推し進められた血流は逆戻りせず，心臓側に戻ってゆく．この弁が破壊されることにより，表在の静脈の血液は逆流し，皮下の結合織内の表在静脈は拡張して瘤を形成するようになる．一方，深部静脈では筋組織により強く圧迫されており，瘤を形成しにくい．

　ほとんどが大伏在静脈や小伏在静脈のうっ滞，逆流あるいは不全交通枝からの逆流による一次性静脈瘤である．立ち仕事で慢性的に圧が上昇すると発症しやすいが，女性では妊娠に伴う子宮の腫大により骨盤腔内の静脈が圧排され，下肢の静脈圧が亢進することにより発症しやすい．ほかに，深部静脈血栓症などの還流障害に伴う側副血行として静脈瘤を形成する二次性静脈瘤と，Klippel-Trenaunay症候群のような深部静脈の発生異常に伴う先天性静脈瘤がある．

■ 臨床所見

　一次性静脈瘤は形状から，① 伏在静脈瘤，② 側枝型静脈瘤，③ クモの巣静脈瘤，④ 網目状静脈瘤に分類することが多い．これらのうち超音波検査の適応になるのは，伏在静脈瘤と側枝型静脈瘤である．伏在静脈瘤は大小伏在静脈の本幹およびその主要分枝の静脈が拡張したもの，側枝型静脈瘤は伏在静脈瘤より末梢分枝が拡張したものとされる．網目状静脈瘤は径2〜3mmの皮下小静脈が拡張したもので，青味がかった軽度盛り上がった静脈瘤である．クモの巣静脈瘤はさらに細く，径1mm以下の皮内細静脈の拡張で，皮膚からは盛り上がらず，色は紫紅色を呈することが多い．

　瘤形成，外見（美容的問題），浮腫，色素沈着，静脈性湿疹，脂肪皮膚硬化症，潰瘍形成などの皮膚所見ほかに，易疲労感，瘙痒感，痛み，足のつり（こむら返り），熱感，腫脹感，出血などもある．

■ 超音波検査

① 検査の目的

　深部静脈血栓症がないことの確認と，逆流の源の検索，すなわち大小伏在静脈の逆流の確認および不全交通枝検索である．

② 下肢静脈の解剖と観察部位（図1）

　下肢の静脈系は深部静脈と表在静脈に分けられるが，本項では主に表在静脈について説明する．表在静脈は筋膜より表面側に存在するため，筋膜で圧迫・保持されることなく，圧がかかると静脈瘤を形成することになる．深部静脈と表在静脈は交通枝でつながっている．足部では深部静脈から表在静脈へ血液が集められるとされるが，大腿や下腿では血液は表在静脈から深部静脈に流入する．交通枝に弁不全を生じると深部から表在へ血液が逆流し，不全交通枝と呼ばれる．

　大伏在静脈は下肢の内側を走行し，鼠径部で大腿静脈に流入する．この流入部を伏在大腿静脈接合部（sa-

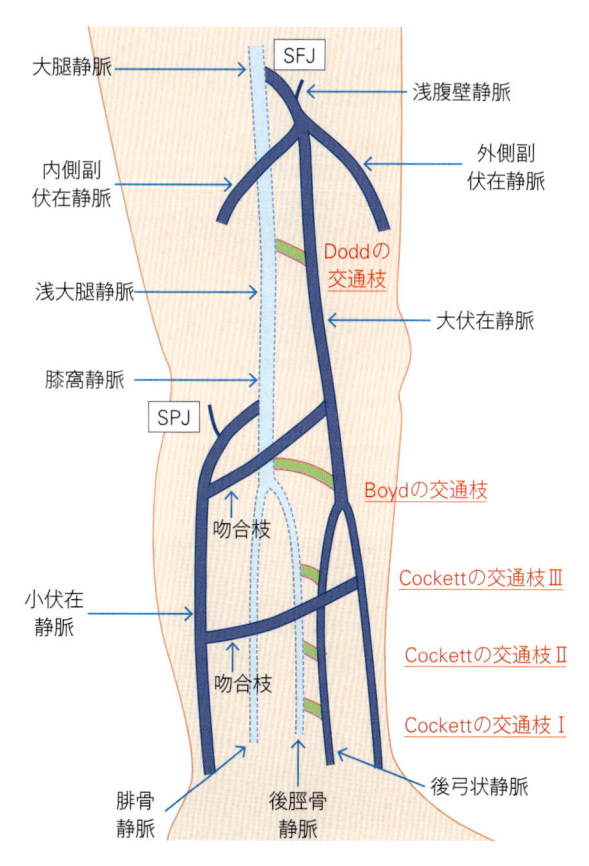

図1　下肢の表在静脈と深部静脈および交通枝の解剖
左下肢を大腿部は内側前方（腹側）寄りから，下腿部は内側やや背側寄りからみたシェーマとなっている．

Ⅱ 疾患各論

pheno-femoral junction：SFJ）と呼ぶ．大伏在静脈には内側枝と外側枝の比較的太い分枝がある．小伏在静脈は下腿背面を走行し，腓腹筋の内側頭と外側頭の間を通り，膝窩上部で膝窩静脈に流入する．この流入部を伏在膝窩静脈接合部（sapheno-popliteal junction：SPJ）と呼ぶ．下腿では大伏在静脈と小伏在静脈をつなぐ吻合枝が2～4本ほど認められる．

　大伏在静脈と深部静脈の交通枝として重要なものは，大腿で浅大腿静脈と吻合するDoddの交通枝（Hunter管部にあるのでHunter交通枝とも呼ばれる），下腿上部で後脛骨静脈と吻合するBoydの交通枝，下腿下部で後脛骨静脈と吻合するCockettの交通枝がある．正確にはCockettの交通枝は大伏在静脈本幹ではなく，後弓状静脈と呼ばれる大伏在静脈の背側を走行する分枝との交通枝とされているが，実際の検査では後弓状静脈と大伏在静脈本幹を明瞭には区別しないで検査していることが多い．表在静脈は今までに述べてきた主要な分枝以外にも多数みられ，深部静脈

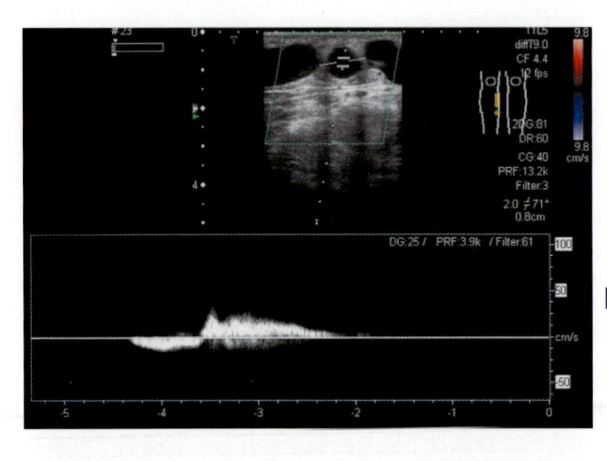

図2　静脈瘤でのミルキングの効果
ミルキングする部位より頭側の静脈瘤では，腓腹部をつかんだ時が順行性の血流，離したときが逆流性の血流である．逆流の源は観察部より頭側にあるとは限らないので，ミルキングしながら逆流の源を追跡していくことが必要となる．

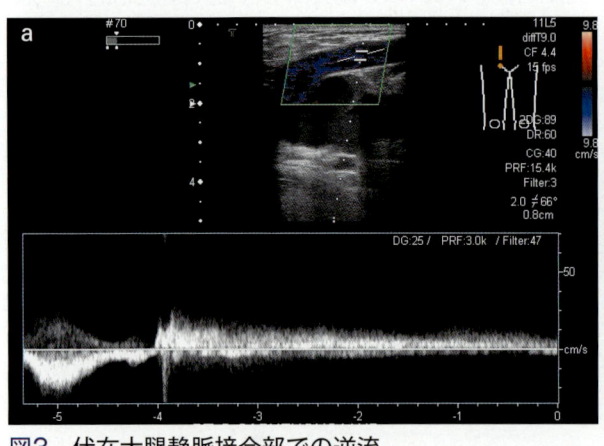

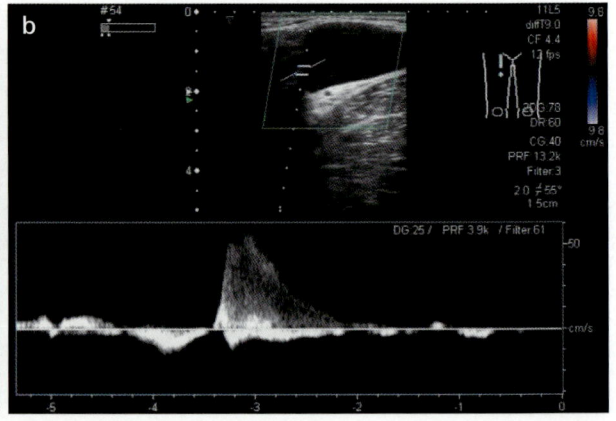

図3　伏在大腿静脈接合部での逆流
a：大伏在静脈にだらだらと続く逆流を生じている．
b：大伏在静脈に短時間の逆流を生じている．このような場合のほうが重症のことが多い．

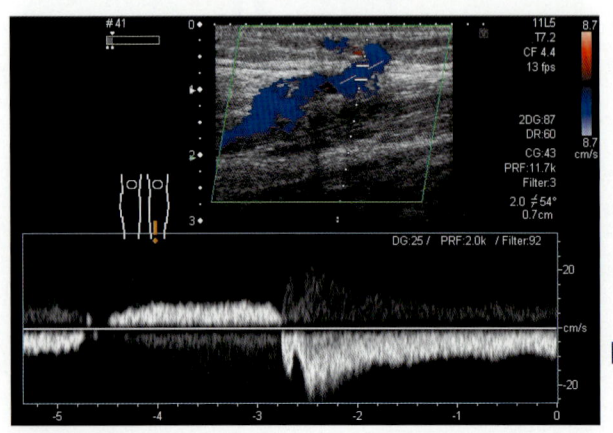

図4　Cockettの不全交通枝
腓腹部でミルキングすると，腓腹部をつかんだ時に逆流し，離したときには深部へ向かう順行性の血流が確認できる．

への交通枝も処々に存在しているので，不全交通枝の検索にあたっては，さまざまな可能性を考える必要がある．

膝窩静脈より心臓側の深部静脈が一部でも閉塞している場合は，二次性静脈瘤である可能性がある．深部静脈が閉塞し，表在静脈が側副血行として機能している場合は，安易に表在の静脈瘤の処置を行うと静脈の還流路が絶たれ，静脈の高度うっ滞やそれに伴う高度浮腫をきたす可能性があり，注意を要する．

③ 静脈瘤の診断手順

まず，深部静脈血栓症や閉塞がないかチェックする．次に，静脈瘤の逆流の源を検索する．立位とし，ミルキングを繰り返しながら，静脈瘤を追跡していく（図2）．ミルキングを行う部位より上部の静脈からの逆流では，つかんだ時に順行性の血流，離したときに逆行性の血流が流れる．ミルキングで離したときに0.5秒以上続く逆流が病的と評価される．ただし，逆流時間が長い場合より短いほうが重症であることも多

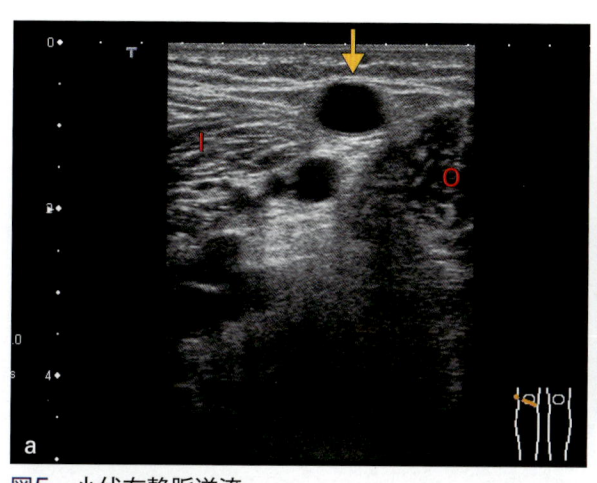

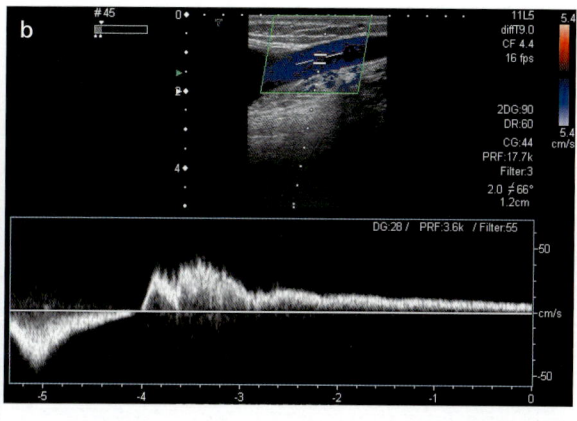

図5 小伏在静脈逆流
a：小伏在静脈横断像．右膝窩部背側に探触子をあて，観察している．膝窩直下で観察すると腓腹筋内側頭（I）と外側頭（O）の間の皮下に拡張した小伏在静脈の横断像（→）が描出される．
b：縦断走査でミルキングすると，逆流が確認された．

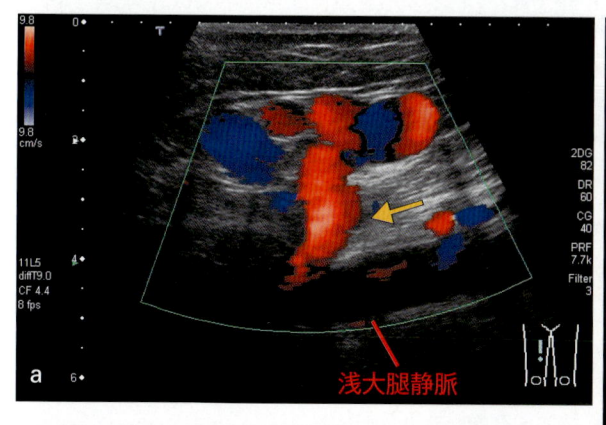

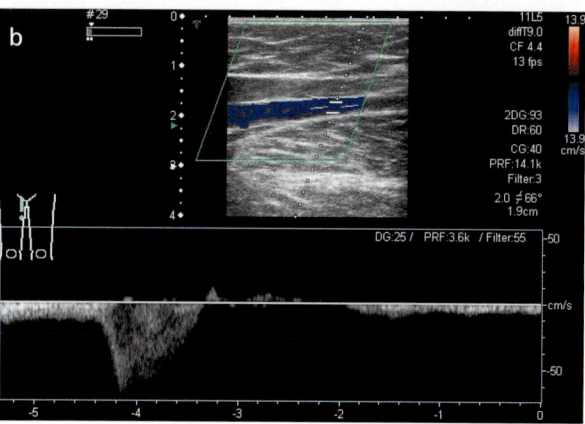

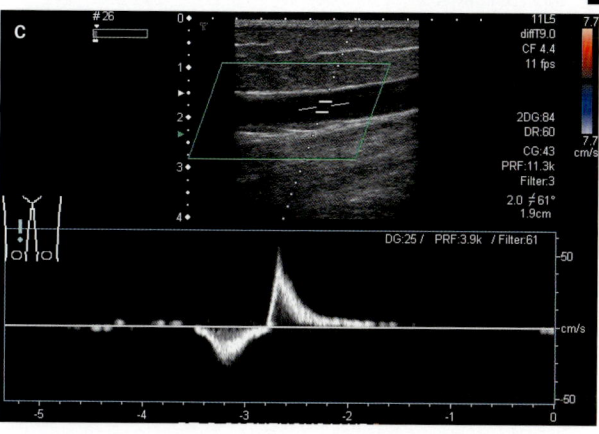

図6 Doddの不全交通枝
a：ミルキングすると浅大腿静脈から大伏在静脈へ逆流するDoddの不全交通枝を認め（→），さらに大伏在静脈から静脈瘤へ流入する血流を認めた．
b：交通枝より頭側の大伏在静脈は拡張がなく，逆流も認めない．
c：交通枝より尾側の大伏在静脈は拡張し，逆流を認める．大伏在静脈の径が変化するところに不全交通枝が存在する．

い（図3）．なお Cockett の不全交通枝では下腿下部より下で観察しているため，腓腹部をつかんだ時に逆流し，離した時には順行性の血流を生じる（図4）．

多くは伏在大腿静脈接合部からの大伏在静脈逆流（図3）や伏在膝窩静脈接合部からの小伏在静脈逆流（図5）である．通常，側枝型静脈瘤が流入する部分より頭側では伏在静脈本幹に逆流を認めるが，それ以下では本幹に逆流を認めない．大伏在静脈系では，Dodd の不全交通枝（図6）や Boyd の不全交通枝，Cockett の不全交通枝からの逆流（図4）を源とすることもある．また，これらの不全交通枝以外の筋肉枝との交通枝からの逆流（図7）であることもある．本来逆流した静脈血は逆流の有無にかかわらず交通枝を介して深部静脈に流入し，心臓へ向かうので，逆流のない正常の交通枝と不全交通枝の区別が必要である．そのほか，表在静脈間をつなぐ吻合枝を介した逆流など，きわめて多彩である．

主要な逆流のパターンを表1に示す．

文 献

1) Raju S et al : Clinical practice. Chronic venous insufficiency and varicose veins. N Engl J Med 360 : 2319-2327, 2009

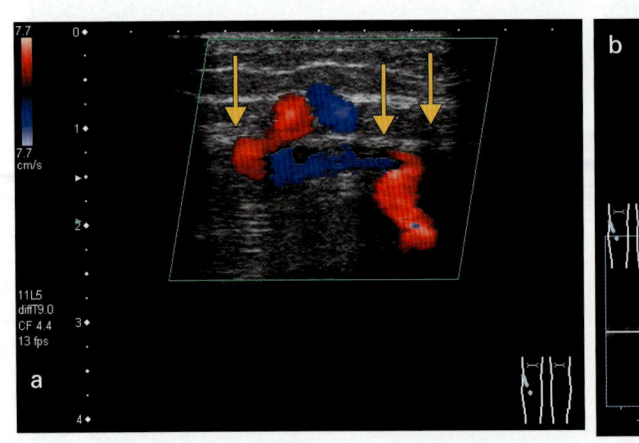

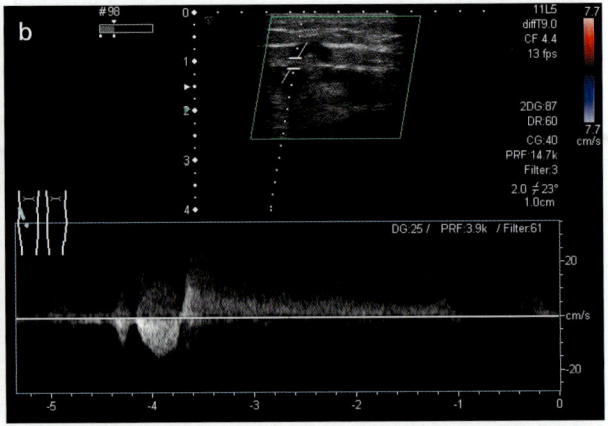

図7　そのほかの不全交通枝
a：腓腹静脈と表在静脈の交通枝で腓腹筋の筋膜（→）を貫いていることが確認できる．
b：ミルキングで逆流が確認され，不全交通枝と診断できる．

表1　一次性静脈瘤の静脈逆流の由来

1. 大伏在静脈本幹または分枝
1) SFJ →大腿大伏在静脈→静脈瘤
2) Dodd 不全交通枝→大腿大伏在静脈→静脈瘤
3) Boyd 不全交通枝→下腿大伏在静脈→静脈瘤
4) Cockett 不全交通枝→下腿大伏在静脈系（後弓状静脈）→静脈瘤
5) 大伏在静脈→吻合枝→小伏在静脈→静脈瘤
2. 副大伏在静脈本幹または分枝→静脈瘤
3. 小伏在静脈本幹または分枝
1) SPJ →小伏在静脈→静脈瘤
2) SPJ →小伏在静脈→吻合枝→下腿大伏在静脈本幹→静脈瘤
4. 内腸骨静脈系（大腿内側＝会陰付近）→静脈瘤
5. そのほかの不全交通枝（大腿外側から背側，下腿背側）
筋肉枝→静脈瘤

3 血栓性静脈炎

■ 疾患概念

表在静脈に血栓を形成し，かつ炎症をきたしている状態であり，静脈壁から周囲の脂肪織，皮膚まで炎症が及ぶことが通常である．血栓形成が先に起こって炎症をきたす場合と，静脈壁に炎症が起こって血栓形成をする場合の両方が考えられている．

■ 臨床所見

表在の静脈に沿った有痛性発赤を呈する．血栓を伴う静脈が触知できることもある．うっ滞の起こりやすい下肢の表在静脈や下肢静脈瘤（図1）に起こりやすいが，上肢に発症することもある．血栓性静脈炎がいろいろな部位に発症したり，消失することがある．これを遊走性（移動性）静脈炎と呼ぶ．遊走性静脈炎で膵癌や肺癌などの悪性腫瘍を潜在性に伴っている場合，トルソー症候群（Trousseau syndrome）と呼ばれる．しかし，最近は担癌患者で凝固系が亢進し，静脈血栓症や脳梗塞などの塞栓症を発症することを，広くトルソー症候群と呼ぶようになった．

■ 超音波所見

有痛発赤部に探触子をあて観察すると，拡張した静脈内に内部エコーを認める．血栓周囲に血流を認めることもあるが，完全閉塞している場合もある．炎症の程度が高度であると，静脈壁から周囲脂肪織に豊富な血流が描出されることもある．下腿静脈瘤に血栓性静脈炎が生じた場合は，炎症が治まり静脈瘤が器質化すると静脈瘤の硬化療法を行ったのと同じことが起こることになり，静脈瘤が治癒することがある．

伏在静脈に血栓性静脈炎を発症することもある（図2）．この場合は血栓が交通枝に進展し，深部静脈血栓症を生じることもあるので，血栓閉塞の範囲を確実に評価することが必要である．

文献

1) Varki A : Trousseau's syndrome : multiple definitions and multiple mechanisms. Blood 110 : 1723-1729, 2007

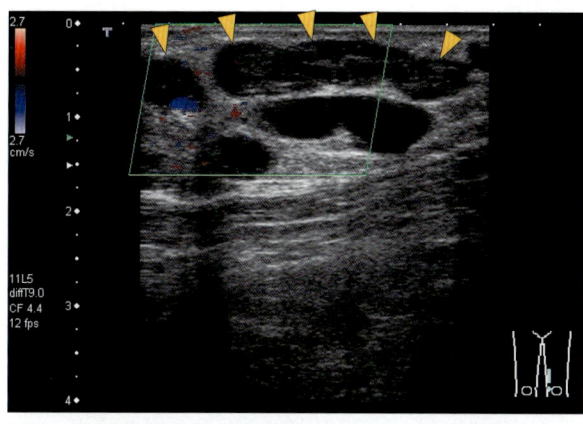

図1 静脈瘤内血栓性静脈炎のカラードプラ像
屈曲蛇行する拡張した静脈瘤内に内部エコー（▲）を認める．

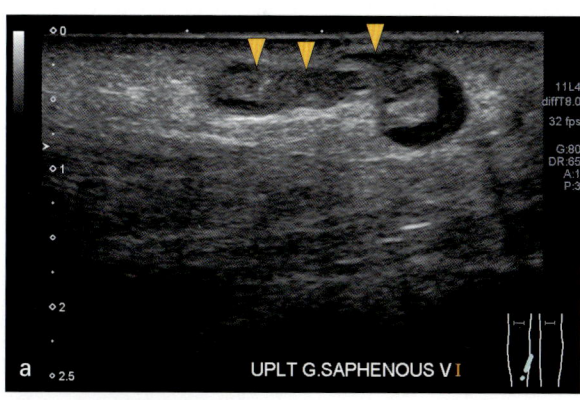

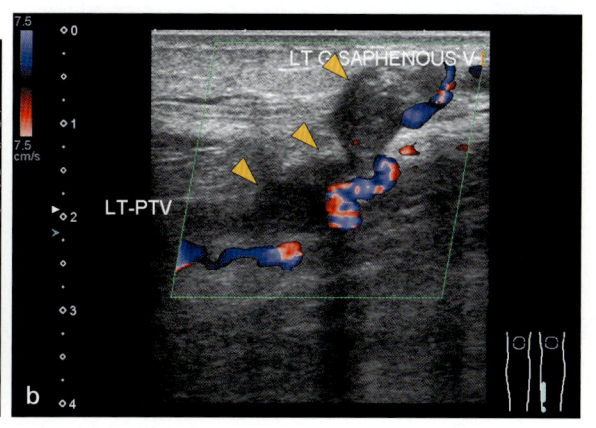

図2 伏在静脈血栓性静脈炎
a：Bモード像．左足首の大伏在静脈（▲）に血栓を認める．
b：大伏在静脈からCockettの穿通枝を通って，後脛骨静脈に血栓（▲）が形成されている．

Ⅱ 疾患各論

4 Mondor 病

■ 疾患概念

通常乳腺に生じる表層性の血栓性静脈炎で，周囲の結合織にも炎症が波及し，痛みを伴う線状の索状物を触れるようになる疾患である．まれに上腕や陰茎にも生じるとされる．1869 年に Faage が最初に報告したが，1939 年に Mondor が詳細な報告を行ったことで，Mondor 病と呼ばれるようになった．

■ 臨床所見

乳房に痛みを伴う索状物を触れ，それに一致して皮膚に発赤を伴うことがある．30～60 歳代の女性に多い．

■ 超音波所見

実際に血栓を伴う静脈として描出されることは少なく，実際，触診で触れる索状物に一致して，器質化した静脈を疑わせる細い低エコーの索状構造物として描出されることが多い（図1）．典型的にはビーズ状の径の変化があるとされている．周囲の脂肪組織がやや高エコーに腫脹して描出されることもある．静脈との連続性は証明できないことが多い．

文 献

1) Shelly MK et al : Mondor's disease of the breast : sonographic and mammographic findings. Am J Rentogenol 177 : 893-896, 2001
2) 高井良樹ほか：Mondor 病 41 例の検討．Kitakanto Med J 59 : 255-258, 2009

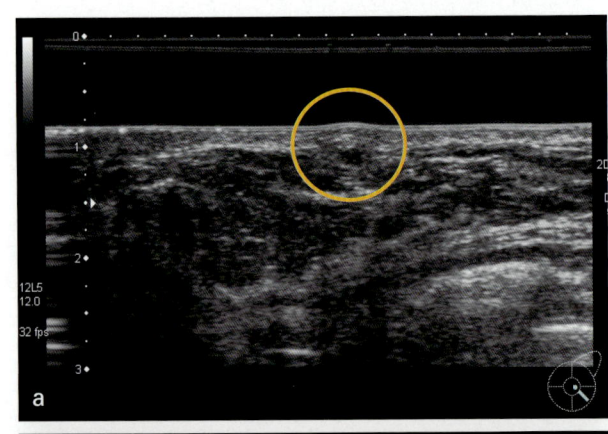

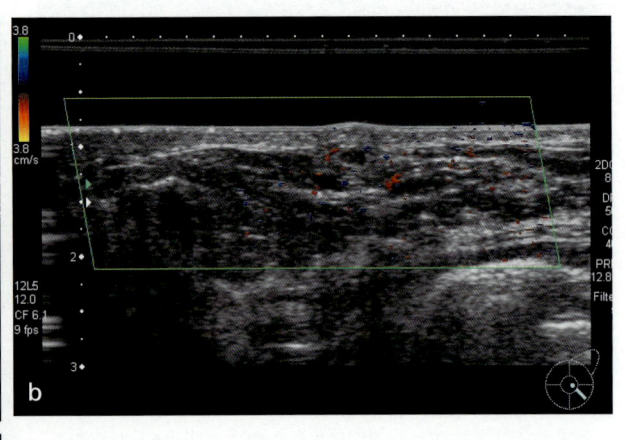

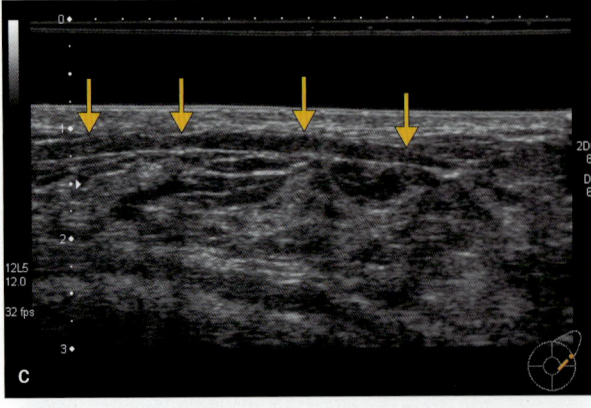

図1 Mondor 病症例の超音波像
a：20 歳代女性．B モード像．皮下の索状物を短軸像で描出している．周囲の脂肪織が腫脹し，皮膚面がわずかに盛り上がっている．
b：カラードプラ像．索状物周囲の脂肪織の血流は増加しているようにみえる．
c：B モード像．索状構造物の長軸像．径の不整も軽度みられる（→）．

5 真性・仮性動脈瘤

■ 疾患概念

動脈瘤は大きく真性動脈瘤と仮性動脈瘤に分類される．真性動脈瘤は動脈壁の三層構造（内膜・中膜・外膜）を保ったまま動脈が局所的に拡張したもので，正常径の1.5倍程度以上拡張したものである（図1a）．仮性動脈瘤は動脈の血管壁が破綻し，血管周囲の軟部組織に腔を形成し，腔内部に血流を伴うものである（図1b）．

■ 臨床所見

末梢動脈の真性動脈瘤は下肢動脈に好発する．膝窩動脈が最も頻度が高く，次いで総大腿動脈に多い．膝窩動脈瘤は両側性のことが多く（50～70％），両側膝窩動脈瘤には腹部大動脈瘤が合併することが多い．真性動脈瘤の原因としては，動脈硬化症や血管炎，Ehlers-Danlos症候群など，動脈壁が脆弱化する病態があげられる．膝窩動脈瘤は，① 径が3 cm以上，② 増大傾向を示す，③ 有症状の場合は，破裂のリスクが高まると報告されている．ただし，瘤の破裂よりも瘤内血栓による閉塞や末梢塞栓のリスクのほうが高く，臨床上も大きな問題になる．膝窩動脈の70％に血栓を伴うという報告もある．

仮性動脈瘤の原因としては，炎症，外傷，医原性があげられる．医原性では特にカテーテルの刺入部や動脈吻合部に発生することが多い．血管壁を有さず，真性動脈よりも脆弱であり，破裂のリスクが高い．超音波検査で仮性動脈瘤が発見された場合は，速やかに主治医に連絡することが望まれる（表1）．

■ 超音波所見

限局性に動脈が拡張し，内部に拍動性の血流シグナルを認める．壁に血栓を伴う場合がある．

膝窩腫瘤精査のため超音波検査施行となった症例を示す（図2～4）．カテーテル治療後に左上腕動脈穿刺部でシャント音が聴取され，精査のため超音波検査を施行した（図5～7）．

■ 鑑別のポイント

下肢の真性動脈瘤は径の計測のみではなく，内部に血栓がないかどうかの評価も重要である．

仮性動脈瘤は動脈壁破綻の契機が明らかな場合が多く，臨床経過から判断できるため，真性動脈瘤との鑑別に苦慮することはないが，血腫との鑑別が困難な場合がある．臨床的に仮性動脈瘤が疑われる場合は，血管周囲に血流がないかカラードプラ法・パルスドプラ法を用いて丁寧に観察することが求められる．

文献

1) Dawson J et al : Update on aneurysm disease : current insights and controversies peripheral aneurysms : when to intervene—is rupture really a danger? Prog Cardiovasc Dis **56** : 26-35, 2013

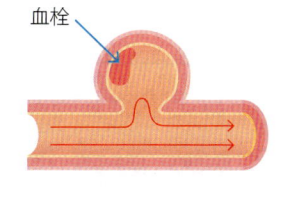

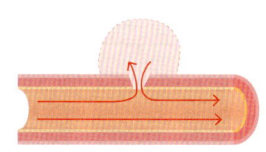

図1 動脈瘤の模式図
a：真性動脈瘤．
b：仮性動脈瘤．

表1 真正動脈瘤と仮性動脈瘤の特徴

	病態	原因	好発部位
真性動脈瘤	壁を保ったまま拡張	動脈壁の脆弱性	膝窩動脈，総大腿動脈
仮性動脈瘤	壁の構造を欠く	炎症，外傷，医原性	カテーテル刺入部

II　疾患各論

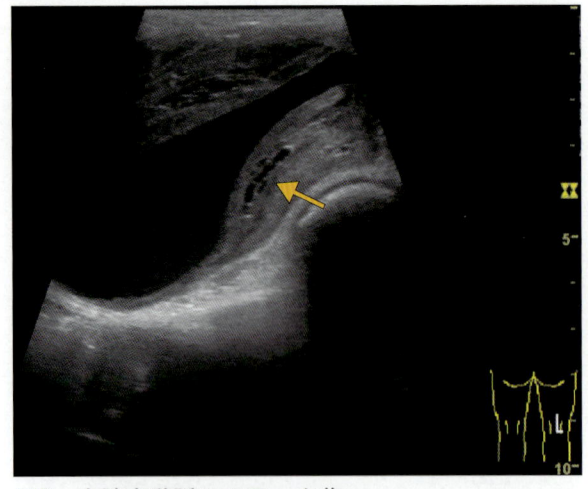

図2　右膝窩動脈のBモード像
長軸像．右膝窩動脈に限局性の拡張を認める．深側の壁に高エコーを認め，壁在血栓を伴っている（→）．

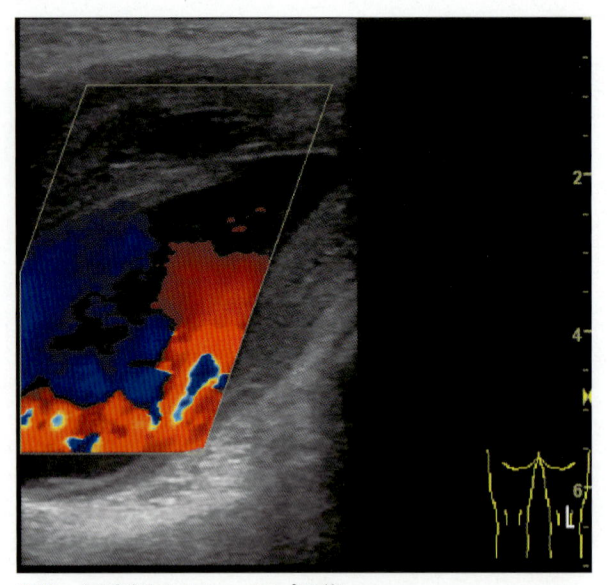

図3　同症例のカラードプラ像
内部に拍動性の血流シグナルを確認できる．

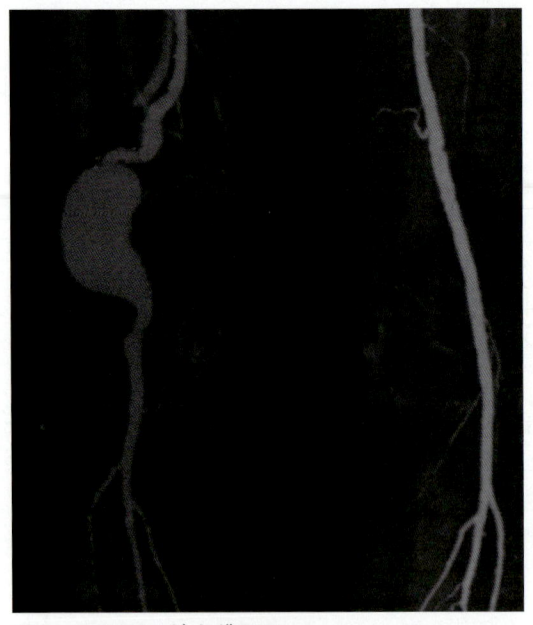

図4　CTアンギオグラフィ
その後施行されたCTでも，同様に右膝窩動脈の限局性拡張を認めた．

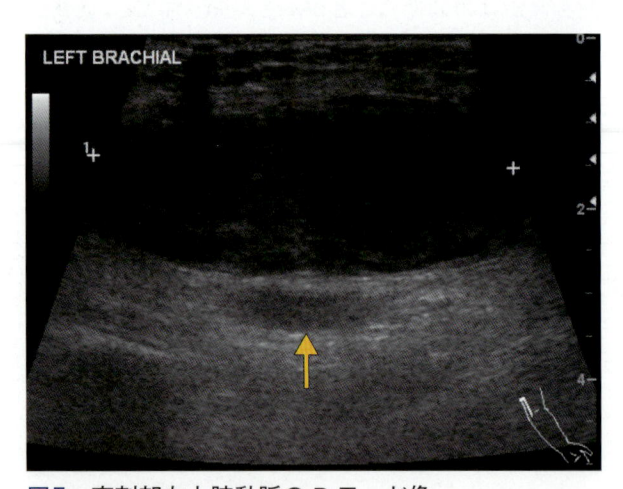

図5　穿刺部左上腕動脈のBモード像
長軸像．穿刺部の左上腕動脈（→）の腹側に低エコー域を認める．

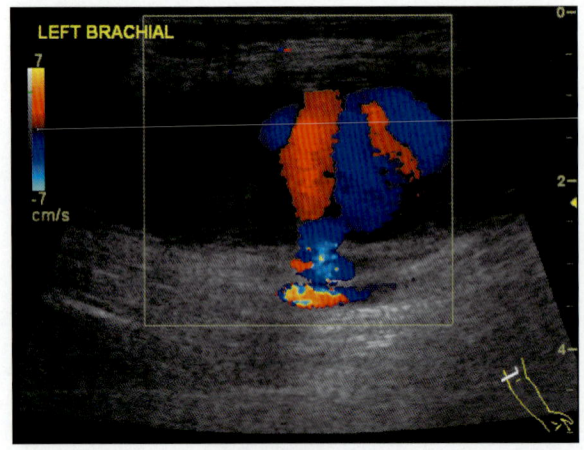

図6　同部のカラードプラ像
短軸像．内部にモザイク状の血流シグナルを認める．

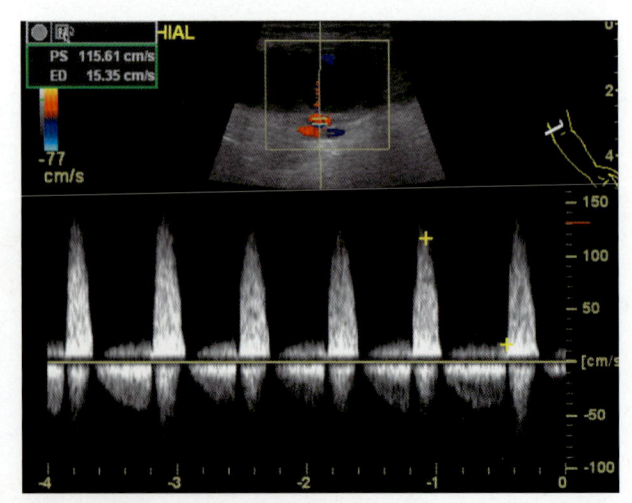

図7　同部のパルスドプラ像
上腕動脈との間に拍動性の血流シグナルが確認され，仮性動脈瘤と診断された．

6 穿刺後合併症
（頸静脈血栓，大腿動静脈瘻）

■ 疾患概念
　穿刺後の合併症は穿刺対象，実施手技，留置物の有無などによりさまざまで，血腫，血栓，動静脈瘻，仮性動脈瘤，空気塞栓，感染など多岐にわたる．特に，超音波検査の対象となることが多い静脈血栓および動静脈瘻について説明する．仮性動脈瘤については「Ⅱ-F-5．真性・仮性動脈瘤」を参照されたい．

■ 臨床所見
- 静脈血栓：静脈内に血栓が形成されたもの．中心静脈カテーテルなどが比較的長期にわたり留置される場合に生じることが多い．
- 動静脈瘻：並走する動脈と静脈の間に短絡が生じること．シャント音が聴取されたり，シャント血流が多い場合には静脈圧が上昇し静脈がうっ滞したり，遠位側に静脈血栓を形成したりすることがある．

■ 超音波所見
- 静脈血栓：静脈内に内部エコーとして描出される．ただし，静脈血流が遅い場合は内部エコーとして描出されたり，逆に新鮮な血栓がほぼ無エコーとして描出されたりする場合もある．
- 動静脈瘻：動脈から静脈への短絡周囲にカラードプラ法でモザイク状の血流シグナルが描出される．シャント血流による組織振動（tissue vibration）が描出される場合もある．

　左内頸静脈に留置されていた中心静脈カテーテルの抜去後に認めた静脈血栓を図1～3に示す．
　図4～7の症例は，カテーテル治療後に穿刺部である右大腿でシャント音が聴取されたため，超音波検査を施行した．

■ 鑑別のポイント
- 頸静脈血栓：筆者の施設では，頸動脈検査と同様のプリセットで，流速レンジを下げて検査を行っている．血流が遅い場合に内部エコーが描出されたり，新鮮な血栓の場合はかなり低い輝度に描出されることもあり，カラードプラ法のみでなく，圧迫で消失することを確認する必要がある．
- 大腿動静脈瘻：筆者の施設では，下肢動脈検査と同様のプリセットで検査を行っている．穿刺部よりやや頭側を中心にカラードプラ法で観察し，静脈内にモザイク状の乱流がないかどうかを観察する．シャント部を正確に同定するには，流速レンジを少し高めに設定すると観察しやすい．

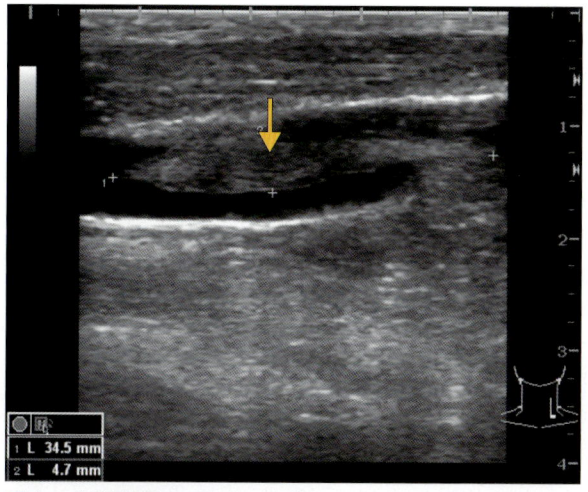

図1　左頸静脈のBモード像
長軸像．左内頸静脈内に，圧迫しても消失しない内部エコー（→）が観察される．

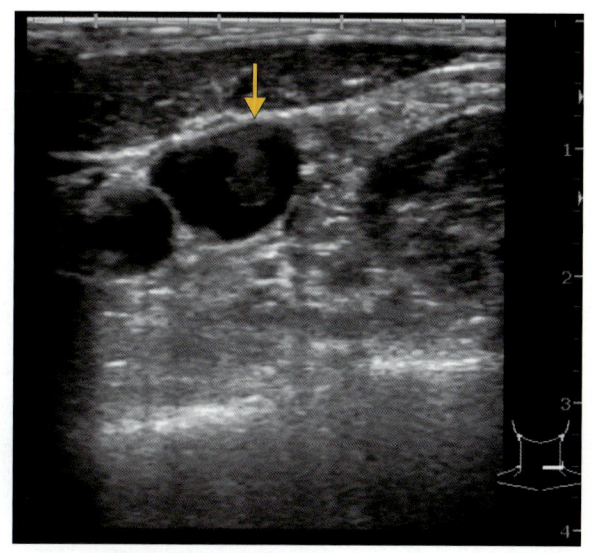

図2　左頸静脈のBモード像
短軸像．やや高エコーな血栓（→）を認める．

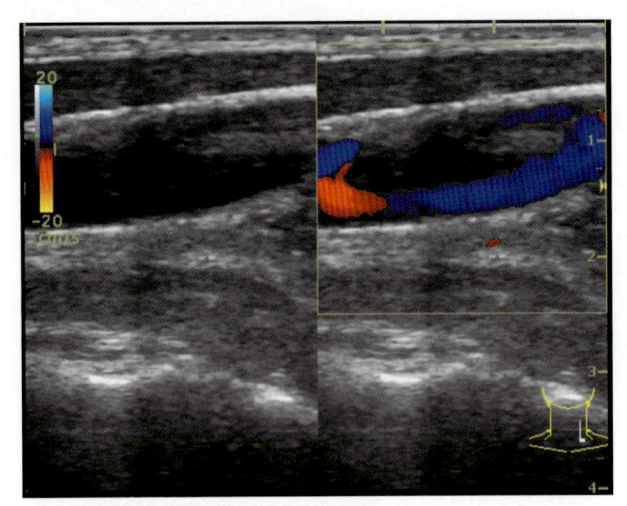

II 疾患各論

図3 左頸静脈のカラードプラ像
長軸像.

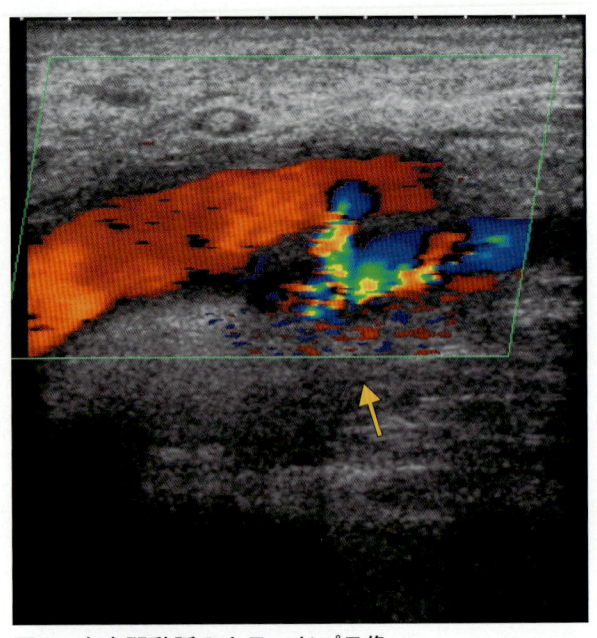

図4 右大腿動脈のカラードプラ像
長軸像. 短絡部付近の静脈内にモザイク状の血流シグナル（→）を認める.

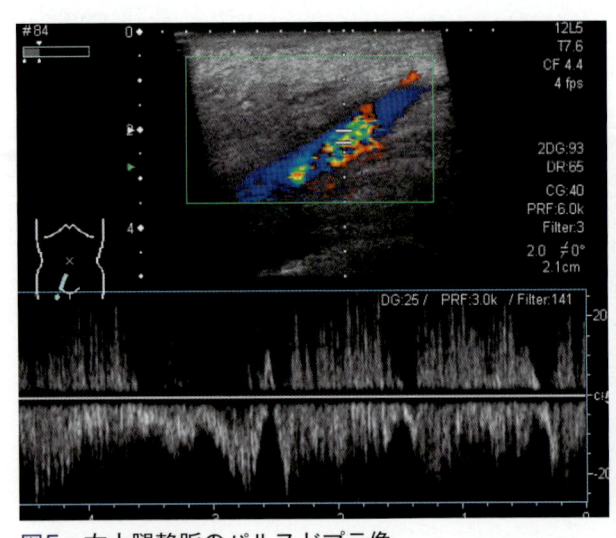

図5 右大腿静脈のパルスドプラ像
短絡部付近の静脈内にモザイク状の血流シグナルを認める.

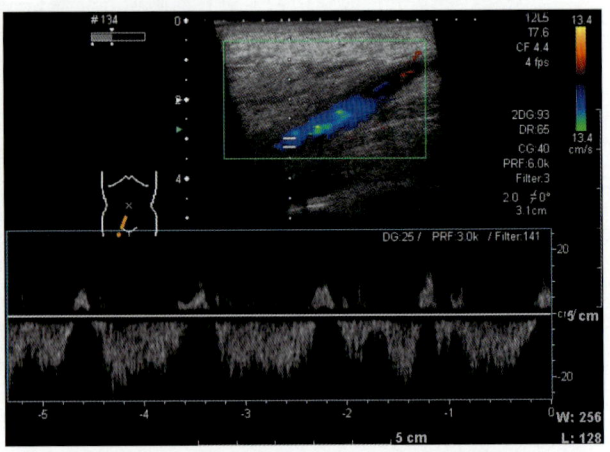

図6 短絡部より遠位の静脈のパルスドプラ像
遠位側の静脈で拍動性の血流シグナルが計測されている.

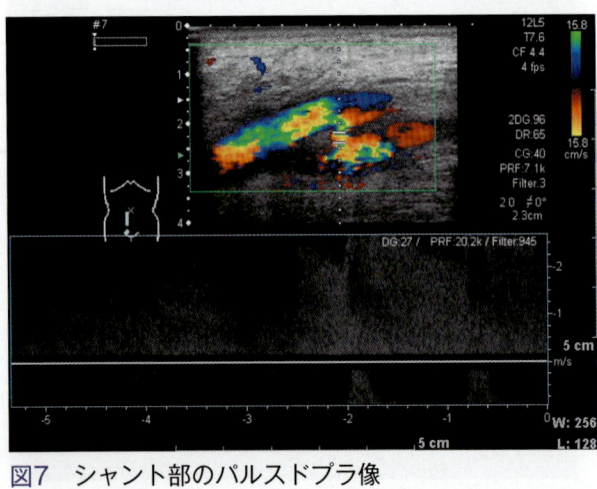

図7 シャント部のパルスドプラ像
シャント部では 2 m/sec を超える速い流速の血流シグナルが描出されている.

文 献
1) Baskin JL et al : Management of occlusion and thrombosis associated with long-term indwelling central venous catheters. Lancet 374 : 159-169, 2009

COLUMN

超音波ガイド下中心静脈穿刺

1）中心静脈穿刺と医療安全

　中心静脈穿刺（カテーテル挿入）はさまざまな臨床状況で，患者に多大な福音をもたらしている．一方，その手技は，合併症（有害事象）をもたらす可能性を含んでいる．特に，穿刺およびカテーテル挿入時の手技的合併症は，ときに致死的な場合もあり，この合併症を未然に防ぎ，万が一発生した場合でも被害を最小限にとどめることは，医療安全上もきわめて重要な課題である．超音波ガイド下穿刺法の普及により，動脈誤穿刺などの重篤な合併症を回避することが可能であり，今や中心静脈穿刺処置に超音波像を利用することは，安全面から必須のものと考えてよい[1-6]．

　超音波ガイド下穿刺の最大の有用性は，触診やメルクマール法では不明な患者個々の動脈と静脈の位置関係を同定し（図1），リアルタイムで静脈と穿刺針の位置を確認しながら安全確実に施行できることである[2]．また，静脈の拡張程度（張り具合）を知るとともに，血栓の有無もみることができる．

　筆者の施設（自治医科大学附属さいたま医療センター）では，中心静脈穿刺ガイドラインを策定し，2006年より中心静脈穿刺技術認定制度を実施している．単独での中心静脈穿刺を行う医師は「中心静脈技術認定証」の発行を受ける必要がある．「中心静脈技術認定証」発行の要件としては，医師免許取得後3年目以上で，指導医のもと中心静脈穿刺経験が20例以上あり，年2回開催している中心静脈穿刺講習会に1回以上出席していることとなっている．「中心静脈技術認定証」を持たない医師は，認定医師の直接指導の下で穿刺を行わなければならない．

2）中心静脈穿刺の適応

　リスクを伴う侵襲的な手技のため，不必要な（安易な）中心静脈穿刺は行わないことが第一原則である．検査および治療上の適応として，主に以下の項目が挙げられる．

① 中心静脈圧や肺動脈圧などの厳格な循環管理モニタリングを要する場合
② 中心静脈栄養管理を要する場合
③ 中心静脈を介した確実な静脈内薬液使用（癌化学療法，カテコラミンなど）を要する場合

3）インフォームドコンセント（IC）

　中心静脈穿刺はリスクを伴う侵襲的医療行為であるため，必要性や利点とともに，危険性や合併症についても必ず患者および家族に説明し，書面で同意を得る必要がある．

4）穿刺部位

　穿刺部位（ルート）にはそれぞれメリット，デメリットがあり，臨床的にも使い分けが必要である．

① 鎖骨下静脈：固定が容易で患者の負担が少なく，長期留置には適している．ただし，動脈穿刺や気胸発生の危険性があり，特に鎖骨下動脈からの出血は圧迫止血が困難である
② 内頸静脈：動脈穿刺に注意する必要があるが，超音波ガイド下穿刺により，比較的安全でカテーテル挿入も容易である．皮下トンネルを用いれば長期留置にも耐えられる．近年では第一選択として使用されることが多くなった
③ 大腿静脈：ショックや心肺蘇生時などの緊急時にしばしば選択されるが，動脈穿刺の危険性も高い．陰部や感染創部に近いような状況も多く，清潔を保ち難いために長期留置には適さない．そのため，透析時の一時的なバスキュラーアクセスや，他の部位が選択できない時を除き，通常は第一選択とはしない
④ 上腕静脈：細いカテーテルしか留置できず，血栓形成や静脈炎をきたしやすい．上腕の動きでカテーテル先端の位置が変動する危険性もある

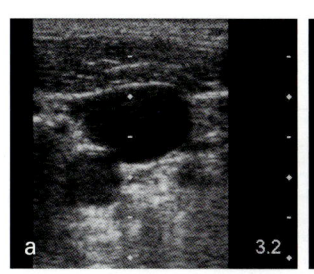

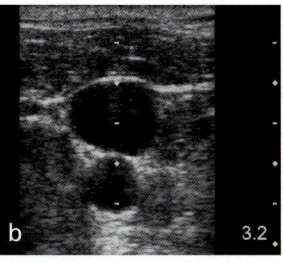

図1　内頸静脈と総頸動脈の位置関係
a：内頸静脈のやや内側深部に総頸動脈が走行（49.8％がこのパターンで，最も多い）[1]．
b：内頸静脈と総頸動脈がほぼ縦に並び走行（22.7％がこのパターン）[1]．穿刺針が深く挿入された場合，動脈穿刺となる危険性がある．

5) 穿刺の準備と必要事項

① マンパワー：認定医が単独で行う場合でも，看護師の立ち会いや介助が必要である
② モニター：パルスオキシメーターと心電図装着を原則とする
③ 中心静脈穿刺キットおよび物品（鉗子，綿球，ビーカー，シリンジ，ガーゼ，持針器，剪刃など）
④ 超音波診断装置および体表用高周波探触子
⑤ 局所麻酔薬，消毒薬
⑥ 清潔：Maximal Sterile Barrier Precaution に準じる．帽子，マスク，滅菌ガウン，滅菌手袋，滅菌覆布
⑦ 穿刺のトライアルは3回までとする
⑧ カテーテル位置確認：胸部X線でカテーテルの位置と気胸，血胸などの合併症のないことを確認する

6) 合併症

中心静脈穿刺およびカテーテル留置に伴う合併症として，穿刺挿入手技に伴うもの（早期）とカテーテル留置に伴うもの（遅発性）がある（表1）．

① 早期合併症：動脈穿刺，血腫，気胸，血胸，出血性ショック，カテーテル迷入（胸腔内など）
② 遅発性合併症：カテーテル感染，気胸，血胸，血栓，カテーテル位置異常

動脈穿刺が判明した場合，5分間以上，刺入点を確実に圧迫止血する．凝固異常や出血傾向がなく，通常の穿刺のみでダイレーションやカテーテル挿入を行っていなければ，ほとんどこの処置で対処可能である．その後は体表からの血腫増大や呼吸困難などの症状を含めた経過観察を行う．

体表用探触子を用いた超音波検査は，穿刺時のガイドだけでなく，出血確認，動静脈瘻や血腫の有無も確認することができるので，臨床の場でぜひ役立てて頂きたい．

文　献

1) McGee DC et al : Preventing complications of central venous catheterization. N Engl J Med **348** : 1123-1133, 2003
2) Gordon AC et al : US-guided puncture of the internal jugular vein : complications and anatomic considerations. J Vasc Interv Radiol **9** : 333-338, 1998
3) Maecken T et al : Ultrasound imaging in vascular access. Crit Care Med **35** : 178-185, 2007
4) Rando K et al : Ultrasound-guided internal jugular vein catheterization : a randomized controlled trial. Heart Lung Vessel **6** : 13-23, 2014
5) Schindler E et al : Ultrasound for vascular access in pediatric patients. Paediatr Anesth **22** : 1002-1007, 2012
6) Blaivas M et al : An unseen danger : frequency of posterior vessel wall penetration by needles during attempts to place internal jugular vein central catheters using ultrasound guidance. Crit Care Med **37** : 2345-2349, 2009

表1　穿刺部位別合併症の発生頻度（％）

	鎖骨下静脈	内頸静脈	大腿静脈
動脈穿刺	3.1〜4.9	6.3〜9.4	9.0〜15.0
血腫形成	1.2〜2.1	＜0.1〜2.2	3.8〜4.4
気　胸	1.5〜3.1	＜0.1〜0.2	報告なし
血　胸	0.4〜0.6	報告なし	報告なし
合　計	6.2〜10.7	6.3〜11.8	12.8〜19.4

そのほか，左鎖骨下静脈や左内頸静脈穿刺での胸管損傷（0.9〜1％），カテーテル関連菌血症（3〜8％）が報告されている．
（McGee DC et al : N Engl J Med 348 : 1123-1133, 2003）

G 胸壁・腹壁

1 皮下気腫
(subcutaneous emphysema)

■ 疾患概念

空気は人体では気道，内耳，消化管のみに存在する．皮下気腫は皮下に空気が侵入した状態で，気胸や気道の損傷，消化管穿孔，ガス産生菌による壊死性筋膜炎などの生命にかかわる疾患の可能性を示唆する．

■ 臨床所見

皮下気腫はそれだけでは痛みはないが，皮膚の膨隆と捻髪音（プチプチと気泡が弾けるような音）や，握雪感（雪を握ったような感触）が認められる．頭頸部に認めれば気胸，喘息発作などの気道疾患や，頸部・胸部外傷に伴う気道損傷を考える．腹部で認めれば消化管穿孔を，下肢などの皮膚で発赤，水疱形成，疼痛などの炎症所見があれば壊死性筋膜炎を考慮する．

単純X線でも皮下気腫の存在を証明できるが，その原因，病態の把握が重要であり，CTや超音波検査による精査が望ましい．皮下気腫では，超音波検査はCTと同程度の診断能があり[1-3]，積極的に用いるべきである．

図1は70歳代男性の大腸癌による腹壁浸潤，穿破に伴う皮下気腫のCTである．右腹壁は膨隆し，握雪感を認め，同部皮下の浮腫と多量の空気を認める．

■ 超音波所見

皮膚の正常所見を図2に示す．表皮・真皮の深層で線状の高エコーが絡まるようにさまざまな方向に走行し，圧迫により厚さが変わる層が皮下組織である．その深層の筋層は線状の高エコーが平行に走行し，圧迫でも厚さは変わらない．

皮下気腫の超音波像は，皮下深層の浮腫による低エコーのなかに点状，線状の多数の高エコーを認め，その後方には多重反射を認める（図3）．多重反射は線状の高エコーの後方に強く認め，点状のものではあまり目立たない．皮下の空気が多量の部位では広い範囲に高エコーの領域を認め，深部側は多重反射により高エコーとなり，深部の観察ができない（図4）．

■ 鑑別のポイント

皮下の異物や石灰化でも高エコーにみえるが，皮下気腫の場合は多数の高エコーを呈する．皮下の広範囲に空気があると，その深部は音響陰影などの影響で観察が困難になり，皮下気腫自体に気付かないこともあり注意が必要である．

文献

1) Levenson RB et al : Fournier gangrene : role of imaging. Radiographics **28** : 519-528, 2008
2) Butcher CH et al : Detection of subcutaneous and intramuscular air with sonography. J Ultrasound Med **30** : 791-795, 2011
3) Ball CG et al : The occult pneumothorax : what have we learned? Can J Surg **52** : E173-179, 2009

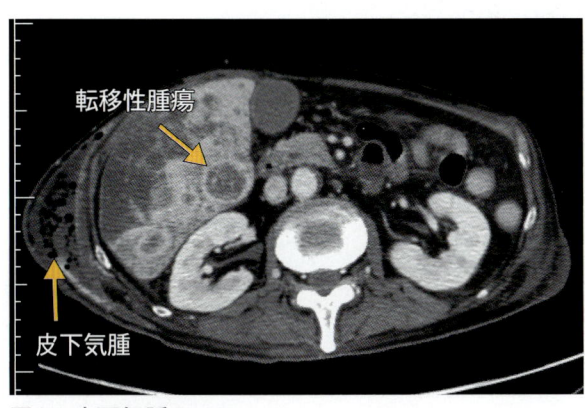

図1 皮下気腫のCT

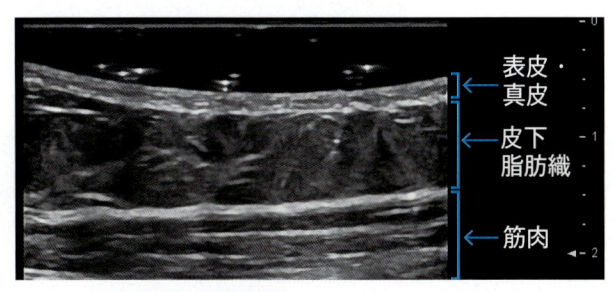

図2 正常皮膚の超音波像

II　疾患各論

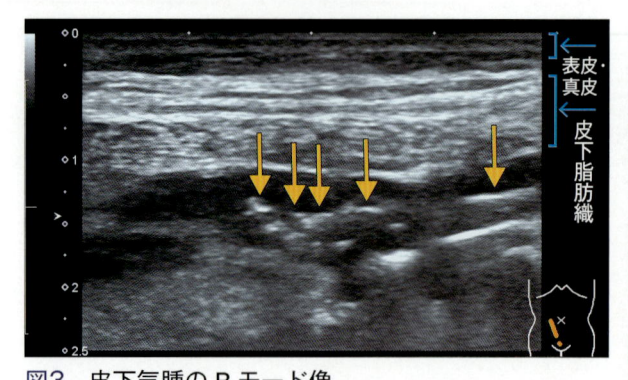

図3　皮下気腫のBモード像
線状・点状の高エコー（→）は空気の存在を示す．

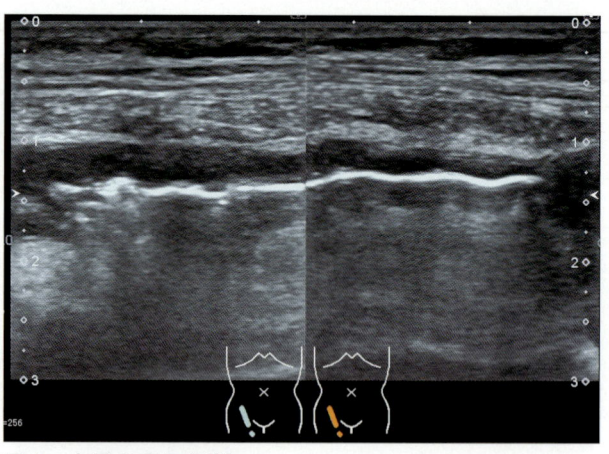

図4　大量の皮下気腫
高エコーの深部は多重反射により描出不可である．

▪2▪ 腹直筋血腫
（rectus sheath hematoma）

■ 疾患概念

　腹直筋血腫は，上・下腹壁動脈や筋線維の破綻により，腹直筋鞘内に血腫が生じる比較的まれな疾患である．

　図1は下腹部の超音波像である．皮膚，皮下脂肪，腹直筋，腹膜に注目する．患者に呼吸をしてもらい，腹腔内の臓器（小腸など）の蠕動が観察されることで，腹膜の部位を確認できる．

■ 臨床所見

　腹直筋血腫は中高年に多く，発症リスクとして，高血圧，糖尿病，ステロイド・抗凝固薬などの内服などがある．発症契機として，腹部外傷，妊娠，皮下注射，腹水穿刺，筋肉トレーニング，咳嗽，癲癇などがあるが，特発的に起こる場合もある．

　臨床症状は突発する腹痛と片側の腹部腫瘤である．激しい腹痛のため急性腹症に間違われる場合や，多量の出血でショック状態となる場合もある．

　診断は腹部超音波検査，腹部CTなどの画像検査で腹壁内の血腫を確認する．

■ 超音波所見

　腹直筋血腫の超音波所見は，腹直筋鞘内に限局する類円形～楕円形の境界明瞭な囊胞様低エコー腫瘤として認めることが多く，腫瘤様所見が腹壁のどの部位に存在するかを正確に評価する必要がある．中央部は液体からなる無エコー領域があり，辺縁は筋線維からなる実質様所見がある．出血直後は高エコーにみえるこ

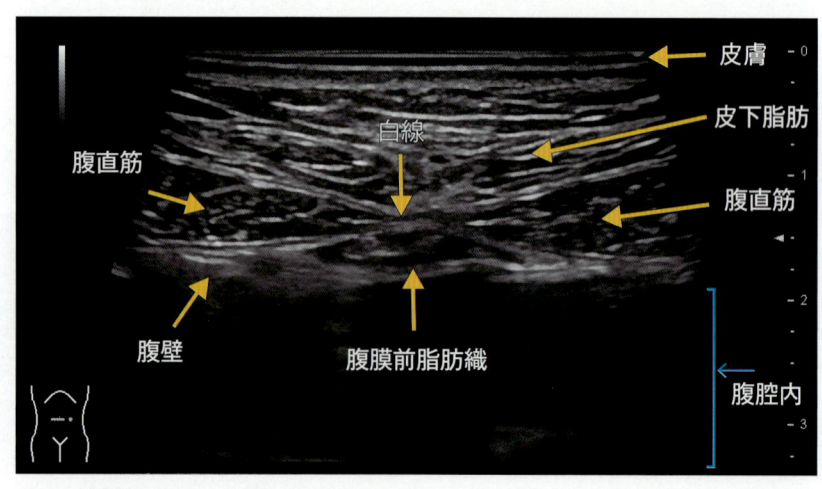

図1　腹壁のBモード像

114

とがあり，注意が必要である．カラードプラ法では血流シグナルに乏しい．

症例1は60歳代男性，抗血小板薬内服中．突然の右上腹部の腹痛，腫瘤を認め，超音波検査を行ったところ，腹直筋内に厚い被膜と隔壁を伴った嚢胞様の境界明瞭な腫瘤性病変を認めた（図2）．腫瘤の周辺はやや高エコーで，腫瘤内に血流は認めない（図3）．

症例2は20歳代女性，咳嗽後に腹痛を認め，超音波検査で腹直筋内に高エコーを認めた（図4）．

■ 鑑別のポイント[2]

カラードプラ法で血流シグナルの有無，発症の誘因や機転の有無，経時的フォローが鑑別のポイントとなる．

- 腹壁ヘルニア：深呼吸をしてもらい腫瘤と腹腔内との関連や，腹圧による変化，腫瘤内のガス所見を観察すると鑑別できる．
- 軟部腫瘍：脂肪腫が多いが，エコーレベルの違いで鑑別できる．術創近くにできるのはデスモイド腫瘍や子宮内膜症である．
- 転移性腫瘍：最も多いのは悪性黒色腫で，悪性リンパ腫，肺癌，乳癌，子宮癌，大腸癌などの既往の確認が必要である．
- 腹壁膿瘍：疼痛，発熱などがあれば鑑別しやすい．肋骨カリエスに伴うものは肋骨周囲（上部腹壁）に存在する．

文献

1) 杉山 髙：体表エコーの実践，医療科学社，東京，p 37, 1993
2) Gokhale S : Sonography in Identification of abdominal wall lesions presenting as palpable masses. J Ultrasound Med 25 : 1199-1209, 2006
3) Ryu JK et al: Sonographic appearance of small organizing hematomas and thrombi mimicking superficial soft tissue tumors. J Ultrasound Med 30 : 1431-1436, 2011

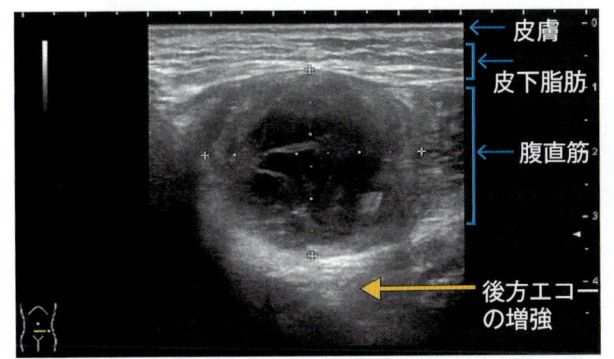

図2 症例1のBモード像
腹痛で受診．

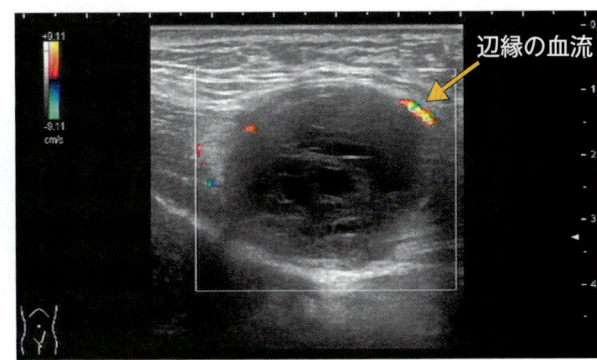

図3 症例1のカラードプラ像
血流シグナルは辺縁のみに認める．

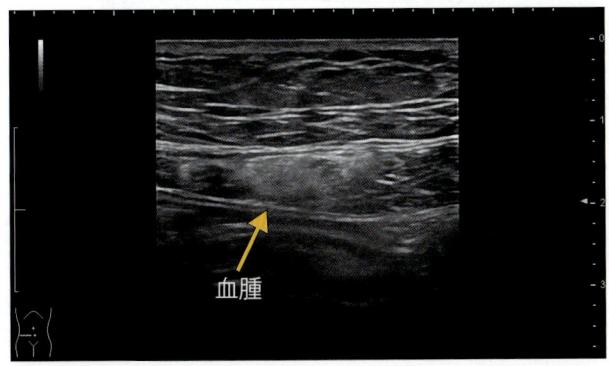

図4 症例2のBモード像

Ⅱ　疾患各論

H 運動器

1 骨・筋・腱・靱帯病変

a 骨折

1）総論

　日常の整形外科外来診療において，骨折は日常的に遭遇する外傷である．直達外力や介達外力により骨の構造が破綻することを骨折という．骨折の画像診断の基本はX線像である．しかし，一方向のX線像のみでは骨折の有無を判定しがたい状況もあり，場合によっては多方向からのX線撮像を行うこともある．その際は被曝の問題も無視できない．

2）各論

　超音波検査の特徴は，① 被曝がなく任意の方向からの観察が可能で，X線像では診断困難な部位の骨折診断が可能である，② 2点分解能の高さから，X線像では判定できない微小な病変を描出できる，③ 骨折部だけではなく骨折部周辺の軟部の変化を描出できるなどがあり，その有用性から臨床の場でも活用されている[1]．

　次に，実際の症例を呈示して解説する．

■ X線検査では診断困難な部位の骨折診断
　ルーチン検査としてX線検査を行うが，骨折部周囲

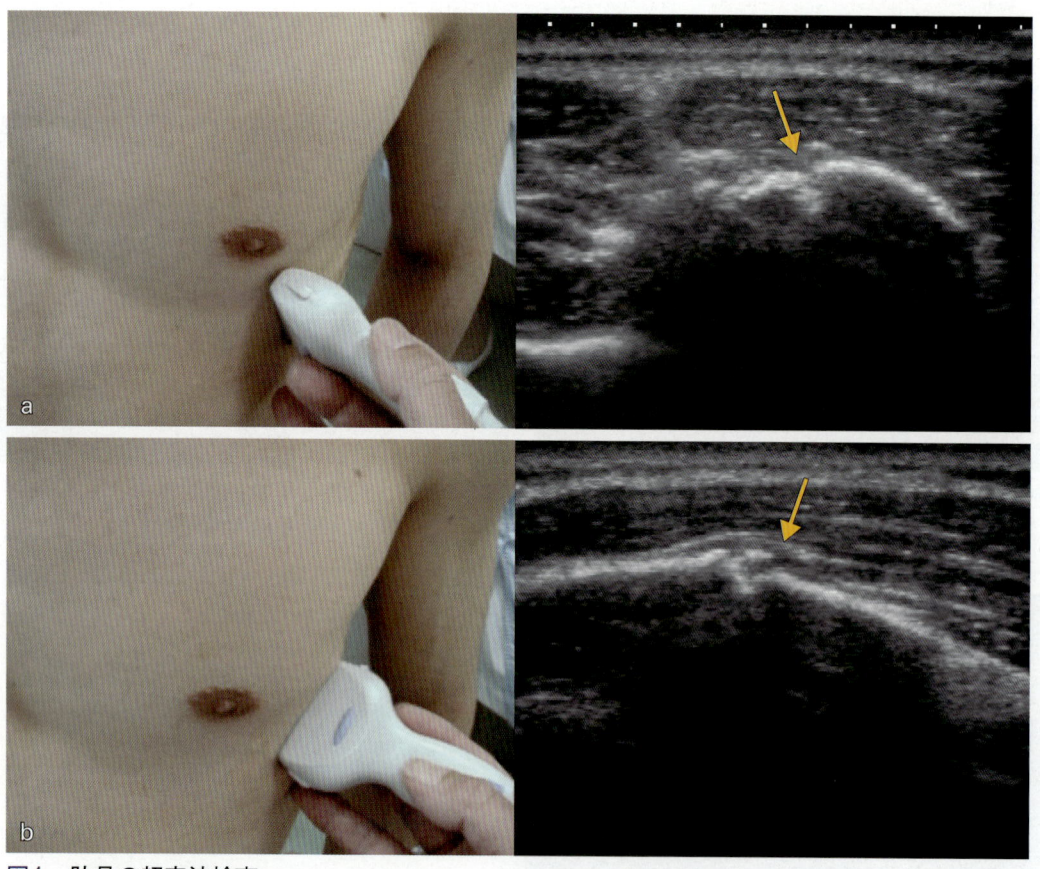

図1　肋骨の超音波検査
　a：短軸走査と短軸像．
　b：長軸走査と長軸像．
　a, bともに骨の連続性が断たれている．

の軟部陰影や他の骨構造が読影を困難にする場合がある（**表1**）．例えば，肋骨骨折のX線による診断率は50％以下という報告もある[2]．

超音波検査時の診察では，まず触診で圧痛部位（骨折直上）を確認し，探触子を肋骨の短軸，長軸にあて，肋骨の輪郭をなぞるように動かして骨折の有無を検索する（**図1**）．肋間においては深部に肺の呼吸による動きが観察でき，ときには血胸（液体貯留）も観察できる．

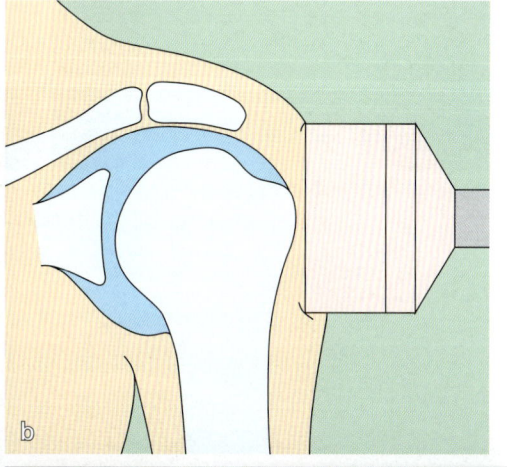

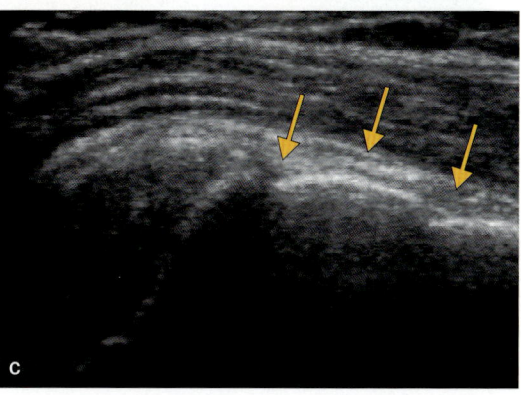

■ X線検査では判定できない微小な骨折の診断

微小な骨折の診断については，以前のフィルムベースのX線画像読影よりも見逃しが少なくなったと思われるが，依然として判定困難な症例（**表2**）は存在する．超音波検査は，これら判定困難な微小な骨折の補助診断として非常に有益である．

上腕骨大結節裂離骨折は，転位の少ない場合X線像では診断できないことが多い（**図2a**）．超音波長軸像（**図2b**）において，皮質骨表面の描出で剥離骨片が高エコーの不整像として描出され（**図2c**），剥離骨折部の描出は比較的容易である[3]．超音波像で何らかの異常所見を認めた場合は，CT，MRIなどの精査を行う．

足関節外果裂離骨折（特に小児期）もX線像で描出が難しい（**図3a**）．足関節の前距腓靱帯の付着部の骨折であるので，探触子は前距腓靱帯を描出するように，外果遠位前方から距骨に向けてあてる（**図3b**）．健側（**図3c**）と比べると腓骨遠位に高エコーの骨片が描出され（**図3d**），容易に診断が可能である．

■ 骨折部周辺の軟部の変化で診断できる骨折

骨折そのものの描出ができなくても，関節の腫脹（関節血腫），骨折周辺の血腫形成，関節包の形態変化などは，関節周辺骨折の存在を示唆する所見である[4]．肘周辺骨折（特に小児期）や大腿骨頸部不顕性骨折では，骨折部周辺の軟部の変化が診断の一助となる．

■ 鑑別のポイント

骨折などの診断においては，診察手技や従来のX線検査に加え，超音波検査が補助診断のモダリティとして有用である．前述したような症例においては，積極的に病変部位に探触子をあて，健側との比較などにより診断を進めていくことが肝要である．

表1　X線では診断困難な部位の骨折

- 鼻骨骨折
- 頬骨骨折
- 胸骨骨折
- 鎖骨近位端骨折
- 肋骨骨折（肋軟骨骨折）

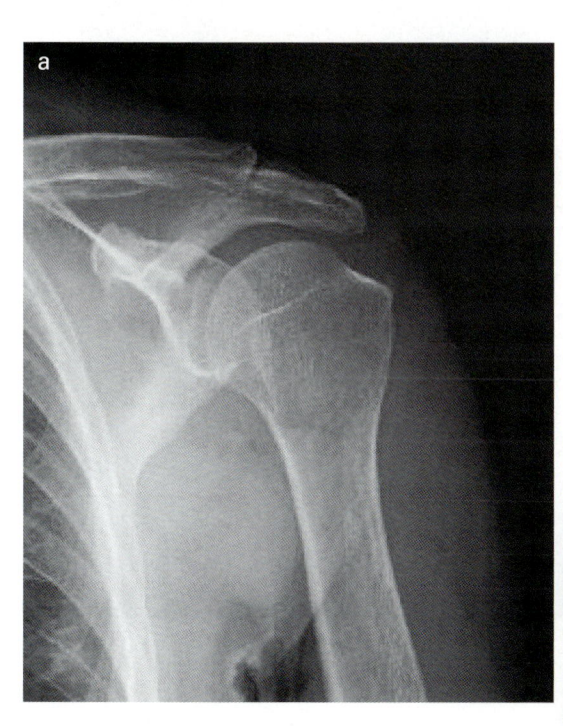

図2　上腕骨大結節裂離骨折
　a：X線像では骨折は判定しがたい．
　b：探触子の位置．
　c：超音波長軸像．転位が明らかである（→）．

Ⅱ 疾患各論

表2 X線では判定できない微小な骨折

裂離骨折
●上腕骨大結節裂離骨折
●手根骨裂離骨折
●手指 PIP 関節掌側板裂離骨折
●手 CM 関節周辺裂離骨折
●足関節外果裂離骨折（特に小児期）
●足根骨裂離骨折
●中足骨近位裂離骨折
不全骨折（若木骨折）
●橈骨遠位端若木骨折など
疲労骨折（早期のみ）
●中足骨疲労骨折など

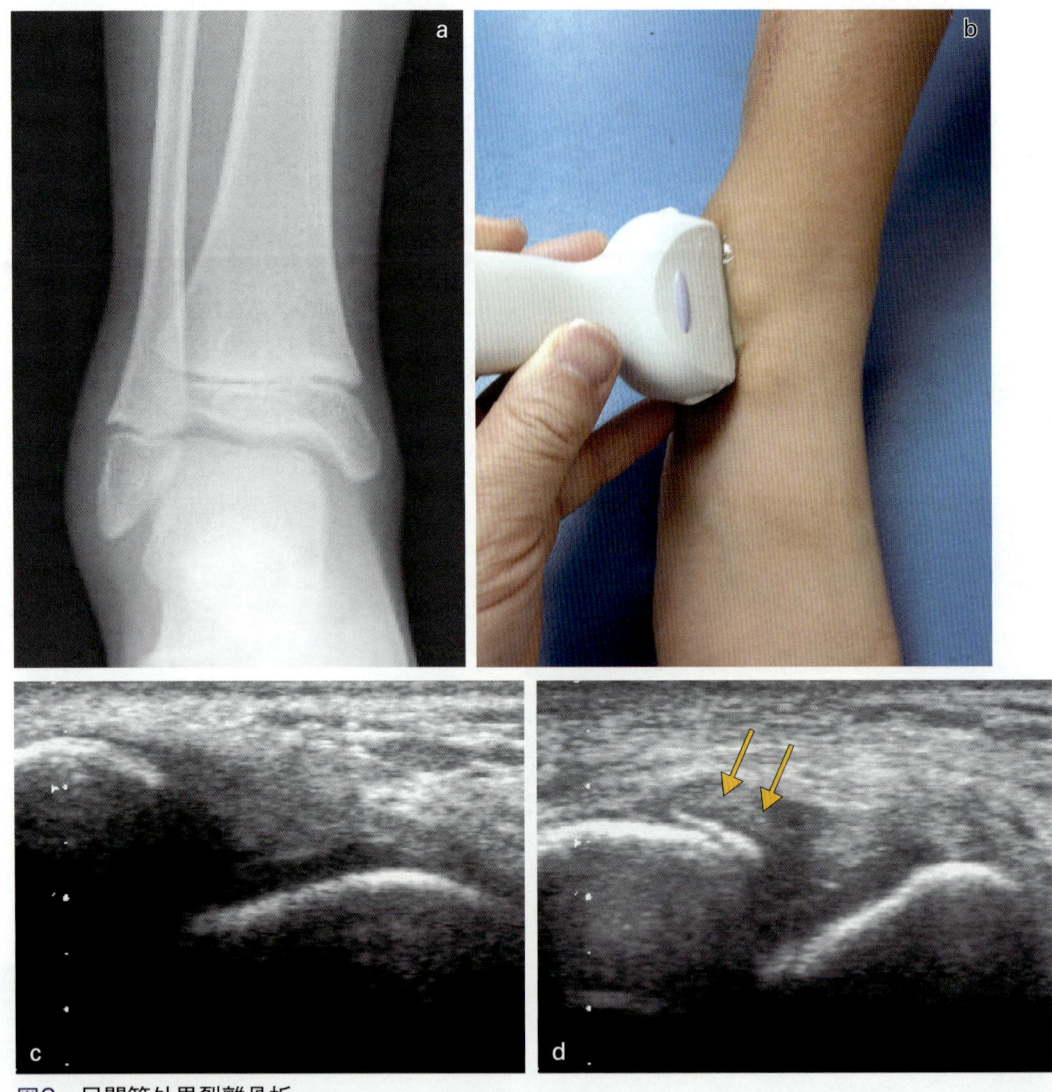

図3 足関節外果裂離骨折
a：X線像では骨折は判定しがたい．
b：探触子の位置（足関節外側靱帯描出と同じ位置）．
c：B モード像（長軸像）．健側．
d：裂離骨片（→）が明瞭に描出されている．

118

文　献

1) 大島正義：外来診療における骨折外傷例の超音波診断. MB Orthop **19**：99-109，2006
2) Bansidhar BJ et al：Clinical rib fractures：Are follow-up chest x-rays a waste of resources? Am Surg **68**：449-453，2002
3) Martinoli C et al：US of the shoulder: non-rotator cuff disorders. Radiographics **23**：381-401，2003
4) 大島正義：小児肘関節外傷（X線異常所見に乏しい例）における超音波診断の有用性について．日臨整会誌 **26**：121-125，2001

b 筋・腱損傷

1）総　論

骨格筋は複数の筋線維で構成される筋束の集合体であり，筋束は低エコー像，それらを覆う結合組織（筋膜）は高エコー像として描出される．筋収縮で得られたエネルギーは，膠原線維で構成される腱を経て骨に伝達される．腱は膠原線維の配列が整っているため，線状高エコー像（fibrillar pattern）として描出される．

筋・腱の損傷は，外力が直接加わって発生する場合と，外力によらず筋自体の収縮力によって断裂することがある．後者の機序で発症した筋線維の断裂は，「肉ばなれ」と呼ばれる．

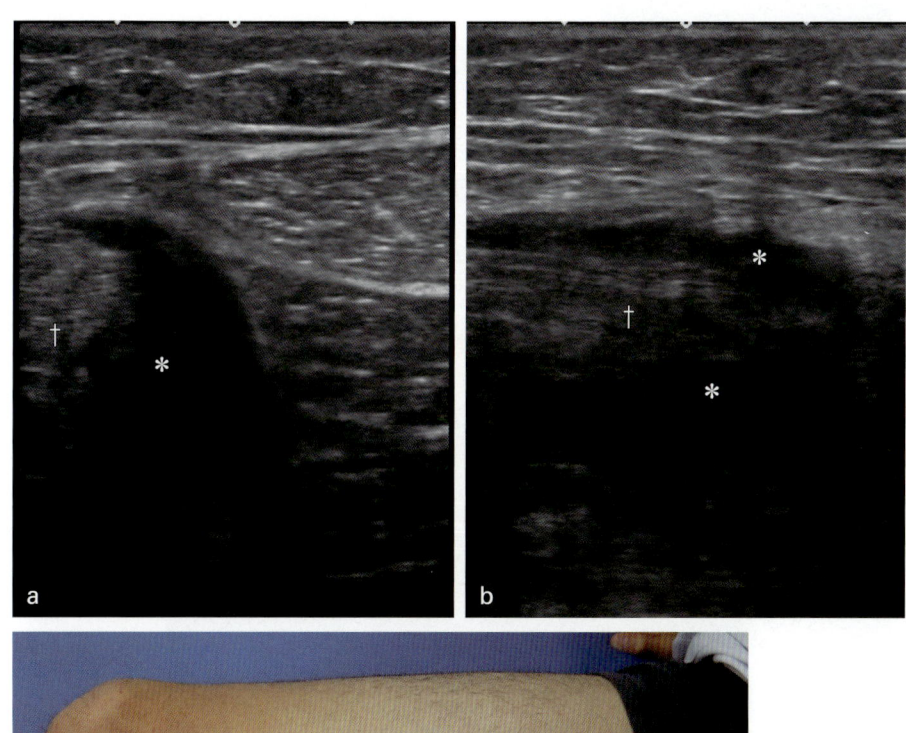

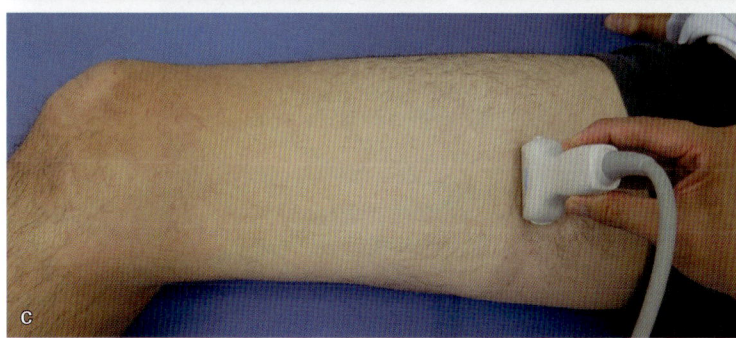

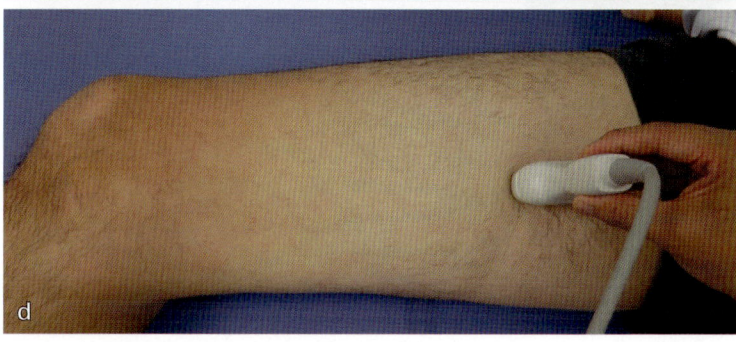

図1　大腿内転筋部分断裂（肉ばなれ）
　a：Bモード像（短軸像）．
　b：Bモード像（長軸像）．
　c：探触子の位置（短軸走査）．
　d：探触子の位置（長軸走査）．
　＊：血腫，†：筋束の乱れと途絶．

II 疾患各論

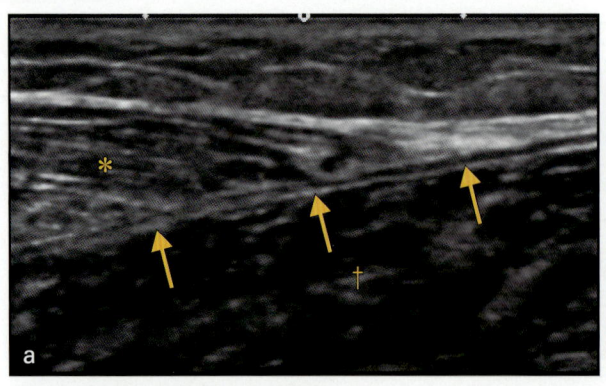

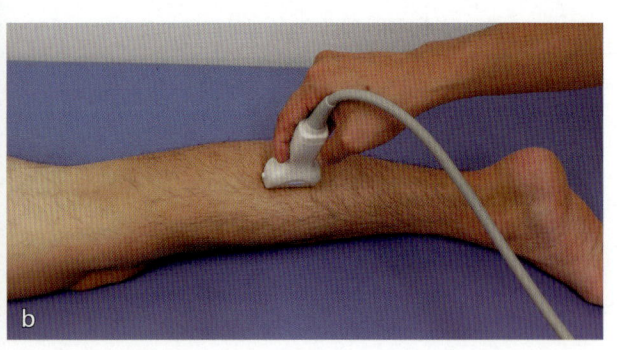

図2 腓腹筋（健側）の長軸像
　a：Bモード像．腓腹筋の筋束は，筋膜に対して鋭角に配列している．
　b：探触子の位置．
　＊：腓腹筋，†：ヒラメ筋，→：筋膜．

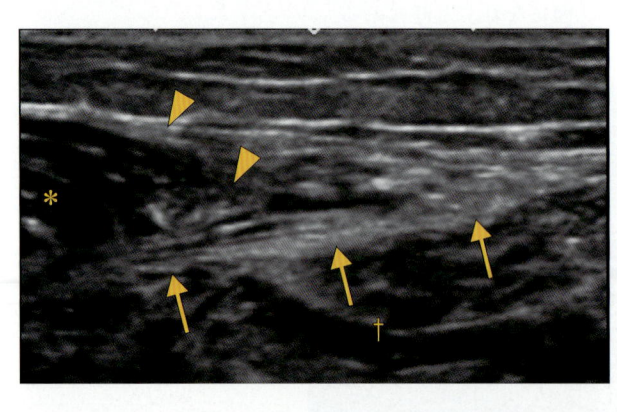

図3 腓腹筋部分断裂（肉ばなれ）のBモード像（長軸像）
　断裂部では血腫，筋束配列の乱れが認められる．また，同部の筋束は筋膜に対して鈍角となる．
　＊：腓腹筋，†：ヒラメ筋，▲：断裂部，→：筋膜．

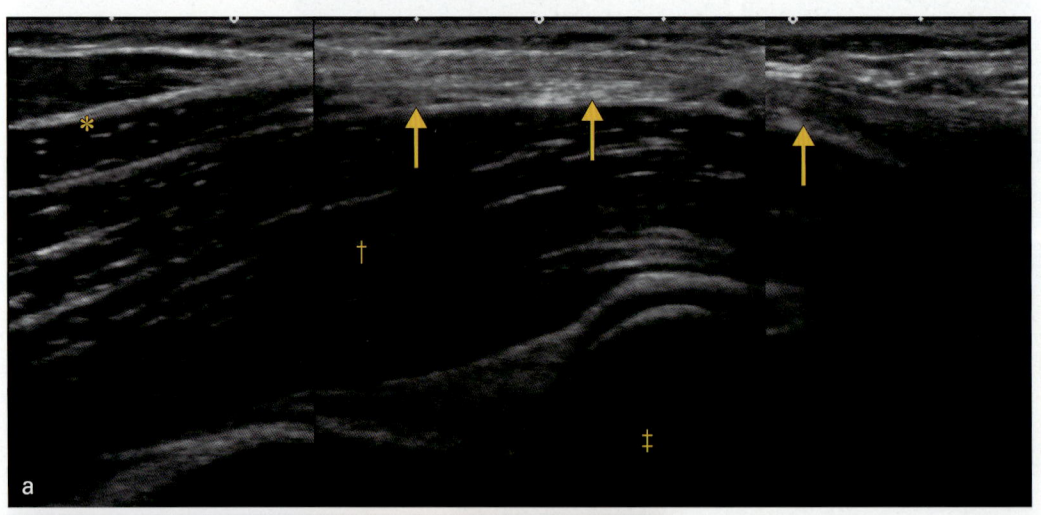

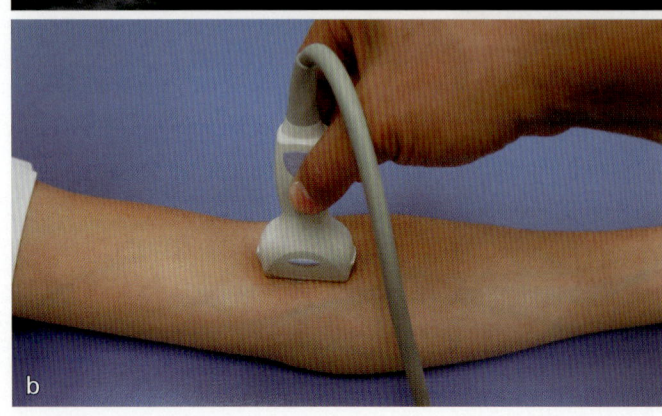

図4 遠位上腕二頭筋腱（健側）の長軸像
　a：Bモード像．腱実質部は膠原線維の配列が整っているため，複数の線状高エコー像（fibrillar pattern）を呈する．
　b：探触子の位置．
　＊：上腕二頭筋筋腹，†：上腕筋，‡：上腕骨滑車，→：遠位上腕二頭筋腱．

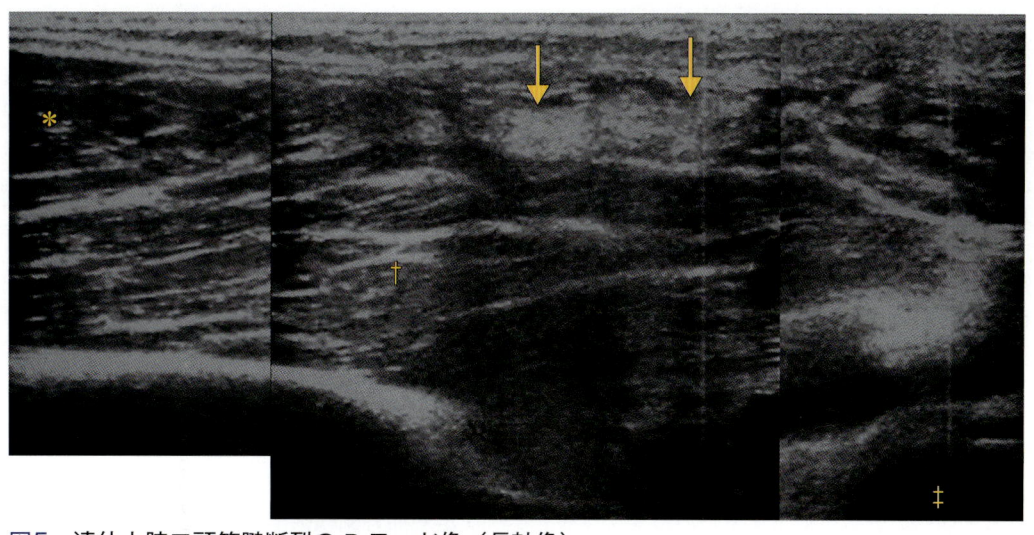

図5 遠位上腕二頭筋腱断裂のBモード像（長軸像）
腱の緊張はなくなり，蛇行．腱実質部のfibrillar patternは消失．
＊：上腕二頭筋筋腹，†：上腕筋，‡：上腕骨滑車，→：遠位上腕二頭筋腱．

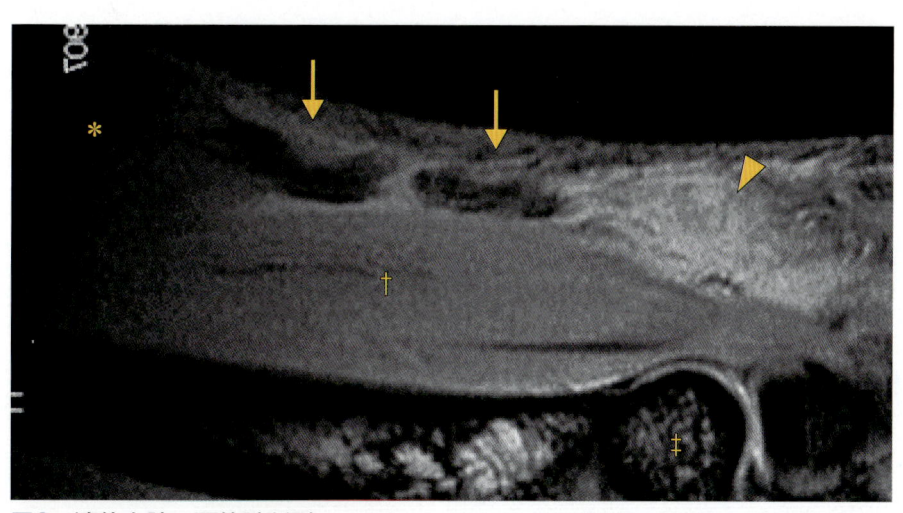

図6 遠位上腕二頭筋腱断裂のMRI
図5と同一症例．上腕二頭筋腱は遠位側で断裂し，中枢側へ偏位．腱は緊張が低下し蛇行．
＊：上腕二頭筋筋腹，†：上腕筋，‡：上腕骨滑車，→：遠位上腕二頭筋腱，▲：血腫．

2) 各 論

　肉ばなれは，自己筋力による筋線維の部分断裂であり，超音波検査では筋束の乱れや途絶，筋膜の緊張低下や断裂，同部の血腫が認められ（図1），大腿四頭筋や大腿内転筋，腓腹筋によくみられる．腓腹筋はその解剖学的形態から羽状筋と呼ばれ，正常では筋束が腱に対しある角度をもって斜めに配列しているが（図2），断裂すると筋束の配列は鈍角となる（図3）．

　腱の断裂は肩腱板，上腕二頭筋腱，アキレス腱によくみられる．腱が断裂した場合は，腱のfibrillar patternの消失，緊張の低下や途絶，同部の血腫が認められる（図4〜6）．

C 靱帯損傷

1) 総　論

　関節の一部を構成する靱帯は，組織学的には腱の構造と類似しているが，さらに密な膠原線維で構成されている．靱帯の機能は，関節の制動と安定化であり，生理的運動範囲を超えて，あるいは関節の運動方向とは異なる方向へ運動が強制された場合に，靱帯の損傷が起こる．

　超音波検査では，正常靱帯の実質部は腱と同様に線状高エコー像（fibrillar pattern）として観察される．損傷を受けると靱帯の緊張は低下するため境界エコーは不明瞭となり，靱帯実質部の fibrillar pattern は消失する．また，新鮮例では同部に血腫が認められる．

2) 各　論

　靱帯損傷は，大きな外力を受けやすい肩関節，肘関節，指関節，膝関節，足関節に好発する．靱帯損傷による関節不安定性の診断にはストレス X 線撮影で関節裂隙の開大を評価するのが一般的であるが，超音波検査でも診断が可能である．以下に症例を提示する．

① 母指中手指節（MP）関節尺側側副靱帯損傷（図1，2）

　母指に過度な橈側へのストレスが加わった時に生じる．正常では母指 MP 関節の尺側側副靱帯は内転筋腱膜の下層にあり，靱帯実質部は fibrillar pattern として描出される．尺側側副靱帯が基節骨側で断裂すると，その断端は内転筋腱膜の下層を抜け出し，近位側で反転する（この病態を "Stener lesion" と呼ぶ）．靱帯実質部の fibrillar pattern は消失し，周囲に血腫が認められる．

② 足関節外側靱帯損傷（図3，4）

　足関節外側靱帯は前距腓靱帯（anterior talofibular ligament：ATF）と踵腓靱帯（calcaneofibular ligament：CF），後距腓靱帯（posterior talofibular ligament：PTF）で構成され，足関節に過度の内反ストレスが加わった時に損傷し，ATF が最も損傷を受けやすい．サッカーやバスケットなどのスポーツでその多くは発症する．ATF は足関節外果前縁と距骨外側

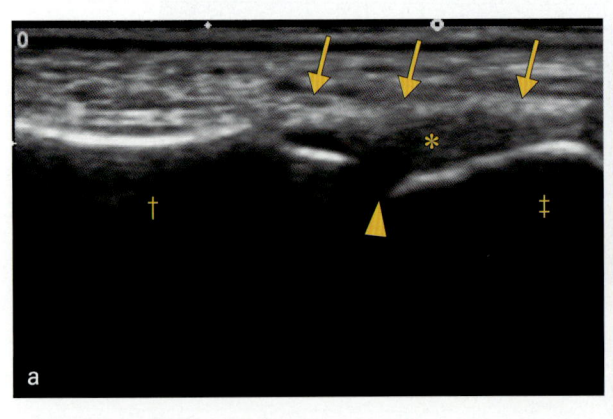

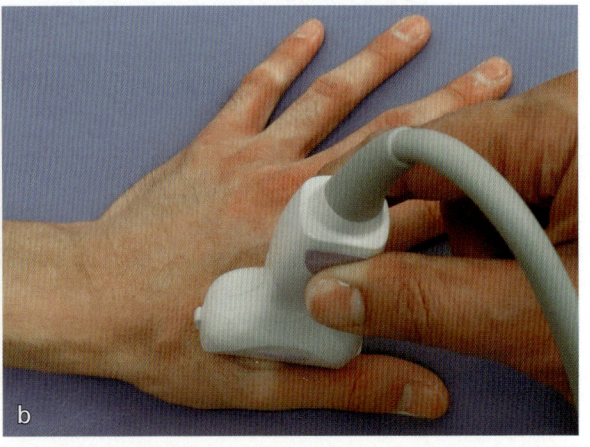

図1　母指 MP 関節尺側側副靱帯（健側）の長軸像
a：B モード像．母指 MP 関節の尺側側副靱帯は内転筋腱膜の下層にあり，靱帯実質部は fibrillar pattern を呈する．
b：探触子の位置．
＊：尺側側副靱帯，†：中手骨，‡：基節骨，→：母指内転筋腱膜，▲：MP 関節．

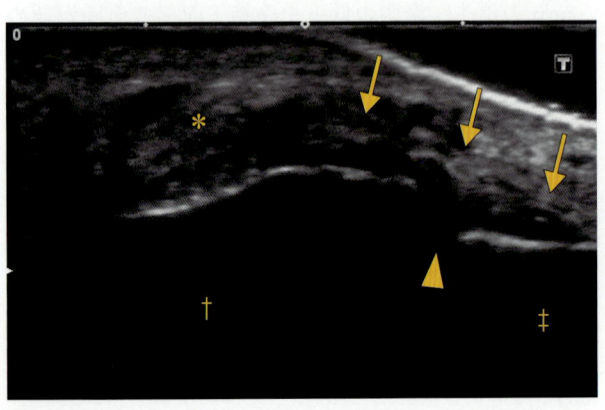

図2　母指 MP 関節尺側側副靱帯断裂の B モード像（長軸像）
靱帯実質部の fibrillar pattern は消失し，周囲に血腫を認める．断裂した靱帯は近位側で反転している．
＊：断裂し反転した尺側側副靱帯，†：中手骨，‡：基節骨，→：母指内転筋腱膜，▲：MP 関節．

H 運動器　1. 骨・筋・腱・靱帯病変

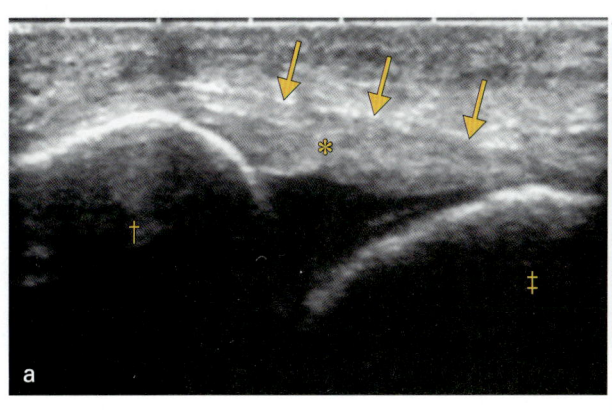

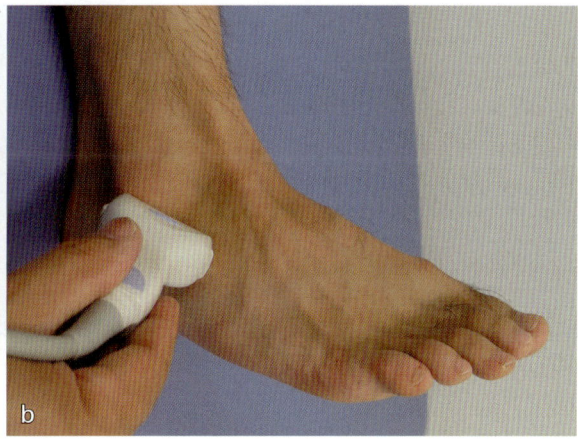

図3　足関節前距腓靱帯（健側）の長軸像
　a：Bモード像．前距腓靱帯の境界エコーは明瞭で，靱帯実質部は fibrillar pattern を呈する．
　b：探触子の位置．
　＊：前距腓靱帯，†：外果（腓骨），‡：距骨，→：前距腓靱帯と皮下組織との境界．

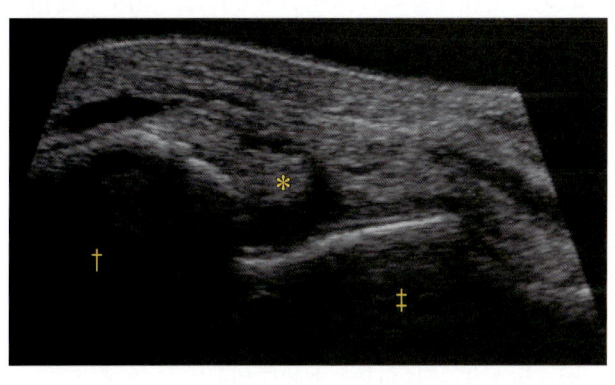

図4　足関節前距腓靱帯断裂のBモード像（長軸像）
　前距腓靱帯は距骨側で断裂し，境界エコーは不明瞭で，周囲に血腫を認める．
　＊：断裂した前距腓靱帯，†：外果（腓骨），‡：距骨．

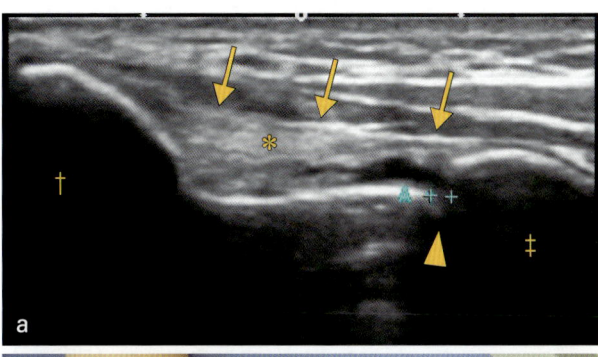

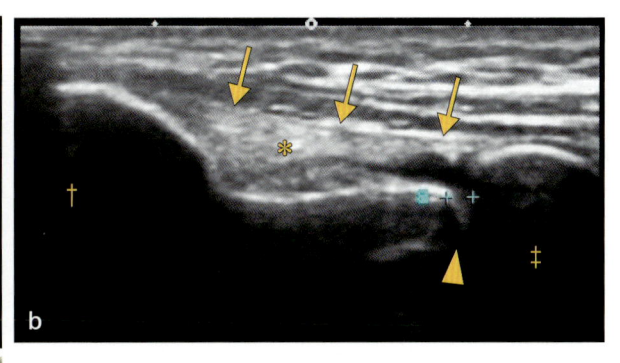

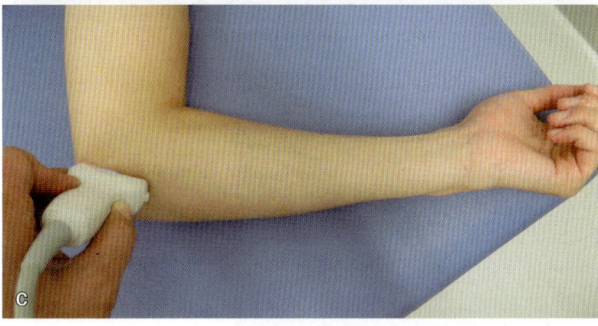

図5　肘関節内側側副靱帯AOL（健側）の長軸像
　a：AOLは境界エコーが明瞭で，実質部は fibrillar pattern を呈する．
　b：肘関節に外反ストレスを加えると関節裂隙は軽度開大する．
　c：探触子の位置．
　＊：AOL，†：上腕骨内側上顆，‡：尺骨，→：AOLと尺側手根屈筋との境界，▲：内側関節裂隙．

123

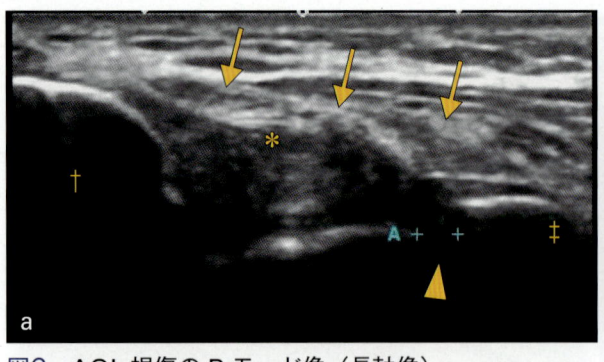

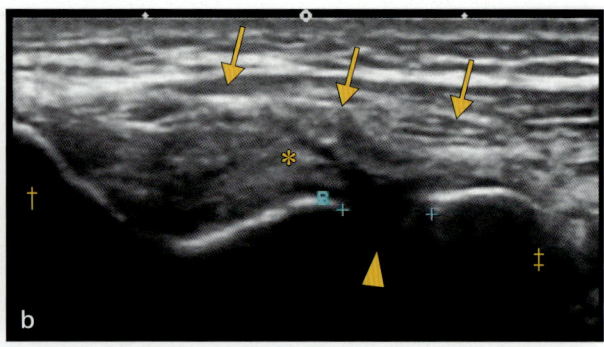

図6 AOL損傷のBモード像（長軸像）
a：AOLの境界エコーは不明瞭で，実質部はfibrillar patternが一部消失．
b：外反ストレスを加えると関節裂隙は著明に開大する．
＊：AOL，†：尺骨，‡：上腕骨内側上顆，→：AOLと尺側手根屈筋との境界，▲：内側関節裂隙．

に付着し，正常では境界エコーは明瞭で，靱帯実質部はfibrillar patternとして描出される．損傷例では境界エコーは不明瞭となりfibrillar patternは消失し，断裂部周囲に血腫が認められる．

③ 肘関節内側側副靱帯損傷（図5, 6）

肘関節に過度の外反ストレスが加わった時に生じる．肘関節内側側副靱帯は上腕骨内側上顆下端から起始する最も強靱な前斜走線維（anterior oblique ligament：AOL）と後斜走靱帯（posterior oblique ligament：POL），尺骨肘頭先端と尺骨鉤状結節後部を走行する横走靱帯（transverse ligament：TL）で構成される．AOLが損傷すると肘関節の著明な外反動揺性が生じる．正常ではAOLは境界エコーが明瞭で，実質部はfibrillar patternとして描出される．損傷例ではAOLの境界エコーは不明瞭となり，実質部のfibrillar patternは消失する．外反ストレスを加えると内側関節裂隙が開大する．

d 腱鞘炎

■ 疾患概念

腱鞘炎とは腱を覆う腱鞘に生じた炎症であり，作業関連上肢筋骨格障害のなかでも手の腱鞘炎は重要な疾病である[1]．腱鞘は靱帯性腱鞘と滑膜性腱鞘に分類される．滑膜性腱鞘に浮腫が生じれば，MRIで腱鞘滑膜炎と容易に診断できる．腱鞘が炎症で肥厚すると腱が絞扼されて滑走が障害され，運動制限や疼痛を伴う狭窄性腱鞘炎を引き起こすが，腱の動態観察には超音波検査が優れている．

■ 臨床所見

腱鞘が炎症で肥厚すると腱が絞扼されて滑走が障害され，運動制限や疼痛を伴う．さらに進行すると腱が引っ掛かり，「ばね指」と呼ばれる．

■ 超音波所見

症例1は，帯状の靱帯性腱鞘であるA1滑車が屈筋腱を絞扼し，腱に陥凹を生じた．圧迫されて腱線維の走行が斜めになる部位は，異方性により腱が低エコーになった（図1）．経皮的な腱鞘切開術では病変を直視できないので，術前に狭窄している部位・機序を確認した．

症例2は，第1伸筋コンパートメントの周囲を厚い帯状の低エコー病変が覆い，短母指伸筋腱（EPB）が

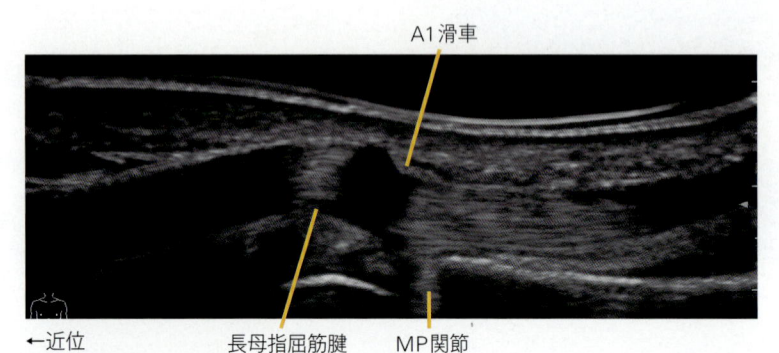

図1 ばね指（症例1）のBモード像
母指掌側の長軸走査．

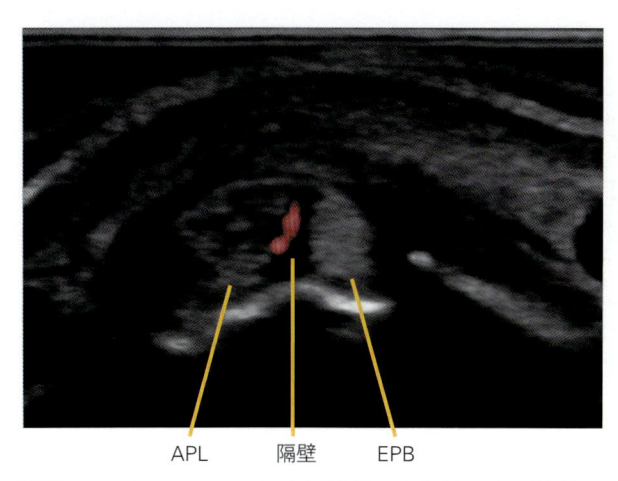

図2　de Quervain 病（症例2）のカラードプラ像
橈骨茎状突起の短軸走査.

APL　隔壁　EPB

肥厚して長母指外転筋腱（APL）との間に低エコーの隔壁が介在し，隔壁に血流シグナルを認めた（図2）．

■ 鑑別のポイント

　腱鞘炎の超音波診断では，腱鞘の浮腫・充血と腱の肥厚・滑走障害を捉えるのが基本である．手足の腱は多数が密集して各々を特定するのに熟練を要するので，診療する前に検査者は自身の手足を走査して腱の走行を熟知しておく．ばね指症例では，屈筋腱の走行変化を捉えることでA1滑車による狭窄を確認できる[2]．腱鞘・腱の破格は de Quervain 病の予後に影響するので，隔壁・副腱などの破格を確認する[3]．

文献

1) 中島浩志ほか：超音波作業関連の運動器障害．超音波医 41：647-648, 2014
2) Guerini H et al：Sonographic appearance of trigger fingers. J Ultrasound Med 27：1407-1413, 2008
3) 清水弘之ほか：de Quervain 病における超音波検査を中心とした画像診断．臨整外 41：109-114, 2006

e 手根管症候群・肘部管症候群

1）手根管症候群（carpal tunnel syndrome：CTS）

■ 疾患概念[1,2]

　手根管症候群（CTS）は，手根管部での正中神経の絞扼性神経障害を指す．手根管の「管」の狭小化（骨折，Kienböck 病，占拠性病変など），「内容物」の増加（腱滑膜肥厚），炎症（感染，関節リウマチなど），あるいは，両者により生じる．大多数は明らかな原因のない特発性 CTS である．なお，女性に多く，妊娠・出産期と更年期にピークを認める．

■ 臨床所見[1]

　手根管症候群の主な臨床症状としては，正中神経領域のしびれ，知覚低下であるが，なかには手指全体のしびれをきたす場合もある．手指の屈伸や手を振る動作で改善がみられる．障害が進行すると，母指球筋が萎縮し（図1），短母指外転筋や母指対立筋の筋力低下，巧緻性低下などがみられる．本疾患では Phalen テスト陽性，Tinel 徴候などが認められる．

■ 超音波所見[3,4]

　まず，正中神経の絞扼部を確認する．手根部の超音波像を描出する場合，手掌を上方に向けて上肢台に乗せ，掌背屈中間位をとる．あるいは掌屈位をとると描出しやすい．正中神経の観察では，絞扼部よりも近位側で神経肥厚像を確認できる（図2）．限局性，あるいはびまん性の肥厚が観察され，内部は低エコーを呈する．手根管部では神経の扁平状態を確認する（図3）．この際，ガングリオンなどの有無も確認する．計測には Cross-sectional-area（CSA：断面積），Wrist-to-Forearm Ratio（WFR：手首対前腕比）を用いる．WFR は，手首の肥厚部位の正中神経 CSA と，前腕近位 1/3（回内筋の下に入る手前）の CSA を計測し，比を計算する（WFR＝手首部 CSA／前腕部 CSA）．通常では肥厚がないと WFR は1に近づくが，手首の CSA が肥厚すると WFR は増加する．特に，WFR が1.4以上となると手根管症候群の可能性が高い（図3,4）．

■ 治療方針

　保存的治療に抵抗性を示す症例や神経伝導検査にて異常を認める症例，短母指外転筋麻痺を呈するような

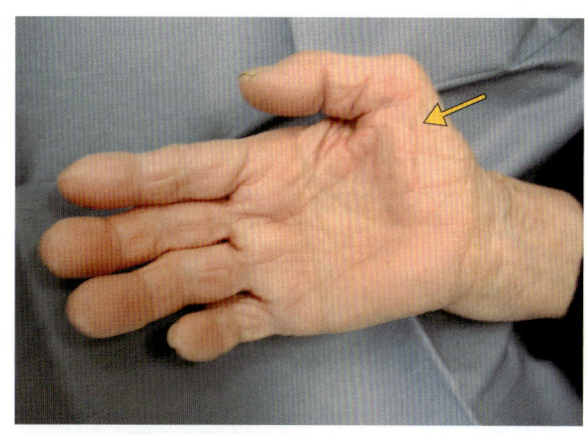

図1　右手根管症候群の手
母指球筋の萎縮を認める（→）.

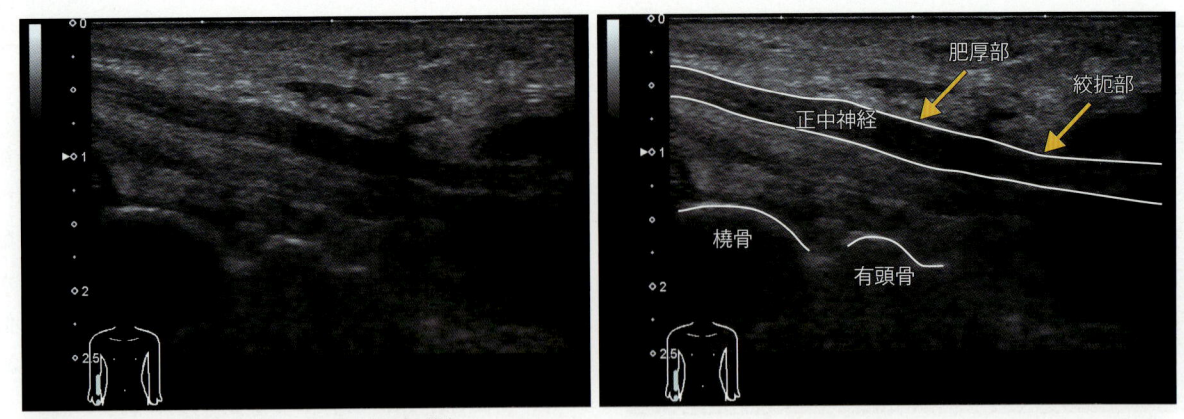

図2 右正中神経のBモード像（長軸像）

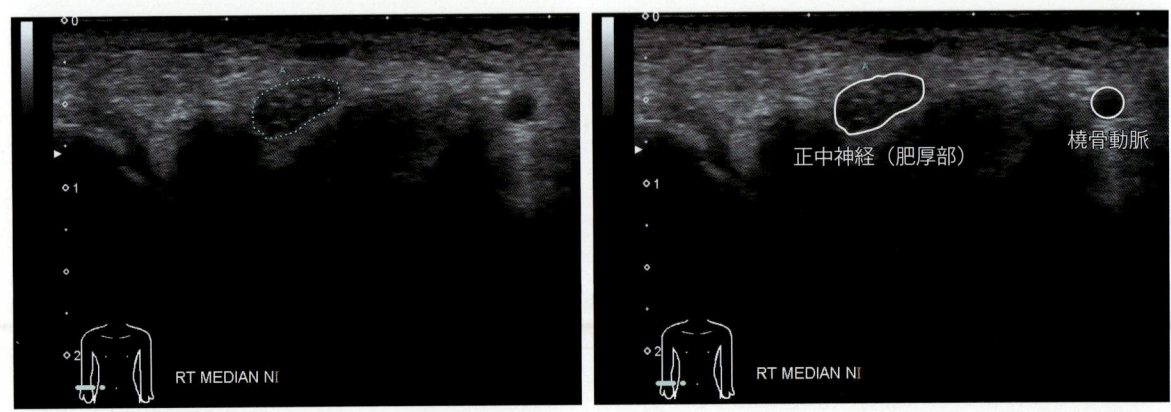

図3 右正中神経のBモード像（手根部短軸像）

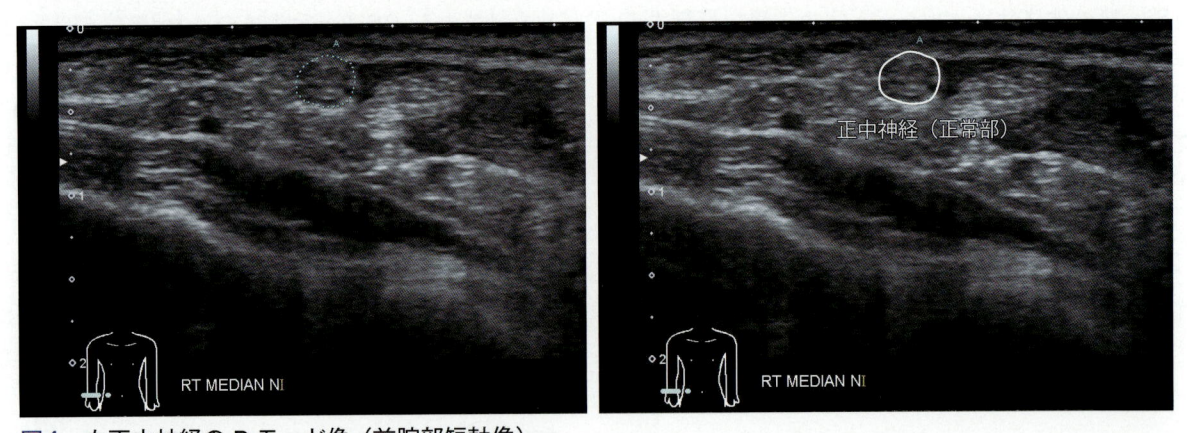

図4 右正中神経のBモード像（前腕部短軸像）

症例では，手術（手根管開放術）の適応となる．正中神経に絞扼によるくびれを認め，近位部の腫大を認める（図5）．

2）肘部管症候群（cubital tunnel syndrome：CTS）

■ 疾患概念[1,2]

　肘部管症候群は，尺骨神経の肘部管における絞扼性神経障害を指す．特発性が最も多いが，他の原因として変形性関節症，外傷後の変形治癒，偽関節，骨棘形成，ガングリオンなど肘部の占拠性病変がある．

■ 臨床症状[1]

　肘部管症候群の主な臨床症状としては，尺骨神経領域のしびれ，知覚低下であるが，特に第4指尺側，第5指のしびれがみられる．障害が進行すると，母指球筋と示指・中指の虫様筋を除くすべての手内筋の運動麻痺を呈し，環指・小指に限局した鉤爪指（claw fin-

H 運動器 1.骨・筋・腱・靱帯病変

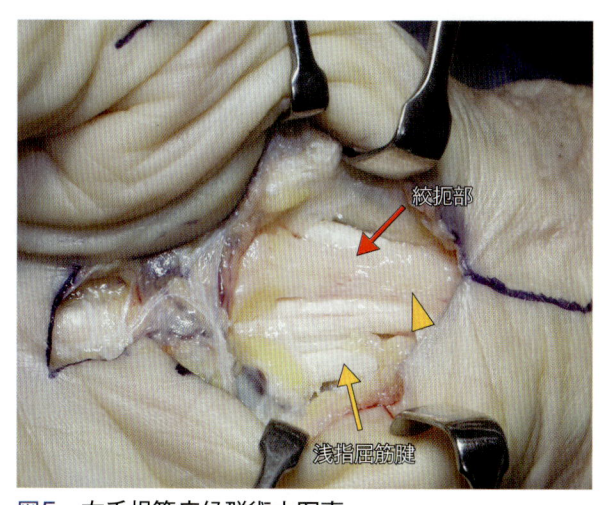

図5 右手根管症候群術中写真
絞扼部で色調変化がみられる（→）．近位部で軽度腫大あり（▲）．

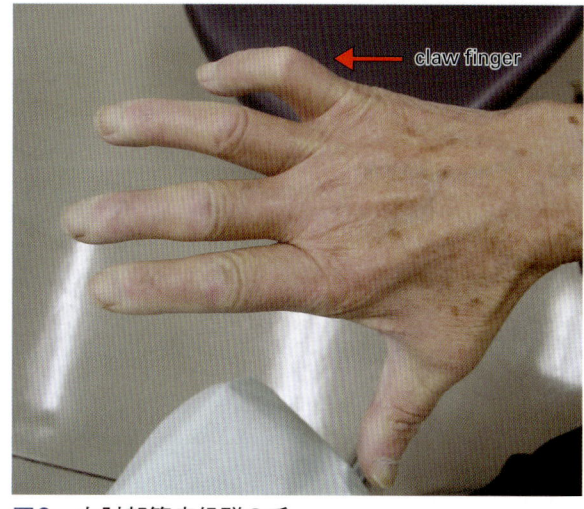

図6 右肘部管症候群の手
第5指の中手指節間関節が過伸展し，近位指節間関節屈曲がみられる（claw finger．→）．

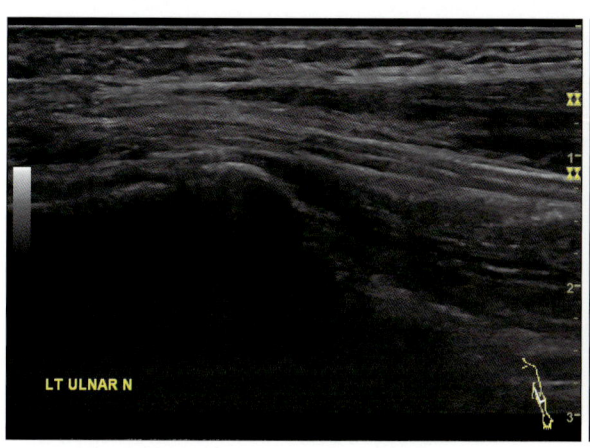

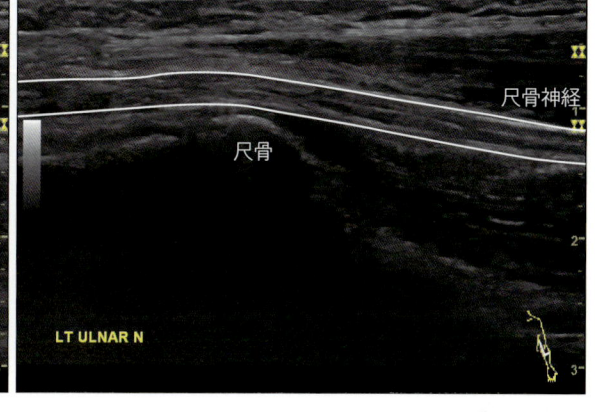

図7 左尺骨神経のBモード像（正常例）

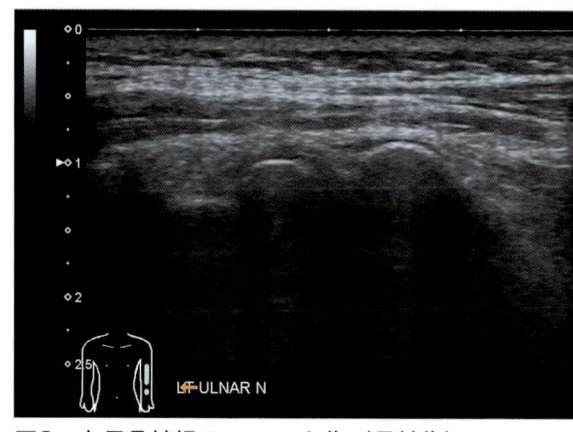

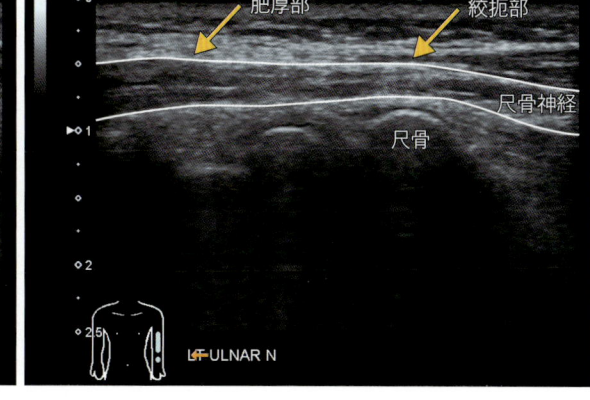

図8 左尺骨神経のBモード像（長軸像）

127

Ⅱ 疾患各論

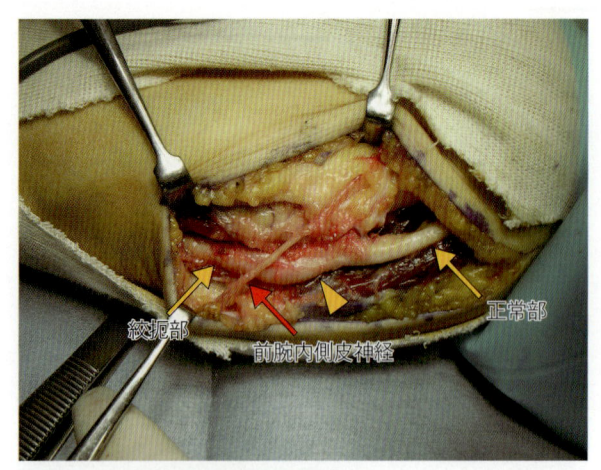

図9 右肘部管症候群術中写真
絞扼部より近位側で腫大している（▲）．

ger）を呈する（図6）．本疾患では Froment 徴候や Tinel 徴候などが認められる．

■ 超音波所見

　まず，肘部における尺骨神経の絞扼部を確認する．肘部を観察する場合，肘の内後方を走査できるよう仰臥位とし，肩を外転・外旋すると描出しやすい．尺骨神経の観察では，肘部管による絞扼部よりも近位側で神経肥厚像を確認できる．限局性，あるいはびまん性の肥厚が観察され，内部は低エコーを呈する（図7,8）．肘部管部では神経の扁平を確認する．この際，ガングリオンなどの有無も確認する．

■ 治療方針

　一般的に進行性であり，軽症例を除き手術療法が選択される．尺骨神経に絞扼によるくびれを認め，近位部の腫大を認める（図9）．

文　献

1) 三浪明男（編）：正中神経麻痺．末梢神経疾患，筋疾患，循環障害，最新整形外科学大系 22, p 68-75, 中山書店，東京，2007
2) 中島浩志：肘関節，手関節．Medical Technology 39 : 247-255, 2011
3) Hobson-Webb LD et al : The ultrasonographic wrist-to-forearm median nerve area ratio in carpal tunnel syndrome. Clin Neurophysiol 119 : 1353-1357, 2008
4) Mhoon JT et al : Median nerve ultrasound as a screening tool in carpal tunnel syndrome : correlation of cross-sectional area measures with electrodiagnostic abnormality. Muscle Nerve 46 : 871-878, 2012
5) 三浪明男（編）：尺骨神経麻痺．末梢神経疾患，筋疾患，循環障害，最新整形外科学大系 22, p 76-84, 中山書店，東京，2007

2 関節病変

a 膝関節水腫

■ 疾患概念

膝関節水腫とは,「通常膝関節腔内に存在し,関節の円滑な動きを補助し,かつ軟骨の栄養を司る関節液(滑液)が過剰に貯留する状態」を指す.

関節液は,関節包内の滑膜で産生される.滑膜は新しい関節液を産生するとともに古い関節液を吸収しており,関節内の関節液の量のコントロールを行っている.この滑膜に,何らかの原因により炎症が起こると関節液の産生量が増大し,結果として膝関節水腫をきたすことになる.

■ 臨床所見

膝関節は大関節であり,股関節と比べると比較的表在に位置している.膝関節水腫は,通常臥位にて膝蓋上嚢(suprapatellar pouch)の腫脹として観察される(図1a).膝屈曲時の違和感,痛みなどが臨床症状である.膝蓋跳動などの診察手技で膝関節に液体が貯留しているかどうかの判定はある程度可能であるが,迷う症例に対して,超音波検査を行うと確実に水腫の有無の判定ができる.

■ 超音波所見

・関節液が貯留する疾患(いわゆる関節水腫):変形性膝関節症

変形性膝関節症がベースにある関節水腫は臨床で遭遇する頻度が多い.

液体貯留は膝蓋上嚢が最も観察しやすい.

図1bのように,骨性メルクマールである膝蓋骨を含む長軸走査が一般的である.探触子は押しつけないように注意する.

得られた画像では,大腿四頭筋腱と膝蓋骨が浅層に描出され,膝蓋骨の深層は音響陰影で無エコー域となっている.関節水腫が膝蓋上嚢と膝関節腔を拡張して存在することが確認できる.ときには膝蓋上滑膜ヒダ(plica synovialis suprapatellaris)が腔内に垂れ下がる構造体として描出されることがある.この症例では滑膜増殖は著明ではなく,大腿四頭筋脂肪体(quadriceps fat pad),前大腿部脂肪体(prefemoral fat pad)が観察できる(図2).

パワードプラ法では,通常,変形性関節症による関節水腫では,滑膜増殖は軽度で,関節リウマチにみられるような血流シグナルの増加はない(図3).

関節腔内の無エコー域が液体であるかどうかは,探触子を押し付け,無エコー部の液体が他の関節腔内に移動し,拡張が縮小することで容易に確認できる(図4).

■ 鑑別のポイント

病態によっては,関節液以外にも膝関節腔内に血液,膿などが過剰に貯留することがあり鑑別を要する(表1).

膝外傷で,関節内骨折または関節内構造体の損傷により出血を伴う場合に関節内血腫となる.新鮮な出血例(図5)では,関節腔には関節水腫のような無エコーではなく,わずかにエコーを有する液体貯留像が認められる.陳旧例で血腫形成などがある場合は,この無エコー域の内部に,低エコーの凝血塊が描出されることもある[1].

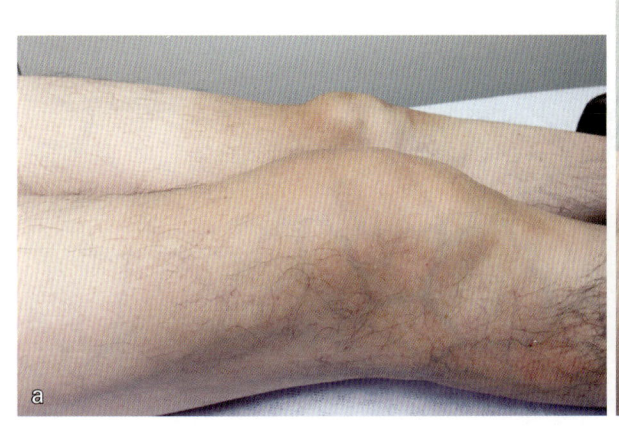

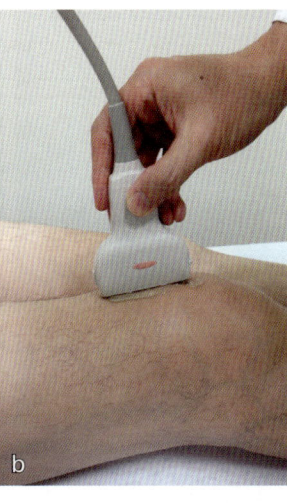

図1 膝関節水腫
a:右膝に著明な腫脹を認める.
b:長軸像描出のための探触子の位置.骨性のメルクマールである膝蓋骨を同時に描出する.ゲルを多めに塗布し,探触子を押しつけない.

Ⅱ　疾患各論

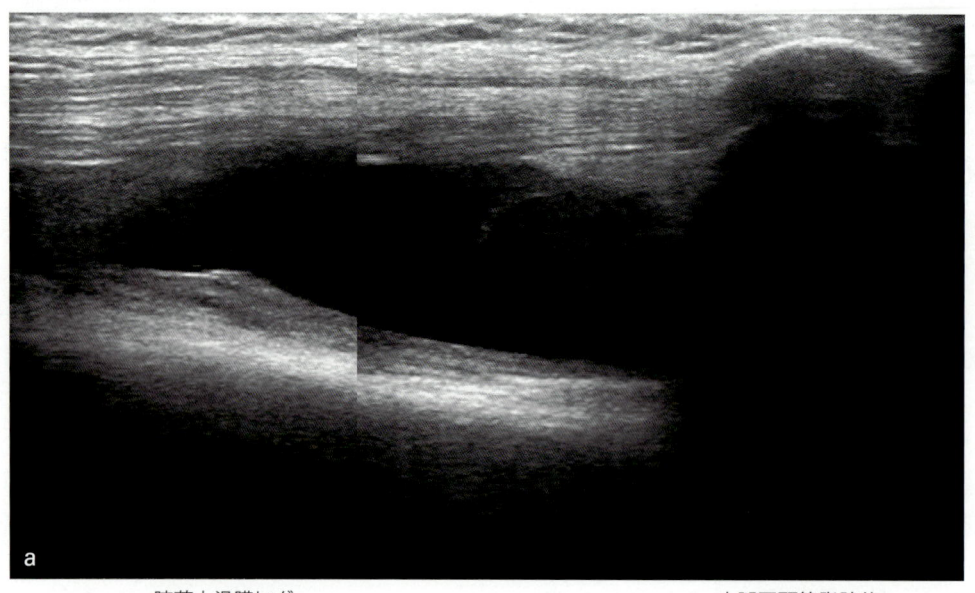

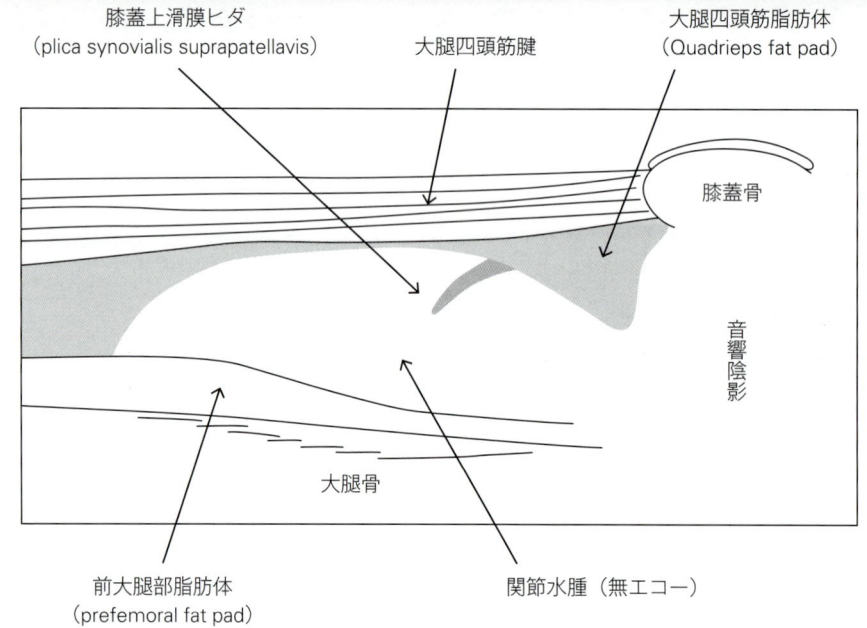

図2　膝関節水腫のBモード像とその説明図
a：Bモード像．
b：aに相当する関節水腫，膝蓋骨，大腿四頭筋腱，前大腿部脂肪体，大腿四頭筋脂肪体，膝蓋上滑膜ヒダを示す．

膝蓋上滑膜ヒダ（plica synovialis suprapatellavis）
大腿四頭筋腱
大腿四頭筋脂肪体（Quadrieps fat pad）
膝蓋骨
音響陰影
大腿骨
前大腿部脂肪体（prefemoral fat pad）
関節水腫（無エコー）

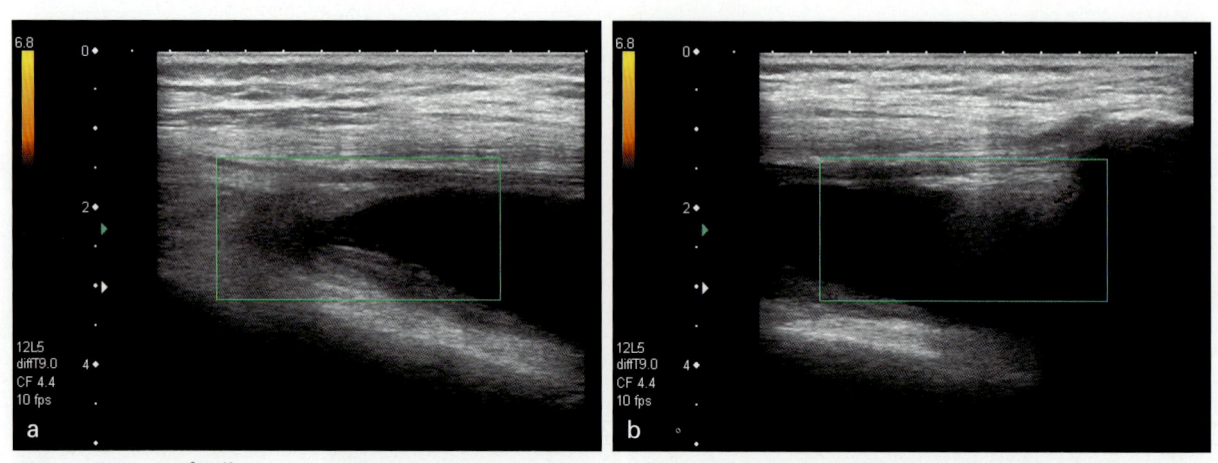

図3　パワードプラ像
通常，変形性関節症による関節水腫では，滑膜増殖は軽度で，関節リウマチにみられるような血流信号の増加はない．

130

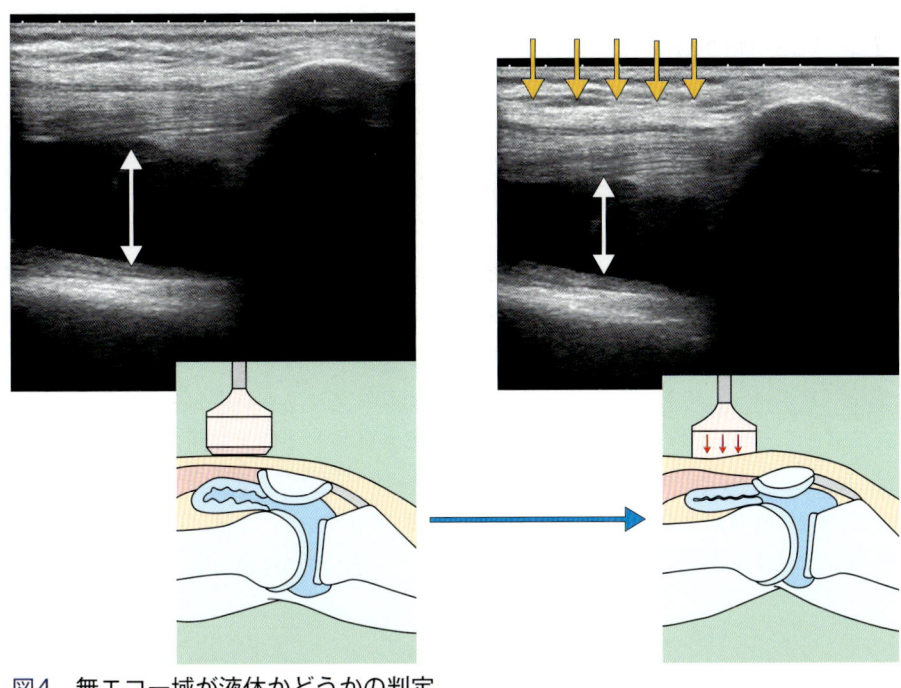

図4　無エコー域が液体かどうかの判定
探触子を押しつけて判定する．

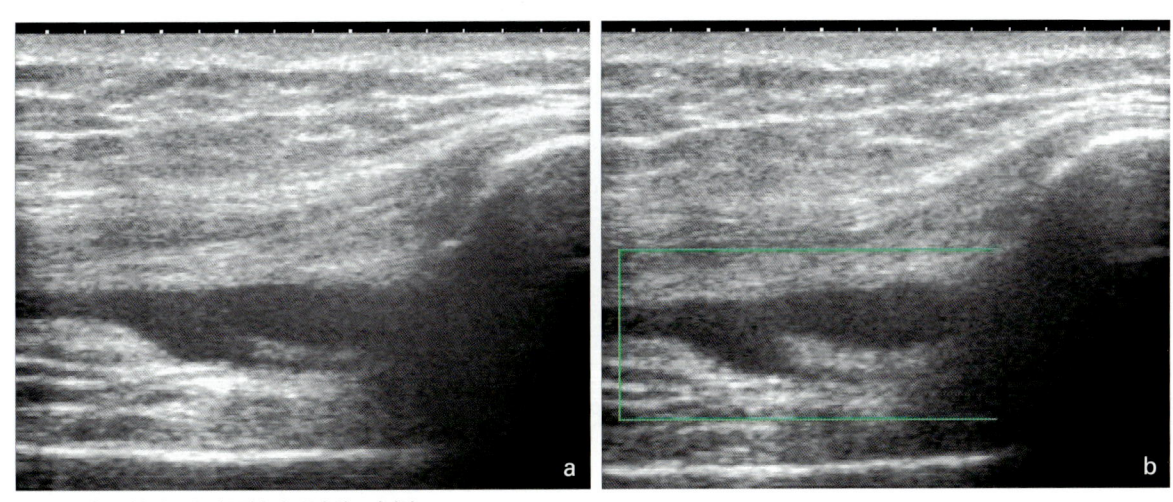

図5　膝関節血腫（関節内骨折）症例
a：Bモード像．関節腔に貯留する液体は血液であると推測される．完全な無エコーではなく凝血塊の存在が示唆される．
b：パワードプラ像．出血源となる血流シグナルは認められない．

表1　関節内に貯留する液体の性状と原因疾患

関節液が貯留する代表疾患
● 軽微な外傷による滑膜炎
● 変形性膝関節症
● 関節リウマチ（若年性特発性関節炎：JIA）
● 痛風性，偽痛風性膝関節炎
血液が貯留する代表疾患
● 関節内骨折（膝蓋骨骨折，大腿骨および脛骨骨折）
● 関節内構造体の破綻により出血を伴う損傷（半月板損傷，前十字靱帯損傷）
● 色素性絨毛結節性滑膜炎
膿が貯留する疾患
● 化膿性膝関節炎

　関節内に液体貯留がある場合，関節穿刺はその液体の性状を知る有用な手技である．水腫のある膝関節では比較的容易な手技であるが，超音波像は水腫のない膝関節への確実な関節穿刺のガイドとして用いられることもある[2]．

文献

1) 辻本文雄：超音波の基礎．関節外科 31：10-28，2012
2) Sibbitt WL et al：A randomized controlled trial evaluating the cost-effectiveness of sonographic guidance for intra-articular injection of the osteoarthritic knee. J Clin Rheumatol 17：409-415, 2011

b ガングリオン（ganglion）

■ 疾患概念
ガングリオンは内部がゼリー状の腫瘤であり，病変の深部が接する関節か腱から生じたと推定できる．身体所見では確認できないガングリオンを「オカルトガングリオン」と呼ぶが，疼痛や麻痺を生じている症例に検出できれば超音波検査の意義が高い[1,2]．病変が小さく深いと触診は困難だが，超音波画像でガングリオンは典型的な囊胞（無エコー）像を示す．

■ 臨床所見
手関節を背屈して背側に疼痛が生じる症例では，腫瘤を触れなくてもガングリオンが生じている可能性はある．神経を叩打して放散痛を生じる場合，患部にガングリオンが生じ，神経を圧迫している可能性がある．

■ 超音波所見
症例1は，手根近位背側の深層に無エコー病変を認めた．背屈すると病変が手根骨の間へ沈んだ（図1）．背屈時にガングリオンと手根骨が橈骨神経深枝を圧迫して疼痛を生じたと考えられる．症例2は，尺骨神経がガングリオンに押し上げられて屈曲し，近位の神経幹が腫脹して偽神経腫になっていた（図2）．

■ 鑑別のポイント
手背近位の疼痛を訴える症例に無エコー病変を認め

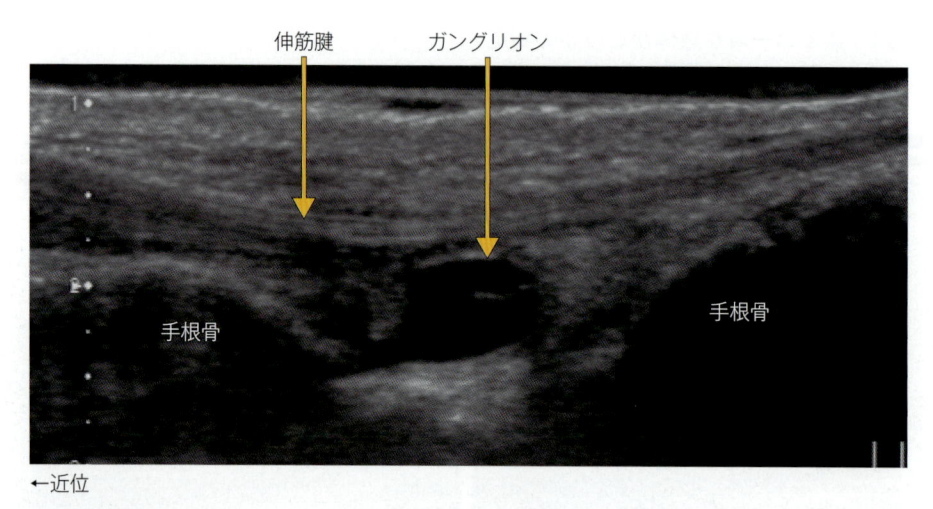

図1 手背のオカルトガングリオンのBモード像
手背の背屈位長軸走査．

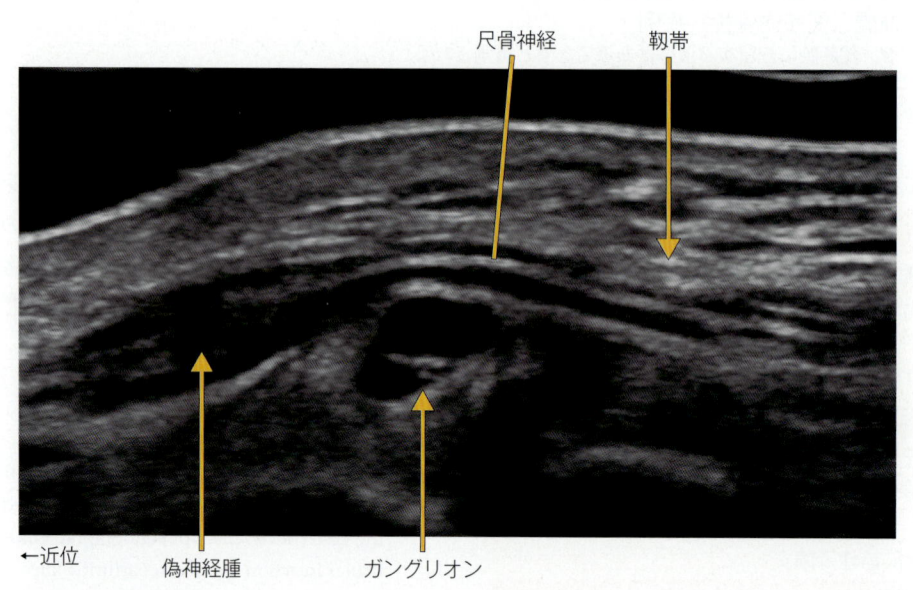

図2 肘部管症候群を生じたガングリオンのBモード像
肘内側の長軸走査．

たら，関節滑膜炎と区別する．ガングリオンは塊状無エコーで関節包外に局在し，血流を欠く．ガングリオンが神経を圧迫して肘部管症候群・手根管症候群・足根管症候群や後骨間神経麻痺を生じることがまれにある．特に，神経症状が片側の症例には，ガングリオンや腫瘍による神経絞扼を疑って超音波検査を行っている．

文　献

1) 清水弘之ほか：手関節背側 occult ganglion の臨床像と超音波画像について．日手外科会誌 19：564-567，2002
2) Yalcinkaya M et al：Unilateral Carpal Tunnel Syndrome Caused by an Occult Ganglion in the Carpal Tunne：A Report of Two Cases. Case Reports in Orthopedics.［cited 2014 July 6］. http://www.hindawi.com/journals/crior/2014/589021/

C Baker 囊胞

■ 疾患概念

膝窩部内側で半膜様筋と腓腹筋の間に滑液が貯留すると Baker 囊胞と呼ばれる．関節包の突出部に関節液が流入し，逆止弁の機構で貯留するとの成因が有力である．腓腹筋内側頭で彎曲する特有の位置・形状がBaker 囊胞の診断に重要である[1]．下腿後面に腫脹が急発した症例に典型的な囊胞（無エコー）像を確認できれば，Baker 囊胞が破裂したと診断できる[2]．

■ 臨床所見

膝窩内側に弾性軟の腫瘤を触れるのが一般的である．まれに，内部の滑液が急に増大するなどの誘因で囊胞が破裂すると縮小し，圧痛と腫脹を併発して腫瘤の触診が困難になる．

■ 超音波所見

下腿後面中央の疼痛部で三頭筋に無エコー病変を認め（図1c, e），近位へ走査を広げた（図1b, a, d）．膝窩で下腿病変の延長上に Baker 囊胞を検出できたので，囊胞が破裂して筋層へ粘液が流出したと考えら

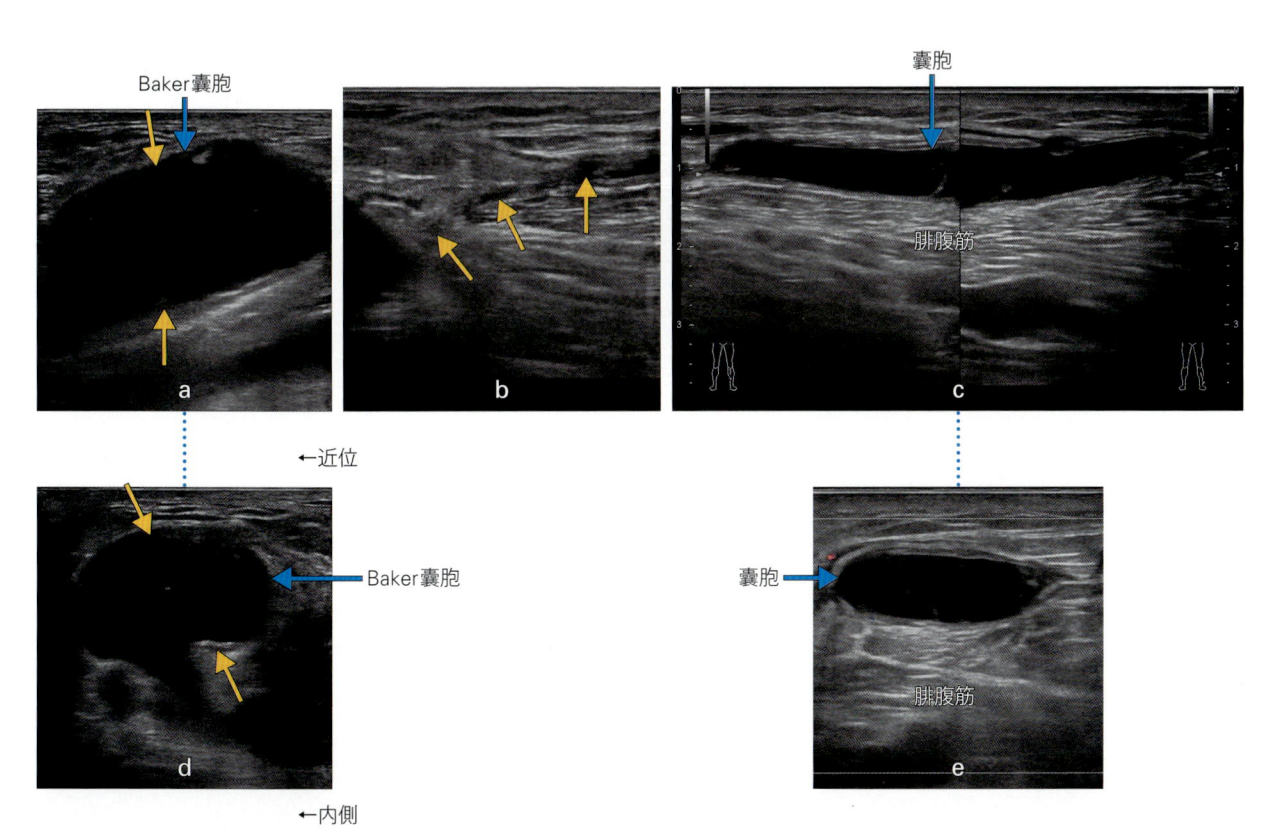

図1　Baker 囊胞の B モード像
膝窩から下腿後面の長軸走査（a-c），膝窩（d）と下腿後面（e）の短軸走査．
右膝窩に Baker 囊胞の典型像を認め（a, d），そのすぐ遠位にも無エコー病変が筋膜下にあり（c, e），両囊胞性病変の間は細い低エコー病変（図b, 上）が連続している．

れた．下腿の無エコー病変は，縦長の扁平形で軟らかかった．膝窩の大きな無エコー病変は内側近位に位置し，腓腹筋内側頭と大腿屈筋に挟まれていた．

■ 鑑別のポイント

　膝窩と下腿後面に囊胞を検出できず，皮下浮腫が著しければ深部静脈血栓を考えて筋肉内静脈を精査する[3]．鑑別に注意深い触診を要する他の囊胞疾患にも超音波検査が有用である．膝窩にはガングリオンも生じるが，膝窩中央に好発して円形なので位置・形状からBaker囊胞と区別できる．まれに膝窩動脈に由来する囊腫病変がある．

文　献

1) Chen CK et al : Ultrasound-guided diagnosis and aspiration of Baker's cyst. Am J Phys Med Rehabil **91** : 1002-1004, 2012
2) Yeung MF et al : The use of ultrasonography in diagnosing ruptured Baker's cyst in the emergency department. Hong Kong J Emerg Med **13** : 172-174, 2006
3) Kane D et al : Differential diagnosis of calf pain with musculoskeletal ultrasound imaging. Ann Rheum Dis **63** : 11-14, 2004
4) SonoWorld. [homepage on the Internet]. Philadelphia : MedImageWorld LLC ; Cystic adventitial disease of the popliteal artery [cited 2014 Nov 12]. http://sonoworld.com/CaseDetails/Cystic_adventitial_disease_of_the_popliteal_artery.aspx?ModuleCategoryId=313

d 関節リウマチ

■ 疾患概念

関節リウマチ（RA）は，遺伝因子や環境因子の関与のもと免疫異常が生じ，滑膜に持続的な炎症をきたす自己免疫性の慢性炎症性疾患である．滑膜の炎症を基盤に破骨細胞の活性化やTNF-α・IL-6・IL-17などの炎症性サイトカイン，MMPなどの蛋白分解酵素などが関与し，骨・軟骨破壊をきたす．

■ 臨床所見

滑膜炎を反映した慢性的な多関節炎（関節疼痛・腫脹）を主徴とする．また，朝のこわばりは，しばしばみられる症状である．進行すれば関節変形をきたし，重篤な機能障害を引き起こす．新しい2010年ACR／EULAR分類基準[1]で重きが置かれているように，血液検査における炎症反応（CRP・血沈）高値や血清反応（リウマトイド因子・抗CCP抗体）陽性は重要な所見である．ただし，RAの診断に滑膜炎の存在は必須条件であり，その検出に超音波検査は優れている．罹患関節は手の手関節，中手指節（MCP）関節および近位指節間（PIP）関節が多く，超音波像では同部を中心に観察する．

■ 超音波所見

RA炎症滑膜の主な病理所見は滑膜増生，血管新生および炎症細胞浸潤である（図1）．超音波検査では，滑膜炎の評価に重点を置く．Bモードにより滑膜肥厚（図2a，→），ドプラ法により滑膜内の新生血管（図2b）を主に検出する[2]．滑膜肥厚は通常無〜低エコーを呈するが，経過の長いものはエコー輝度が上昇し等〜高エコーを呈する．血管新生は活動性の高い滑膜炎で盛んであるため，滑膜内血流シグナルの検出は間接的に滑膜炎の活動性を表す．また，RAでは関節のみならず腱鞘の滑膜炎をしばしば認める．臨床的には関節滑膜炎は関節が紡錘状に腫脹するのに対し，腱鞘滑膜炎は関節を越えて広範囲に腫脹する．腱は通常fibrillar patternと呼ばれる線状構造を呈し，腱鞘はその周囲に薄い低エコー帯として認める．活動性の腱鞘滑膜炎では，不整な腱鞘肥厚と，ドプラ法で同部に血流シグナルを認める（図3）．重度になると腱内部に炎症滑膜が浸潤し，fibrillar patternの乱れを伴う．また，滑液包炎を認めることもある．図4は比較的頻度の高い三角筋下—肩峰下滑液包炎による無エコーの滑液貯留（→）を示す．滑液貯留は滑膜肥厚と比較して，探触子の圧迫による圧縮性と移動性が高い．

骨びらんは，比較的RAに特異性の高い病変であり，超音波像はX線像よりその検出感度が優れる[3]．

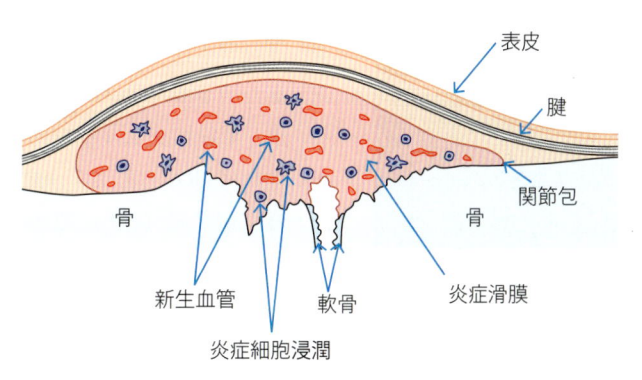

図1 RA関節の模式図

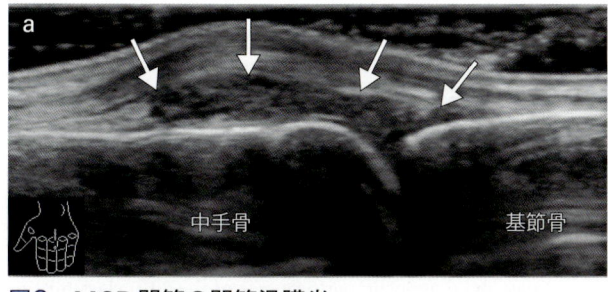

図2 MCP関節の関節滑膜炎
 a：Bモード像．
 b：パワードプラ像．

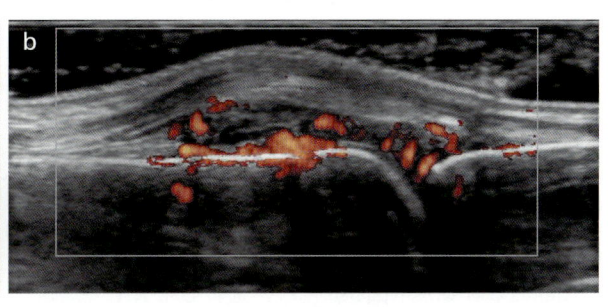

Ⅱ　疾患各論

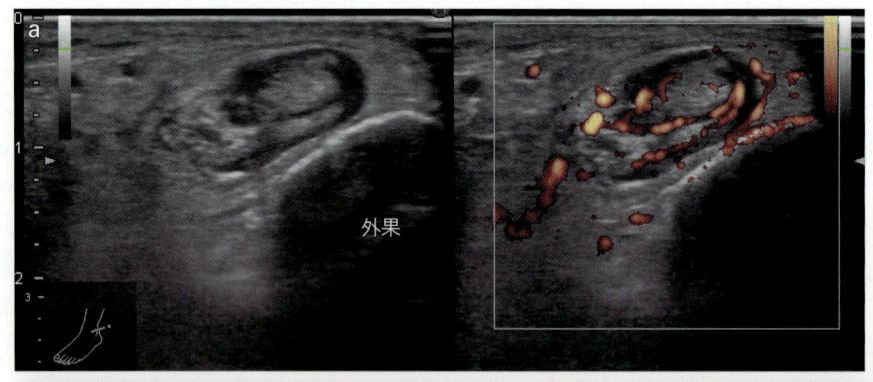

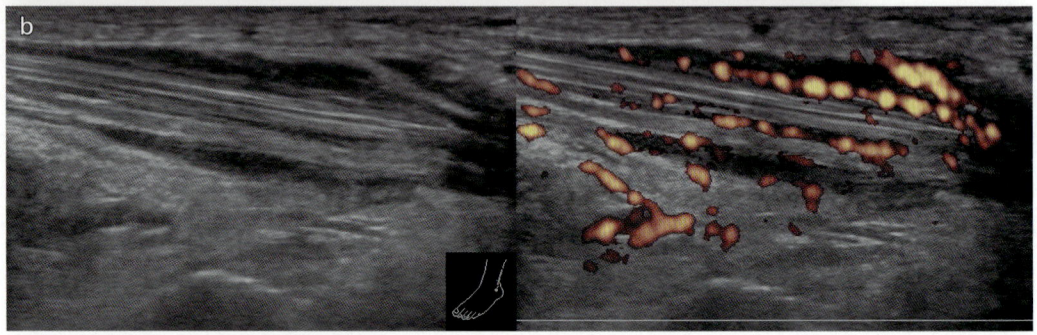

図3　長・短腓骨筋腱の腱鞘滑膜炎
　a：短軸像．
　b：長軸像．

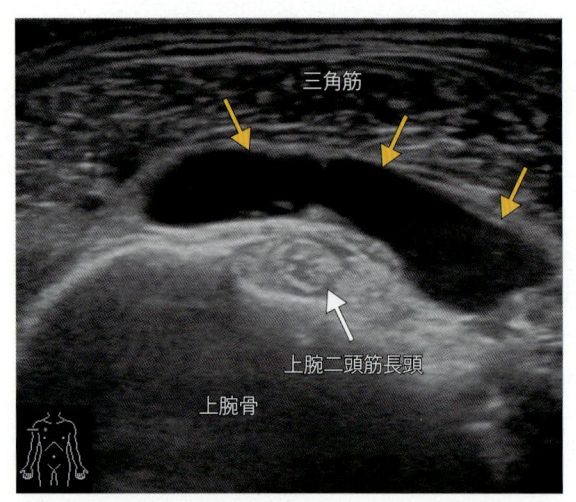

図4　三角筋下—肩峰下滑液包炎による滑液貯留

図5（→）のように，超音波像では第2指中手骨頭背側の橈側寄りに小さな骨びらんを認めるが，X線像では同病変が検出できないことがある．骨びらんは骨皮質の不連続として描出されるが，生理的な陥凹と区別するために直交する2断面で確認が必要である．ルーチンとしては行われないが，軟骨傷害の検出も可能である．通常，軟骨は関節裂隙に低エコーの均質な層として認められるが（図6a，→），進行したRAでは軟骨層が菲薄化あるいは消失（図6b）する．

■ 鑑別のポイント

　前述のようにRAの診断には滑膜炎の存在が必須であるが，滑膜炎は非特異的な所見であり，臨床所見や血液検査などを含めた包括的な鑑別診断を行う．ただし，超音波検査で検出される血流シグナルを伴う強い滑膜増生は"RAらしさ"を表す重要な所見である[4,5]．また，骨びらんは早期に検出されることは多くないが，X線検査より感度が高く，滑膜炎に伴って検出されれば"RAらしさ"が増す．また，結晶沈着や骨棘，遠位指節間（DIP）関節滑膜炎などのRAらしくない所見の検出も鑑別診断に有用である．

文　献

1) Aletaha D et al : 2010 rheumatoid arthritis classification criteria : an American College of Rheumatology/European League Against Rheumatism collaborative initiative. Arthritis Rheum **62** : 2569-2581, 2010
2) Fukae J et al : Sonographic synovial vascularity of synovitis in rheumatoid arthritis. Rheumatology (Oxford) **53** : 586-591, 2014
3) Wakefield RJ et al : The value of sonography in the detection of bone erosions in patients with rheumatoid arthritis : a comparison with conventional radiography. Arthritis Rheum **43** : 2762-2770, 2000
4) Kawashiri SY et al : Musculoskeletal ultrasonography assists the diagnostic performance of the 2010 classification criteria for rheumatoid arthritis. Mod Rheumatol **23** : 36-43, 2013

H 運動器　2. 関節病変

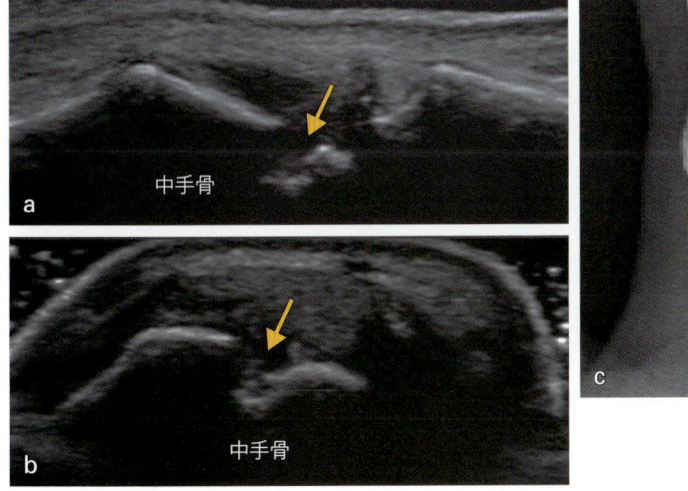

図5　中手骨頭の骨びらん
　a：Bモード像（縦断像）．
　b：Bモード像（横断像）．
　c：X線像．

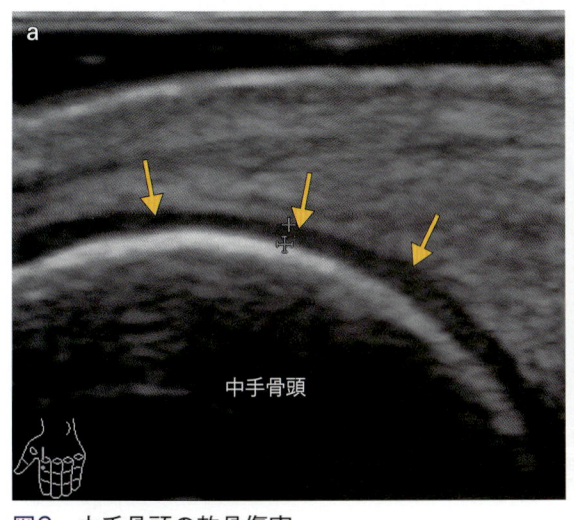

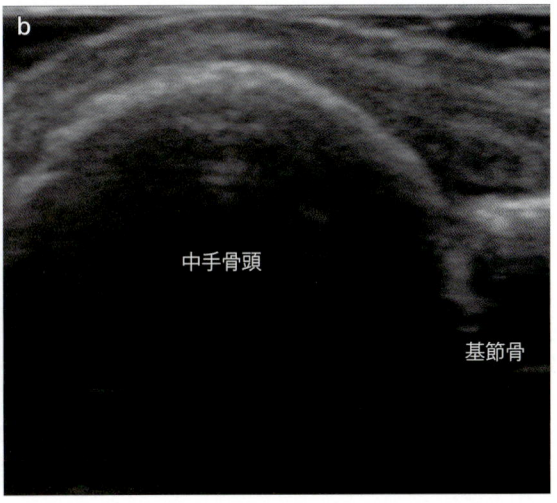

図6　中手骨頭の軟骨傷害
　a：健常例．
　b：晩期RA．

5) Nakagomi D et al : Ultrasound can improve the accuracy of the 2010 American College of Rheumatology/European League against rheumatism classification criteria for rheumatoid arthritis to predict the requirement for methotrexate treatment. Arthritis Rheum **65** : 890-898, 2013

I 泌尿器

1 陰嚢水腫

■ 正常解剖

陰嚢内臓器は，陰嚢皮下組織，肉様膜，精索および精巣固有鞘膜に包まれた精巣，精巣上体よりなっている．精索には精管，精巣動静脈，精管動静脈，腹膜鞘状突起が含まれており，内腹斜筋の続きである精巣挙筋や筋膜がこれを包んでいる（図1）．

正常精巣の内部エコーは強く均質な充実性像を呈すが，精巣白膜は被膜エコー像としては描出されない．横断像では，陰嚢中隔により隔離された円形の左右の精巣が描出される．縦断像では，輪郭の平滑な楕円形を呈する．精巣上体は，成人では精巣上極に隣接して，精巣と同程度のエコー強度を示す半円形の腫瘤像として描出されるが，体部，尾部は小さく，描出は困難なことが多い（図2）．成人の精巣の大きさは長径45 mm，横径30 mm，厚径25 mm程度である．また，カラードプラ法により，精索に沿った下行性の精巣を支配する動脈や，精巣被膜および精巣内の血流像を捉えることが可能となり，さまざまな陰嚢内疾患の診断に活用されている（図3）．

■ 疾患概念

精巣固有鞘膜腔内に漿液が多量に貯留した状態を陰嚢水腫という．陰嚢の無痛性腫脹の代表的疾患で，腹膜鞘状突起の不完全な閉塞で起こる先天性と，外傷や炎症などにより二次的に生じる場合があり，小児と高齢者に多い．精索に沿った液体貯留を精索水瘤と呼び，鼠径ヘルニアとの鑑別に注意が必要である．

■ 臨床所見

陰嚢部の軟らかく，痛み・圧痛のない無痛性腫大が特徴で，新生児・乳児では腹腔内と交通しているので大きさが変化する（図4）．

■ 超音波所見[1]

境界明瞭かつ辺縁整の無エコー域（囊胞パターン）を認め，精巣は正常に水瘤内に存在する（図5）．精索水瘤は精索に沿って1〜数個の囊胞を認める（図6）．

■ 治療方針

新生児・乳幼児では自然消退することがあるので，鼠径ヘルニアが合併していない限り2歳までは経過観察でよい．2歳以降では外科的に修復するのが原則[2]である．

■ 鑑別のポイント

陰嚢後方から懐中電灯で透光性を確認することで精

図1 精巣（陰嚢内容）の解剖

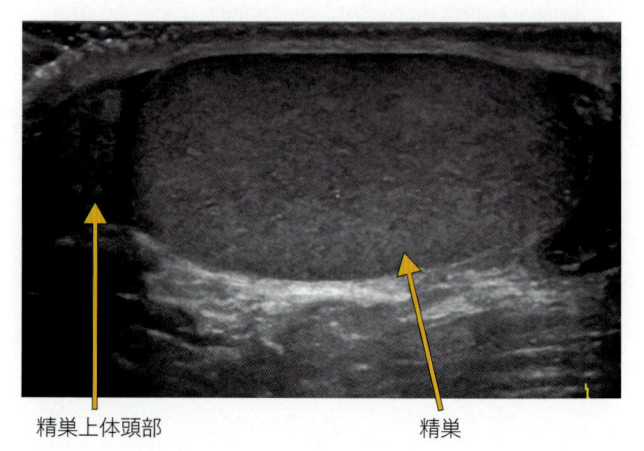

図2 正常精巣のBモード像（縦断像）

138

図3　正常精巣のカラードプラ像
精巣動脈　中隔動脈　被膜動脈

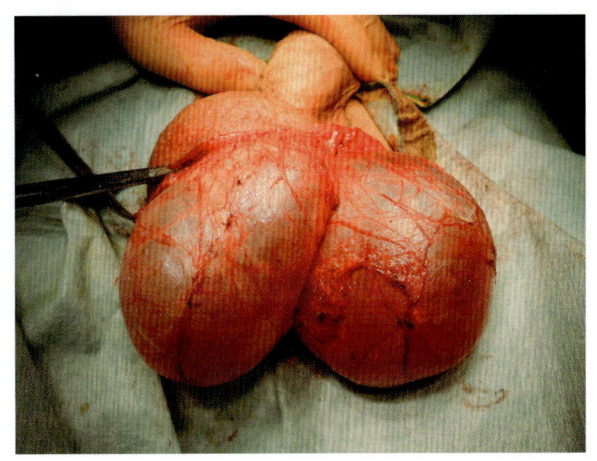

図4　両側陰囊水腫
両側固有鞘膜内に液が貯留している状態．

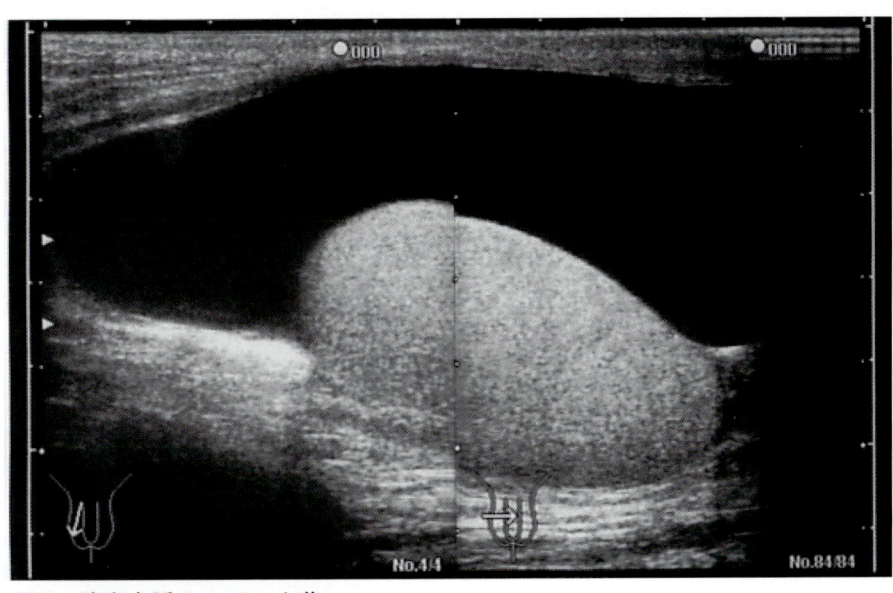

図5　陰囊水腫のBモード像

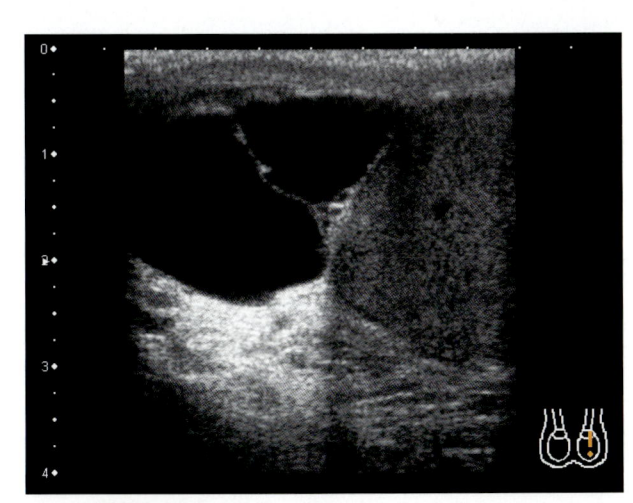

図6　精索水瘤のBモード像

巣腫瘍，あるいは鼠径ヘルニアなどと鑑別は可能であるが，超音波検査が最も確実で，陰囊水腫や精索水瘤では無エコーの液体貯留を認めるのみであるが，精巣腫瘍では充実性腫瘤を，鼠径ヘルニアでは腸管や腹腔内容物の脱出を認める．

文　献

1) 棚橋善克, 千葉　裕（編）：泌尿器科超音波を使いこなす，精巣，精巣疾患を診る，メジカルビュー社，東京，p 90-91, 2014
2) Kogan S et al : Pediatric andrology. Adult and Pediatric Urology（ed by Gillenwater JY et al），3rd Ed, Mosby, St Louis, p 2623-2674, 1996

2. 精巣破裂

■ 疾患概念

精巣損傷のうち最も多いのは挫傷だが，精巣に50 kg以上の外力が働き，さらに恥骨や大腿骨との間に挟まれると精巣白膜が断裂し精巣実質が脱出し，精巣破裂（rupture of testis）となる．精巣の鈍的損傷の48%に破裂が起こっているとの報告もある[1]．原因としては，落下事故，交通事故，スポーツ外傷，喧嘩などである．

■ 臨床所見

受傷後に陰囊部の強い疼痛と急速な腫大をきたし，悪心，嘔吐，ショック症状をきたすこともある．

■ 超音波所見

精巣挫創と精巣破裂との違いは，精巣白膜の連続性が保たれているか否かであり，この鑑別には，超音波検査，CT，MRIが有用である．超音波検査では，精巣内に形状不整な低エコー域（精巣内血腫）を認め，さらに精巣輪郭の不明瞭化と断裂像を認める．精巣破裂では，精巣周囲に内部エコー不均質な低エコー域（陰囊内血腫）を認め，陰囊皮膚も浮腫性に肥厚する（図1，2：東京医科大学 河本先生より提供）．

■ 治療方針

精巣白膜の断裂がなければ，治療は安静，陰囊クーリングを中心とした保存的治療となるが，血腫が大きくて腫脹や痛みが強い場合は，手術で血腫除去と陰囊内ドレナージを考慮する．白膜の断裂がある場合は原則手術的治療の適応である[2]．

■ 鑑別のポイント

鑑別すべき疾患としては，精巣捻転症，精巣炎あるいは精巣上体炎，陰囊水腫などがある．外傷の既往と，超音波検査による陰囊内血腫の存在や白膜断裂の有無が重要な診断の根拠となる．

文献

1) Cass AS : Testicular trauma. J Urol **129** : 299-300, 1983
2) Guerriero WG et al : Testicular Injuries. In : Urologic injuries, Appleton-century-crofts, Connecticut, p 155-157, 1984

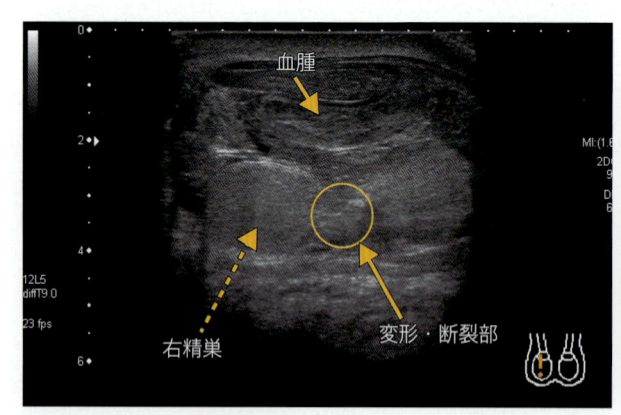

図1　スポーツ外傷症例
右精巣のBモード像（縦断像）．白膜の断裂と精巣外に血腫形成を認め，精巣破裂の診断であったが，受傷後4日を経過していたため保存的治療を選択．

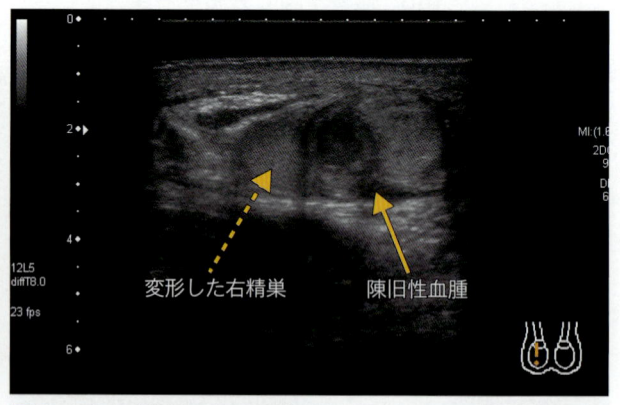

図2　図1症例の4ヵ月後
精巣の変形萎縮と内部に陳旧性血腫と思われる円形構造物を認める．

3 精巣捻転症

■ 疾患概念

精巣捻転症は，精巣に血流を供給するルートである精索の捻れによる精巣のうっ血，虚血をきたした病態で，軽度の捻転では静脈の閉塞によるうっ血が起こり，さらに動脈の血流障害により虚血，梗塞を引き起こす．鞘膜内捻転と鞘膜外捻転の2タイプがある．

精巣固有鞘膜は通常精巣上体後面は覆っておらず，この部分で陰嚢に固定されているが，鞘膜が精巣上体全体を完全に覆ってしまうと，鞘膜内での捻転が起こりやすくなる．思春期前後に発症するのはほとんどが鞘膜内捻転である．一方，胎児期，新生児期には鞘膜の陰嚢への固定がまだ不十分なため，鞘膜ごと捻れる鞘膜外捻転となる．25歳以下の男性4,000人に1人の割合で起こり，精索がより長いため左側が右側より2倍起こりやすい[1]．

■ 臨床所見

捻転はほとんどが突然発症し，思春期前後の症例の多くは，睡眠中に突然の陰嚢部の疼痛とともに，悪心・嘔吐などの腹膜刺激症状を訴える．次第に陰嚢腫脹，浮腫，発赤が出現する．新生児の症例では発症後時間が経過していることが多く，圧痛や自発痛を通常は訴えない．発症後4〜6時間以内であれば精巣を温存できる可能性が高く，その診断は迅速に行う必要がある．

精巣は有痛性に腫大し，対側に比較して高位に位置する．精巣挙筋反射（大腿内側を刺激することで精巣挙筋の反射をみる．精巣が5 mm以上挙上すれば正常である）を欠くことが多く，他疾患との鑑別上重要な所見である．精巣の軸が偏位するため，精巣が陰嚢内で横向きにつり上がっていれば捻転を強く疑う（bell-clapper deformity）が，陰嚢の浮腫が起こっているとわかりづらい．また，Prehn徴候（精巣を持ち上げると疼痛が増強する）が精巣上体炎（疼痛が軽減する）との鑑別に有用といわれるが，すでに強い自発痛を訴えている小児では必ずしもはっきりとしない．また，精巣挙筋反射の消失も有用な診断法といわれている．

■ 超音波所見

まず，発症から数時間は超音波像上変化がみられないが，その後精巣の腫大と内部に低エコー領域が出現．また，精巣縦隔の明瞭化に伴い，精巣内に葉状構造を認めるようになる．その後陰嚢水腫と精巣近傍に高エコー領域を認め，さらに精索の渦巻き所見を確認できるようになる（図1）．

一方，カラードプラ法では，精巣内血流シグナルの消失と，肥厚した陰嚢壁の血流シグナルの増強や精索血流の捻転部での途絶を確認できる（図2）．

■ 治療方針

通常，発症後4〜6時間以内であれば精巣は温存できる．24時間以上経過している場合精巣は壊死しており，摘除される（図3）．

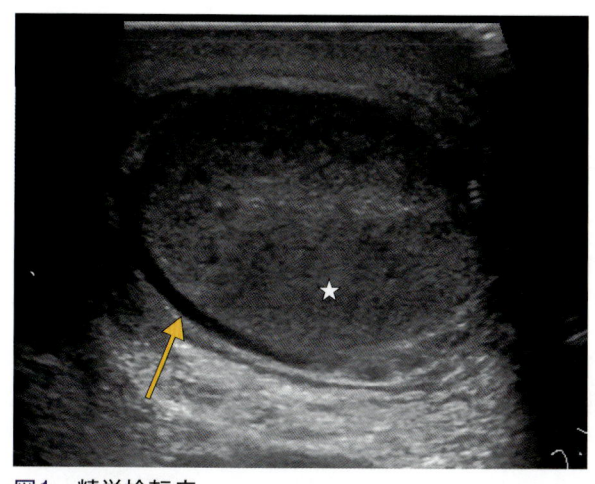

図1 精巣捻転症
発症数時間後のBモード像．精巣の腫大と低エコー領域（★）の出現．陰嚢水腫（→）を認める．

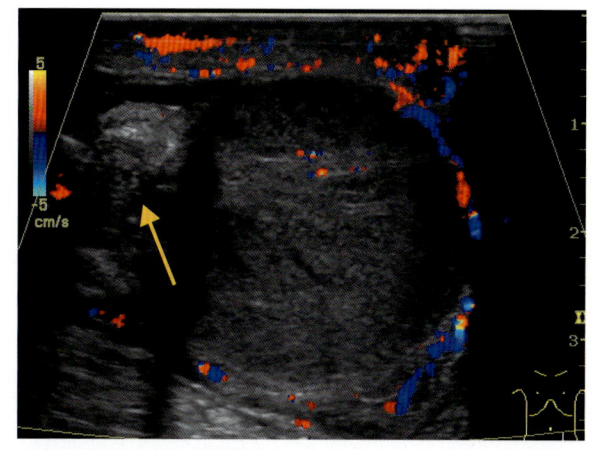

図2 カラードプラ像
精巣内血流シグナル消失と，周囲陰嚢壁の肥厚と血流増加，精索の捻転部（→）が確認できる．

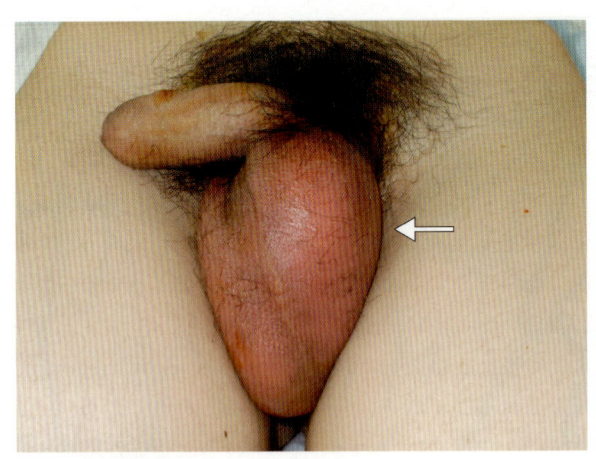

図3 精巣捻転症
18歳男児．3日前より左陰嚢の疼痛と腫大にて近医にて抗菌薬と抗炎症薬を投与されるも改善せず紹介受診．左陰嚢の著明な腫脹と精巣の挙上がみられる（→）．

■ 鑑別のポイント

　陰嚢部の痛みや腫脹が急激に発症する一連の病態を総称して「急性陰嚢症（acute scrotum）」と呼ぶ．そのなかでも精巣捻転症は緊急手術の適応であり，その診断は迅速に行う必要がある[2]．鑑別すべき疾患としては，精巣上体炎，精巣垂捻転，鼠径ヘルニアの嵌頓，精巣腫瘍，精巣外傷，精索静脈瘤などが対象となるが，その鑑別診断には，小児に対して低侵襲かつ迅速に行える，超音波検査が最も簡便かつ有益である．

　精巣捻転症の場合は，縦断像で正常の精巣像を認めず，精巣は横向きに描出される．形は円形に腫大し，内部エコー像が時間の経過とともに不均質な低エコー像を呈する．精巣の中枢側に捻転した精索を不均質な腫瘤像として認めるとともに，カラードプラ法にて，陰嚢皮下や精巣周囲のみに血流を認め，精巣内にまったく血流を認めないことにより診断する．

文 献

1) Williamson RCN : Torsion of the testis and allied coditions. Br J Surg **63** : 465-469, 1976
2) 日本泌尿器科学会（編）：急性陰嚢症診療ガイドライン 2014年版，金原出版，東京，2014

4 精巣上体炎

■ 疾患概念
　急性精巣上体炎は，尿路から精管を通じて逆行性に起こった細菌感染により発症する．慢性精巣上体炎は，急性精巣上体炎が慢性化する場合や，結核菌などの特殊な菌による感染で，精巣上体に慢性炎症が起こる場合である．

■ 臨床所見
　急性精巣上体炎は陰嚢の腫脹，発赤，疼痛で発症する．圧痛が精巣上体の一部に限局する場合から，精巣上体全体に圧痛，腫脹，さらには片方の陰嚢全体が腫大するものまである．排尿障害や発熱を呈することが多く，膿尿，細菌尿は診断の重要な所見であるが，無菌尿のこともある．
　一方，慢性精巣上体炎は臨床症状に乏しく，陰嚢内に自分で硬結と多少の圧痛を自覚して受診することが多く，同部位に触診や超音波検査で硬結を確認することで診断するが，そのほかの検査所見は検尿を含め異常がない．

■ 超音波所見
　急性精巣上体炎では，通常は描出困難な精巣上体体部～尾部の腫大を認める．内部エコーはやや高エコーとなる（図1）．
　カラードプラ法では炎症部に一致した血流シグナルの増強を認める．特に，精巣上体頭部や尾部に著明である（図2）．
　一方，慢性精巣上体炎では，線維化や炎症細胞の浸潤の程度により，さまざまな高～低エコーの腫瘤像を精巣上体の頭部，あるいは尾部に認める（図3）．ときに石灰化を認めることもある．カラードプラ法では腫瘤部にわずかな血流の増加を認める（図4）ことがあるが，ほとんど異常な血流シグナルを認めないことが多い．

■ 治療方針
　安静と徹底的な抗菌薬投与で治療する．急性期には陰嚢のクーリングも有効である．

図1　急性精巣上体炎症例のBモード像
30歳代男性．精巣上体頭（★）の腫大と，内部エコーの上昇と一部不均質を認める．

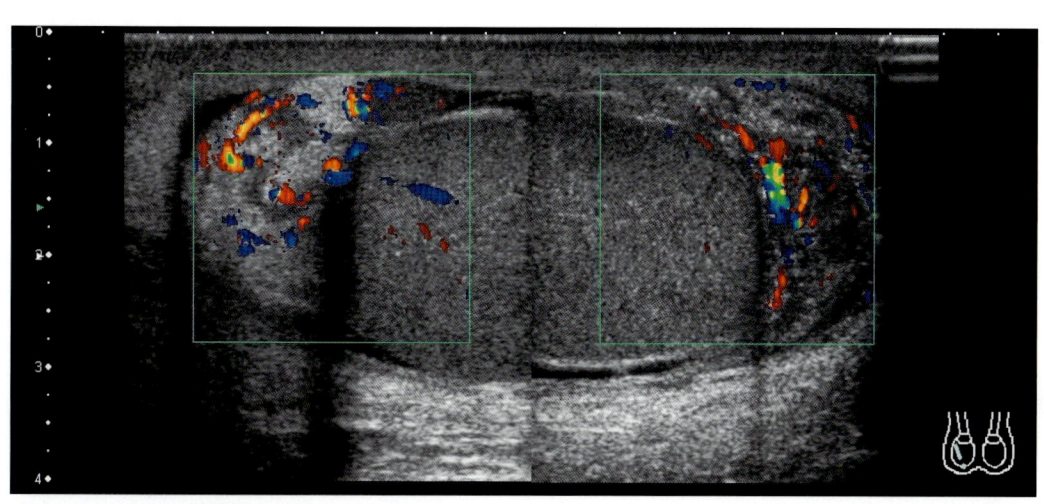

図2　図1と同一症例のカラードプラ像
腫大した精巣上体の頭部と尾部に強い血流シグナルを認める．

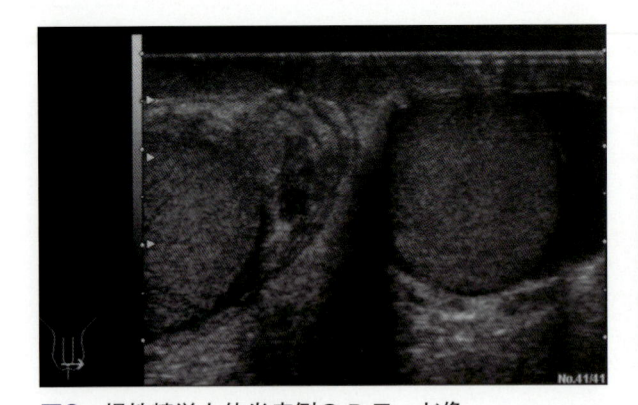

図3　慢性精巣上体炎症例のBモード像
右陰嚢内に硬結と圧痛を訴え来院．精巣上体尾部に内部エコー不均質な腫瘤を認める．

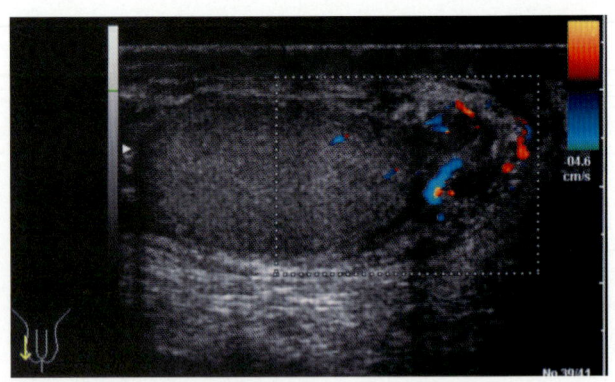

図4　図3と同一症例のカラードプラ像
精巣上体尾部にわずかな血流シグナルの増強を認める．

■ 鑑別のポイント

　精巣捻転症が突然発症するのに対して，精巣上体炎は緩やかな発症・進展を示し，排尿障害や発熱を伴うことや，精巣捻転では消失する精巣挙筋反射が，精巣上体炎では認められる場合が多い[1]．ほかには精巣垂捻転症，精索静脈瘤，鼠径ヘルニアの嵌頓，精巣外傷などが鑑別疾患にあげられる．

　確定診断にはカラードプラ法が最も有効である．鑑別診断が重要な精巣捻転症のカラードプラ像は「Ⅱ-G-3．精巣捻転症」の項で詳しく述べたが，精巣捻転症では患側の精巣および精巣上体の血流シグナルが消失するのに対して，精巣上体炎では，精巣上体のみならず，しばしば精巣の血流は増加することはあっても消失することはなく，容易に鑑別できる．

文　献

1) Rabinowitz R : The importance of the cremasteric reflux in acute scrotal swelling in children. J Urol **131** : 89–90, 1984

索 引

太字は「疾患各論」の項目ページ数

和 文

■あ
アーチファクト　54
亜急性壊死性リンパ節炎　**83**
悪性黒色腫　**27**
悪性神経鞘腫　**85**
悪性度分類　59
悪性リンパ腫　59, 64, 66, **77**
　　節外――　**79**
握雪感　113
足関節外果裂離骨折　**117**
足関節外側靱帯損傷　**122**
アテローム（粉瘤）　**30**
網目状静脈瘤　101
アルコール清拭　6

■い
一次性静脈瘤　101
　　――の静脈逆流の由来　104
陰嚢水腫　**138**, 140

■う
うっ滞性皮膚炎　33, **38**
運動麻痺　126

■え
壊死性リンパ節炎　**83**

■お
黄疸　53
横紋筋　13
大型血管炎　95, **97**
オカルトガングリオン　**132**
音響陰影　62
音響カプラ　2, 7

■か
外傷　37
外側陰影　36
海綿状血管腫　**22**, 47
外毛根鞘嚢腫　26
潰瘍化　38
鉤爪指　126
角化　26
顎下腺管　66
顎下腺腫瘍　68
隔壁様構造　42

下肢静脈瘤　101
ガス像　34
仮性動脈瘤　**107**
滑液　129
滑膜増生　135
カテーテル挿入　111
化膿性炎症　31
化膿性リンパ節炎　65, **83**
カフェオレ斑　92
ガマ腫　43, **66**
カルシウム沈着　61
ガングリオン　31, 35, 93, **132**, 134
　　オカルト――　**132**
　　パラ――　48
関節血腫　117
関節内血腫　129
関節内に貯留する液体の性状と原因疾患　131
関節リウマチ　135
感染　34, 80, 81, 83, 143

■き
菊池病　83
偽腫瘍　37
基底細胞癌　**26**
基底細胞腺腫　**56**
偽嚢胞　66
基本肢位　3
急性陰嚢症　142
急性化膿性唾液腺炎　**64**
急性化膿性リンパ節炎　**81**
胸鎖乳突筋　50
巨細胞性動脈炎　**97**
近位指節間（PIP）関節　135
筋・腱の損傷　119
筋性斜頚　**50**
筋性動脈　15

■く
クモの巣静脈瘤　101
繰り返し周波数　72

■け
頸静脈血栓　**109**
頸動脈　15
頸動脈小体　**48**
頸動脈―内頸静脈の離開　85
結核性リンパ節炎　**80**
血管炎

　　大型――　95, **97**
血管腫　66, **22**, 93
血管新生　135
血管短軸断層像（横断像）　15
血管長軸像（縦断像）　15
結合組織性の被膜　9
血腫　121, 129
　　頭――　52
　　皮下――　35
結節性紅斑　38
血栓　107
血栓性静脈炎　33, 36, **105**
限局性リンパ管腫　46
腱鞘炎　**124**

■こ
口腔底癌　63
高周波探触子　2, 7
甲状舌管（遺残）嚢胞　42
甲状腺癌の頸部リンパ節転移　75, 76
高ビリルビン血症　52
後方エコーの増強　36, 58
骨格筋　13
骨折　**116**
骨びらん　135
骨縫合　52

■さ
鰓嚢胞　63
鰓裂　44
産瘤　52

■し
耳下腺癌　61
耳下腺腫瘍　48
耳下腺嚢胞　**63**
敷石状　32, 38, 40
色素性母斑　28
自己免疫疾患　66, 135
膝蓋上滑膜ヒダ　129
膝蓋上嚢　129
膝窩動脈　107
膝関節水腫　**129**
しびれ　126
脂肪壊死　**37**
脂肪芽腫　20
脂肪腫　20, 31, 37, 50, 66, 93, 115
脂肪沈着　71

145

シャント音　109
手関節　135
手根管症候群　**125**
鞘膜外捻転　141
鞘膜内捻転　141
静脈　16
静脈炎　**105**
静脈瘤　**101**
静脈奇形　47
静脈血栓　109
静脈性蔓状血管腫　**22**
静脈弁　16
上腕骨大結節裂離骨折　**117**
上腕静脈　17
上腕動脈　15
上腕二頭筋腱断裂　**121**
所属リンパ節腫大の超音波所見　72
脂漏性角化症　27
深筋膜　7
神経外膜　9
神経周膜　9
神経鞘　9
神経鞘細胞　9
神経鞘腫　20, 48, 50, **85**, 93
神経線維腫症1型　**92**
神経線維束　9
神経伝導ブロック　88
神経内膜　9
神経の栄養血管　9
神経肥厚像　125, 128
深在性脂肪腫　20
新生児　52
真性動脈瘤　**107**
靱帯損傷　**122**
深部静脈血栓　101, 134

■す
頭蓋骨骨折　**51**
頭蓋内病変　51
頭血腫　**52**

■せ
精索静脈瘤　144
精索水瘤　138
成熟型血管腫　22
正常リンパ節　**71**
精巣　138
精巣炎　140
精巣挙筋反射　141, 144
精巣挫創　140
精巣腫瘍　138, 142
精巣上体炎　140, **142**, 143
精巣捻転症　141

精巣破裂　**140**
正中頸嚢胞　**42**
正中神経　10
せつ　33
節外悪性リンパ腫　**79**
石灰化　22, 25, 26, 62
石灰化上皮腫　**25**
舌下腺管　66
舌下腺癌　63
浅筋膜　7
浅在性脂肪腫　20
穿刺合併症　112
線状高エコー像　58, 119, 122
前大腿部脂肪体　129
先天性静脈瘤　101
腺様嚢胞癌　**60**

■そ
総大腿動脈　107
足関節外果裂離骨折　**117**
足関節外側靱帯損傷　**122**
側頸嚢胞　43, **44**, 50
側頸瘻　44
側枝型静脈瘤　101
速度レンジ　3
鼠径ヘルニア　138, 142, 144
組織振動　109

■た
ターゲットサイン　85
胎児性脂肪腫　20
大腿四頭筋脂肪体　129
大腿動静脈瘻　**109**
大腿内転筋部分断裂　**119**
大嚢胞リンパ管奇形　46
体表臓器超音波検査報告書作成時の
　留意点　4
唾液腺悪性腫瘍　56, 59
唾液腺腫瘍　44, 55, 64
唾液腺嚢胞　63
唾液腺MALTリンパ腫　66
高安動脈炎　**95**
多関節炎　135
多形腺腫　**55**, 57, 59
多重反射　113
唾石症　**61**
多巣性運動ニューロパチー　89
脱髄所見　88
打撲　37
探触子　2
　——の衛生管理　6
弾性動脈　15
蛋白細胞解離所見　88

短母指外転筋麻痺　125

■ち
肘関節内側側副靱帯損傷　**124**
中手指節（MCP）関節　135
中心静脈カテーテル　109
中心静脈穿刺　111
肘部管症候群　**126**
超音波ガイド下中心静脈穿刺　111
超音波スタンドオフ　3
貯留嚢胞　64

■て
ディンプル　37
手関節　135
転移性腫瘍　115
転移性リンパ節腫大　**74**, 87
伝導遅延　88

■と
導管の拡張　67, 70
動静脈奇形　22, 47
動静脈瘻　109
頭部打撲　**51**
動脈　15
動脈硬化症　95, 99
動脈穿刺　112
動脈瘤　107
ドプラ法　3
トルソー症候群　105

■な
内頸静脈　16
内膜中膜複合体（IMC）　15, 95
軟骨傷害　136
軟部腫瘍　115

■に
肉ばなれ　**119**
二次性静脈瘤　101
乳癌の腋窩リンパ節転移　75
乳児　51
乳房温存術後　37

■ね
ネコひっかき病　**83**
捻髪音　113
粘表皮癌　**60**

■の
膿瘍　31

は

剥離骨片 117
蜂の巣状 89
ばね指 **124**
パラガングリオン 48
パラテノン 13
斑状強皮症型 26
反応性リンパ節腫大 **72**
反復性耳下腺炎 **70**

ひ

皮下気腫 113
皮下血腫 35
皮下組織 7
皮下囊胞 36
皮下膿瘍 34, 36
膝関節水腫 129
肘関節内側側副靱帯損傷 124
微小な骨折 117
ひび割れ様 40
腓腹筋部分断裂 120
皮膚支帯 7
皮膚線維腫 24
皮膚線維肉腫 25
びまん性大細胞型B細胞リンパ腫 79
表在拡大型 27
表在型 26
表示方法 3
瘭疽 31
皮様囊腫 44
表皮 7
表皮囊腫 20, 31

ふ

腹直筋血腫 114
腹壁膿瘍 115
腹壁ヘルニア 115
浮腫 **40**
伏在膝窩静脈接合部 102
伏在静脈瘤 101
伏在大腿静脈接合部 101
プラーク 15
粉瘤 26, **30**, 93

へ

ヘモジデリン沈着 38
変形性膝関節症 129

ほ

蜂窩織炎 **31**, 40, 73
豊胸術後 37
報告書作成 3
――時の留意点 4
帽状腱膜下血腫 **52**
傍神経節 48
ほくろ 28
母指中手指節関節尺側側副靱帯損傷 **122**

ま

マカロニサイン 95
末梢神経 9
慢性炎症性脱髄性多発根ニューロパチー **88**
慢性硬化性唾液腺炎 68

み

ミエリン鞘 9
ミルキング 103

む

ムンプス 64, 70

め

迷走神経 9
メラノサイト 27
綿花様高エコースポット 26

も

毛母腫 25

ゆ

遊走性（移動性）静脈炎 105

よ

癰 33

り

リニア型探触子 2
隆起性皮膚線維肉腫 25
流行性耳下腺炎 64, 65, 70
リンパ管腫 22, 44, **46**, 66
　限局性―― 46
リンパ管浸潤 77
リンパ腫
　悪性―― 77
リンパ節 71
リンパ節炎
　壊死性―― **85**
　化膿性―― 65, 83
　結核性―― **80**
リンパ節結核 80
リンパ節腫 48, 87
リンパ節腫脹 59
リンパ節腫大
　　所属―― 72
　　転移性―― **74**, 87
　　反応性―― 72
リンパ節転移 64
　甲状腺癌の―― 75, 76
　乳癌の―― 75
リンパ節に発生する悪性リンパ腫 77
リンパ浮腫 33

ろ

肋骨骨折 117
濾胞性リンパ腫 78

わ

腕神経叢 10

欧文

A

acute suppurative sialadenitis **64**
Antoni A 型組織 85
Antoni B 型組織 85
atheroma **30**
AV separation 85
axon 9

B

Baker 囊胞 **133**
basal cell adenoma **56**
basal cell carcinoma（BCC） **26**
bell-clapper deformity 141
branchial cleft cyst **44**
B モード 3

C

calcifying epithelioma 25
caput succedaneum **52**
carotid body tumor 48
carotid paraganglioma 48
cat scratch disease **83**
cavernous hemangioma **22**
cellulitis **31**
cepharohematoma **52**
Charcot-Marie-Tooth 病 89
CIDP **88**
claw finger 126
Cockett の交通枝 102
Cross-sectional-area（CSA） 125

D

deep fascia 7
dermatofibroma **24**

dermis 7
Dodd の交通枝 102

E
edema 40
endoneurium 9
epidermal cyst 20, 30, **31**
epidermis 7
epidermoid cyst 30
epineurium 9
Epstein-Barr ウイルス 72
extranodal lymphoma 79

F
fat necrosis 37
Fatty hilum 87
fibrillar pattern 119, 122, 135

G
ganglion 132
giant cell arteritis（GCA） 97
Guillain-Barré 症候群 89

H
halo sign 97
hemangioma 22
Hunter 交通枝 102

I
IgG4 関連疾患 68
intima-media complex（IMC） 15, 95
intima-media thickness（IMT） 15

K
Kikuchi disease 83
Klippel-Trenaunay 症候群 101
Küttner 腫瘍 68

L
lateral cervical cyst 44

lateral cervical fistula 44
lipoma 20
low density mass 42
lymphangioma 46

M
macaroni sign 95
malignant lymphoma 77
malignant melanoma（MM） 27
MCP 関節 135
median cervical cyst 42
metastatic lymphadenopathy 74
Mikulicz 病 67, 68
Mondor 病 106
muscular torticollis 50

N
neurilemma 9
neurofibromatosis type 1 92
neurolemma 9
nodal lymphoma 77
normal lymph node 71

P
parotid cyst 63
perineurium 9
phlegmone 31
pilomatricoma 25
PIP 関節 135
pleomorphic adenoma 55
Prehn 徴候 141
pyogenic lymphadenitis 81

R
ranula 66
reactive lymphadenopathy 72
rectus sheath hematoma 114
recurrent parotitis 70
rupture of testis 140

S
sapheno-femoral junction（SFJ） 101
sapheno-popliteal junction（SPJ） 102
schwannoma 85
Schwann 細胞 9, 92
sialolithiasis 61
Sjögren 症候群 66
skin ligament 7
skip lesion 98
stasis dermatitis 38
Stener lesion 122
subcutaneous abscess 34
subcutaneous emphysema 113
subcutaneous hematoma 35
subcutaneous tissue（superficial fascia） 7
subgaleal hematoma 52

T
Takayasu's arteritis 95
Target sign 85
thyroglossal duct cyst 42
tissue vibration 109
Trousseau syndrome 105
tuberculous lymphadenitis 80
tunica adventitia 15
tunica intima 15
tunica media 15

V
varicose veins in the legs 101
von Recklinghausen 病 92

W
Warthin 腫瘍 56, **58**
Wrist-to-Forearm Ratio（WFR） 125

• memo •

体表臓器超音波診断ガイドブック—皮膚・皮下・血管・神経・筋

2016年 4月10日　第1刷発行	編集者　尾本きよか
2018年 1月20日　第2刷発行	発行者　小立鉦彦
2019年 9月10日　第3刷発行	発行所　株式会社 南江堂
	〒113-8410　東京都文京区本郷三丁目42番6号
	☎(出版)03-3811-7236　(営業)03-3811-7239
	ホームページ　https://www.nankodo.co.jp/
	印刷・製本　永和印刷
	装丁　中嶋かをり

Guidebook for Ultrasonic Diagnosis in Superficial Organs: skin, subcutaneous tissue, vessel, nerve and muscle
© Nankodo Co., Ltd., 2016

定価は表紙に表示してあります. 　　　　　　　　　　　　　　　Printed and Bound in Japan
落丁・乱丁の場合はお取り替えいたします. 　　　　　　　　　　ISBN978-4-524-25761-4
ご意見・お問い合わせはホームページまでお寄せください.

本書の無断複写を禁じます.
[JCOPY]〈出版者著作権管理機構 委託出版物〉

本書の無断複写は，著作権法上での例外を除き，禁じられています．複写される場合は，そのつど事前に，出版者著作権管理機構（TEL 03-5244-5088，FAX 03-5244-5089，e-mail: info@jcopy.or.jp）の許諾を得てください．

本書をスキャン，デジタルデータ化するなどの複製を無許諾で行う行為は，著作権法上での限られた例外（「私的使用のための複製」など）を除き禁じられています．大学，病院，企業などにおいて，内部的に業務上使用する目的で上記の行為を行うことは私的使用には該当せず違法です．また私的使用のためであっても，代行業者等の第三者に依頼して上記の行為を行うことは違法です．

〈関連図書のご案内〉　　　　　　　　　　　　　　＊詳細は弊社ホームページをご覧下さい《www.nankodo.co.jp》

乳房超音波診断ガイドライン（改訂第3版）
日本乳腺甲状腺超音波医学会　編　　　　　　　　　　　　　　A4判・188頁　　定価（本体3,600円＋税）　2014.5.

甲状腺超音波診断ガイドブック（改訂第3版）
日本乳腺甲状腺超音波医学会 甲状腺用語診断基準委員会　編　　A4判・200頁　予価（本体4,000円＋税）　2016.5.発売予定

リウマチ診療レベルアップ 関節エコービジュアルレシピ 解剖学的視点とプローブ走査もわかる！
大野 滋・鈴木 毅・小笠原倫大　著　　　　　　　　　　　　　A5判・152頁　　定価（本体3,400円＋税）　2016.3.

乳房画像診断最前線 超音波診断を中心に
位藤俊一　編　　　　　　　　　　　　　　　　　　　　　　　A4判・280頁　　定価（本体8,500円＋税）　2013.7.

乳房超音波勘違いケース100
佐久間 浩・尾羽根範員　編著　　　　　　　　　　　　　　　A5判・210頁　　定価（本体3,400円＋税）　2011.7.

所見の書き方がまねできる**腹部超音波検査レポート実例集**（改訂第2版）
久 直史　監修／土居忠文　著　　　　　　　　　　　　　　　新書判・246頁　定価（本体3,200円＋税）　2015.5.

所見の書き方がまねできる**頸部超音波検査レポート実例集**
久 直史　監修／土居忠文・谷内亮水　著　　　　　　　　　　新書判・206頁　定価（本体3,000円＋税）　2010.2.

Dr.辻本の腹部超音波塾 未熟では済まされない！
辻本文雄　著　　　　　　　　　　　　　　　　　　　　　　　B5判・286頁　　定価（本体6,800円＋税）　2015.5.

クイズで学ぶ超音波診断実践トレーニング
増山 理　編　　　　　　　　　　　　　　　　　　　　　　　B5判・104頁　　定価（本体3,500円＋税）　2013.6.

開けばわかる超音波解剖ポケットアトラス
木下芳一　監訳　　　　　　　　　　　　　　　　　　　　　　A5変型判・294頁　定価（本体4,200円＋税）　2007.4.

絵でみる超音波（改訂第3版）
長井 裕　著　　　　　　　　　　　　　　　　　　　　　　　B5判・188頁　　定価（本体3,000円＋税）　2012.6.

ポケットチューター 体表からわかる人体解剖学
大川 淳・秋田恵一　監訳　　　　　　　　　　　　　　　　　新書判・286頁　定価（本体2,700円＋税）　2014.4.

断層解剖カラーアトラス（原書第2版）
年森清隆・伊藤千鶴　訳　　　　　　　　　　　　　　　　　　B5変型判・270頁　定価（本体4,700円＋税）　2003.8.

初心者でもすぐにできる**フリー統計ソフトEZR（Easy R）で誰でも簡単統計解析**
神田善伸　著　　　　　　　　　　　　　　　　　　　　　　　B5判・214頁　定価（本体3,800円＋税）　2014.11.

恋する医療統計学 研修医 凡太郎,統計の勉強をゼロから始めて学会発表までいきま〜す！
中川義久　著　　　　　　　　　　　　　　　　　　　　　　　A5判・190頁　　定価（本体2,700円＋税）　2015.4.

あなたのプレゼン 誰も聞いてませんよ！ シンプルに伝える魔法のテクニック
渡部欣忍　著　　　　　　　　　　　　　　　　　　　　　　　A5判・226頁　　定価（本体3,000円＋税）　2014.4.

国際学会発表・英語論文作成 成功の秘訣 百戦錬磨のインターベンション医が教える
村松俊哉　編　　　　　　　　　　　　　　　　　　　　　　　A5判・236頁　　定価（本体2,900円＋税）　2015.7.

定価は消費税率の変更によって変動いたします．消費税は別途加算されます．